# 实用妇产科护理要点精解

王　琳 ◎著

黑龙江科学技术出版社
HEILONGJIANG SCIENCE AND TECHNOLOGY PRESS

图书在版编目（CIP）数据

实用妇产科护理要点精解 / 王琳著. -- 哈尔滨：黑龙江科学技术出版社，2023.7
ISBN 978-7-5719-1974-0

Ⅰ.①实… Ⅱ.①王… Ⅲ.①妇产科学–护理学
Ⅳ.①R473.71

中国国家版本馆CIP数据核字(2023)第107009号

**实用妇产科护理要点精解**
SHIYONG FUCHANKE HULI YAODIAN JINGJIE

| | |
|---|---|
| 作　　者 | 王　琳 |
| 责任编辑 | 杨广斌 |
| 封面设计 | 邓姗姗 |
| 出　　版 | 黑龙江科学技术出版社 |
| | 地址：哈尔滨市南岗区公安街70-2号　邮编：150007 |
| | 电话：（0451）53642106　传真：（0451）53642143 |
| | 网址：www.lkcbs.cn |
| 发　　行 | 全国新华书店 |
| 印　　刷 | 黑龙江龙江传媒有限责任公司 |
| 开　　本 | 787mm×1092mm　1/16 |
| 印　　张 | 14.25 |
| 字　　数 | 330千字 |
| 版　　次 | 2023年7月第1版 |
| 印　　次 | 2023年7月第1次印刷 |
| 书　　号 | ISBN 978-7-5719-1974-0 |
| 定　　价 | 128.00元 |

# 前　言

　　随着医学水平的飞速发展、现代高端技术的相互融合及护理专业服务领域的拓展,妇产科护理的发展也是日新月异,在医疗实践中,妇产科护理处于非常重要的地位,它是患者以及母婴身体健康的重要保障。

　　本书遵循护理程序组织内容,实用性强,目的是帮助读者系统掌握妇产科护理必备的基础理论、基本知识、基本技能,适当增加新知识。内容主要包括女性生殖系统疾病、性传播疾病、生殖内分泌疾病、妊娠期疾病、分娩期疾病以及产后疾病等的护理,注重提高内容质量和实用性,内容新颖,特点鲜明,将理论知识充分应用到发现和解决实际护理问题中去,提出切实可行的护理措施,且对护理措施给予充分的理论支持,易于基层护理人员掌握与运用。

　　因及编者水平有限,书中有不妥之处敬请广大读者予以批评指正,以便及时进行改进。

编　者

# 目　　录

# 第一章　女性生殖系统疾病的护理

## 第一节　概述

### 一、女性生殖器官及其自然防御功能

健康女性生殖器官在解剖及生理特点方面有比较完善的自然防御功能,对感染有一定的防御能力,不会轻易发生感染引起炎症。

(1)两侧的大小阴唇自然合拢,遮盖住阴道口和尿道口。

(2)由于骨盆底丰富的肌肉作用,阴道口处于闭合状态,阴道前后壁贴紧,可防止外界病原体的侵入。

(3)阴道上皮在卵巢分泌的雌激素作用下增生变厚,对病原体的抵抗力增强。阴道上皮细胞内含有丰富的糖原,在阴道乳酸杆菌的作用下分解成乳酸,使阴道内环境呈酸性,pH 保持在 3.8～4.4,使嗜碱性病原菌的活动和繁殖受到抑制,称为阴道自净作用。

(4)子宫颈黏膜内的腺体分泌碱性黏液,形成胶冻状黏液栓堵塞子宫颈管,子宫颈内口平时处于闭合状态,以阻止病原体的入侵。

(5)子宫内膜在性激素的作用下发生周期性剥脱,有利于清除侵入子宫腔内的病原体。

(6)输卵管黏膜上皮细胞的纤毛向宫腔方向摆动,以及输卵管的蠕动,均有利于清除侵入输卵管的致病菌。

在妇女特殊生理时期(如月经期、妊娠期、分娩期和产褥期)以及性交、手术、损伤、大量应用广谱抗生素时,可使局部防御功能降低,病原体或阴道内原存的条件致病菌就会繁殖释放毒素,引起炎症。

女性生殖器官炎症是妇科常见病和多发病,主要有外阴炎、阴道炎、子宫颈炎、盆腔炎等,其中以阴道炎和子宫颈炎最多见。近年来,性病在我国逐步蔓延,使生殖器官炎症的发病率显著增加。

### 二、病原体

#### (一)细菌

主要为金黄色葡萄球菌、溶血性链球菌、大肠埃希菌等,感染后易形成盆腔脓肿和感染性血栓静脉炎。

#### (二)原虫

多见于阴道毛滴虫。

#### (三)真菌

主要是白色假丝酵母菌。

**（四）病毒**

以疱疹病毒和人乳头瘤病毒多见。

**（五）螺旋体**

以苍白（梅毒）螺旋体为主。

**（六）衣原体和支原体**

衣原体主要是沙眼衣原体，可破坏输卵管黏膜的结构和功能，引起盆腔广泛粘连。支原体是条件致病菌，在一定条件下可引起生殖道炎症。

### 三、传播途径

**（一）经血行蔓延感染**

病原体先侵入人体的其他器官或系统，再经血液循环蔓延至生殖器官。如结核杆菌经血液循环感染双侧输卵管。

**（二）经淋巴道感染**

病原体经外阴、阴道、子宫颈和宫体创伤处的淋巴管侵入，经淋巴系统扩散，感染盆腔结缔组织及内生殖器官的其他部分，多见于产褥感染、流产后感染及放置宫内节育器后感染，病原体以链球菌、大肠埃希菌和厌氧菌为主。

**（三）上行感染**

病原体侵入外阴、阴道后，沿生殖器黏膜面上行，经子宫颈、子宫内膜、输卵管黏膜到达卵巢及腹腔。沙眼衣原体、淋病奈瑟菌和葡萄球菌多沿此途径扩散。

**（四）直接蔓延**

腹腔内其他脏器感染后，直接扩散至邻近的内生殖器，如阑尾炎引起右侧输卵管炎。

# 第二节　外阴部炎症

外阴部炎症主要指外阴部的皮肤与黏膜的炎症，包括非特异性外阴炎和前庭大腺炎。

### 一、病因

**（一）非特异性外阴炎**

由物理、化学因素而非病原体所致的外阴皮肤炎症，可发生于任何年龄的女性。由于外阴与尿道和肛门邻近，常受到尿液、粪便、经血和阴道分泌物的刺激，若不注意清洁，易发生外阴炎。其次尿瘘患者的尿液刺激、粪瘘患者的粪便刺激及糖尿病患者的糖尿刺激，也可引起外阴炎。此外，经期使用卫生巾和穿紧身化纤质地的内裤等使局部潮湿，透气性差，均可引起非特异性外阴炎。

**（二）前庭大腺炎**

是病原体侵入前庭大腺引起的炎症。此病多见于生育年龄的妇女，幼女及绝经后的妇女少见。前庭大腺位于大阴唇后 1/3 处，腺管开口于处女膜与小阴唇之间的沟内，当外阴卫生不良、性生活不洁及分娩时，污染外阴部均易发生炎症。炎症急性发作时，病原体首先侵犯腺管，引起前庭大腺导管炎,局部充血水肿或渗出物积聚而堵塞腺管口,脓液不能外流而形成脓肿,称为前庭大腺脓肿,若治疗不彻底,急性炎症消退,脓液吸收后,由黏液分泌物代替形成前庭大腺囊肿。

## 二、临床表现

### (一)非特异性外阴炎

表现为外阴皮肤瘙痒、疼痛或灼热感,活动、排尿和性生活后加重。局部充血、肿胀,常有抓痕,重者可发生溃疡,导致双侧小阴唇粘连。

### (二)前庭大腺炎

炎症急性期,大阴唇中后1/3处有疼痛、肿胀、灼热感,走路不方便。局部检查可见皮肤发红、肿胀、压痛明显。脓肿形成后触之有波动感,疼痛加剧,直径可达3～6cm。当脓腔内的压力增大时,脓肿可自行破溃,若引流通畅,炎症较快消退而痊愈;若引流不畅,炎症持续不退,并可反复发作。

## 三、辅助检查

### (一)病原体检查

取前庭大腺开口处分泌物进行细菌培养,明确病原体并进行药物敏感试验。

### (二)其他

非特异性外阴炎反复发作以及年龄较大的患者,应做血糖检查。

## 四、治疗要点

### (一)非特异性外阴炎

积极寻找病因,若发现糖尿病应及时治疗,若有尿瘘、粪瘘应及时修补。注意外阴清洁,养成良好的卫生习惯。可用1:5000高锰酸钾液或0.1%聚维酮碘液坐浴,每日2次,每次15～30分钟。坐浴后局部涂抗生素软膏或紫草油。急性期还可选用微波或红外线局部物理治疗。

### (二)前庭大腺炎

炎症急性发作期需卧床休息,保持局部清洁。根据病原体选择相应的抗生素,口服或肌内注射。脓肿形成后,需行切开引流及造口术,注意术后护理。

## 五、护理评估

### (一)健康史

评估患者有无不良卫生习惯,有无诱发因素,有无阴道分泌物增多和大小便刺激皮肤等。若为复发者,应评估每次发作的情况,治疗、护理方案和疗效。

### (二)身心状况

了解患者有无外阴瘙痒、肿胀、疼痛或灼热感。妇科检查应观察外阴部的皮肤和黏膜情况,包块的位置、大小、质地、有无触痛及有无脓液流出等。评估疾病对患者生活和工作的影响,以及患者对疾病的心理反应。

### (三)辅助检查

评估病原体检查结果。

## 六、护理诊断/合作性问题

### (一)舒适度改变

与炎症刺激致外阴瘙痒、疼痛、分泌物增多有关。

### (二)皮肤完整性受损

与外阴炎症刺激或手术或脓肿自溃有关。

## 七、护理目标

(1)患者局部疼痛、瘙痒减轻或消失,舒适度增加。

(2)患者局部皮肤完整性受到保护。

## 八、护理措施

### (一)一般护理

嘱患者不要搔抓皮肤,避免破溃继发感染。炎症急性发作时,嘱患者卧床休息。

### (二)心理护理

向患者解释本病的原因及预后,鼓励患者积极配合治疗和护理,增强患者的信心。

### (三)病情监测

注意观察患者体温、脉搏的变化,监测白细胞计数和分类。做好会阴部护理,观察引流情况,若引流不畅,应及时与医师联系。

### (四)治疗护理

配合医师积极治疗原发病。指导患者正确进行坐浴,坐浴液可用 1:5000 高锰酸钾溶液或 0.1% 聚维酮碘液,温度在 41~43℃,配制液浓度不宜过高,持续 20 分钟左右,每日 2 次。此外,炎症急性期还可选用微波或红外线进行局部物理治疗。脓肿或囊肿切开引流术后,应每日更换引流条,用聚维酮碘擦洗外阴,每日 2 次;也可选用清热解毒的中药热敷或坐浴,每日 2 次。

## 九、护理评价

(1)患者不适感缓解或消失,生活状态正常。

(2)患者外阴伤口愈合良好。

## 十、健康教育

指导患者注意个人卫生,保持外阴清洁、干燥,尤其在月经期、妊娠期、产褥期以及流产后 7~10 日内,每日清洗外阴,更换内裤。不穿化纤质地的内裤和紧身衣,穿棉质内衣裤。勿用肥皂或刺激性药物清洗外阴。已婚妇女注意性生活卫生,及时治疗原发病。

# 第三节 阴道炎症

正常情况下,女性的阴道有自净作用,对病原体的入侵有自然防御功能,一旦这种防御功能遭到破坏,则病原体侵入阴道而导致炎症。临床上常见的阴道炎症有滴虫阴道炎、外阴阴道假丝酵母菌病、萎缩性阴道炎及细菌性阴道病。

## 一、滴虫阴道炎

### (一)病因

滴虫阴道炎是由阴道毛滴虫引起的女性生殖器官最常见的炎症。多见于育龄期妇女。阴道毛滴虫在温暖(25~40℃)、潮湿、pH5.2~6.6 的环境中最易生长繁殖,在 pH 为 5 以下或 7.5 以上的环境中则不生长。阴道的 pH 在月经前后发生变化,月经后接近中性,易引起滴虫的感染或炎症的发作。滴虫通过吞噬或消耗阴道上皮细胞内的糖原,影响乳酸的生成,导致阴道 pH 升高,滴虫阴道炎患者的阴道 pH 通常为 5.0~6.5。滴虫不仅寄生于阴道,也可侵入泌尿道、尿道旁腺、前庭大腺及男方的包皮皱褶、尿道或前列腺。

### (二)传播途径

#### 1.直接传播

经性交传播。男性感染滴虫后往往无症状,易成为感染源。

#### 2.间接传播

经公共游泳池、浴盆、坐便器、衣物、污染的器械及敷料等传播。

### (三)临床表现

潜伏期为 4~28 日。25%~50%的患者感染初期无症状。典型的症状是白带增多伴外阴瘙痒,间有灼热、疼痛、性交痛等。白带呈稀薄泡沫状,若合并其他细菌感染,可呈黄绿色、血性、脓性,且有臭味。瘙痒部位主要在阴道口和外阴,若合并泌尿系统感染,可有尿频、尿急、尿痛、血尿。阴道毛滴虫可吞噬精子,并能阻碍乳酸的生成,影响精子在阴道内存活,可致女性不孕。妇科检查可见阴道黏膜充血,严重时有散在出血点,阴道后穹隆处有大量灰黄色、黄白色或黄绿色泡沫状白带。带虫者可无以上表现。

### (四)辅助检查

#### 1.湿片法

取温生理盐水 1 滴置于玻片上,在阴道侧壁取典型分泌物并混于生理盐水中,立即在低倍光镜下寻找滴虫。此方法的敏感度为 60%~70%。取分泌物前 24~48 小时内避免性生活、阴道灌洗或局部用药,分泌物取出后及时送检并注意保暖,否则会造成滴虫活性减弱,影响检查效果。

#### 2.培养法

若湿片法未发现滴虫,而症状典型者,可用培养基培养,准确率达 98%。

### (五)治疗要点

消除病因,杀灭阴道毛滴虫,恢复阴道正常 pH。夫妻双方应同时治疗,切断直接传染途径。每次月经干净后复查 1 次,连续 3 次均为阴性为治愈。

#### 1.全身治疗

由于滴虫阴道炎可同时有尿道、尿道旁腺、前庭大腺滴虫感染,因此治愈本病需全身用药。初次治疗可选择甲硝唑 2g,单次口服;或替硝唑 2g,单次口服;或甲硝唑 400mg,每日 2 次,连服 7 日。口服疗效好,尤其适用于未婚女性和未婚男性。服药后偶有胃肠反应,少数人有白细胞减少、皮疹、头痛等,一旦发现应停药。甲硝唑为细胞诱变剂,可通过胎盘进入胎体,在妊娠 12 周前口服可致胎儿畸形,此药也可由乳汁排泄,故妊娠早期和哺乳期妇女不宜使用。

**2.局部治疗**

将甲硝唑栓 200mg 放置于阴道,每晚 1 次,10 日为 1 个疗程。

**(六)护理评估**

**1.健康史**

询问既往病史,与月经周期的关系,治疗经过,了解个人的卫生习惯,有无不洁的性生活史,分析感染途径。

**2.身心状况**

评估外阴瘙痒程度,白带的量、性状,以及阴道黏膜的改变等。了解患者有无因疾病反复发作而烦恼,有无性伴侣同时治疗的障碍。

**3.辅助检查**

评估湿片法和培养法的结果。

**(七)护理诊断/合作性问题**

**1.舒适度改变**

与外阴瘙痒、疼痛和白带增多有关。

**2.黏膜完整性受损**

与阴道炎症有关。

**3.知识缺乏**

缺乏滴虫阴道炎预防和治疗的相关知识。

**(八)护理目标**

(1)患者白带转为正常性状,疼痛、瘙痒症状减轻或消失。

(2)患者外阴阴道黏膜完整性受到保护。

(3)患者能叙述疾病的相关知识并积极配合治疗。

**(九)护理措施**

**1.一般护理**

指导患者注意个人卫生,每日清洁外阴,更换内裤,保持外阴清洁、干燥。外阴不用刺激性药物或肥皂擦洗,不要搔抓,以免损伤外阴皮肤而导致感染。治疗期间应避免无保护性交,所用的浴巾、内裤、毛巾等应煮沸消毒 5～10 分钟,以防止重复感染和交叉感染。

**2.心理护理**

帮助患者树立信心,坚持治疗,鼓励患者的性伴侣积极配合治疗及护理。

**3.病情监测**

注意观察外阴瘙痒有无好转,阴道分泌物的量、性状及气味。观察用药反应,若出现严重的不良反应,应及时报告医师。

**4.治疗护理**

指导患者正确服药。甲硝唑抑制酒精在体内氧化而产生有毒的中间代谢产物,故在应用甲硝唑期间及停药 24 小时内、替硝唑用药期间及停药 72 小时内禁止饮酒。教会患者掌握阴道冲洗液配制浓度及冲洗方法。指导患者阴道塞药的方法及注意事项,遵医嘱用足疗程。治疗后,于每次月经干净后复查白带,连续 3 次阴性者方为治愈。白带检查转阴后,巩固治疗

1～2个疗程后才可停药。

**（十）护理评价**

（1）患者自诉外阴症状减轻或消失,白带检查连续 3 次为阴性,疾病治愈。

（2）患者能复述疾病预防的相关知识。

**（十一）健康指导**

（1）加强卫生宣教,改进公共卫生设施;消灭传染源,禁止滴虫阴道炎患者及带虫者进入游泳池、浴池;做好消毒隔离,防止交叉感染。

（2）注意个人卫生;提倡淋浴,少用盆浴;勿共用盆具。患者的内裤和毛巾应煮沸消毒。

（3）注意性生活卫生,患者的性伴侣应积极排查有无滴虫感染,有感染者及时治疗,治疗期间避免性生活。

## 二、外阴阴道假丝酵母菌病

**（一）病因**

外阴阴道假丝酵母菌病(VVC)是由假丝酵母菌感染引起的常见外阴阴道炎症。80％～90％的病原体是白色假丝酵母菌。假丝酵母菌适宜在酸性环境中生长,假丝酵母菌感染者的阴道 pH 为 4.0～4.7,通常小于 4.5。假丝酵母菌对热的抵抗力不强,加热至 60℃ 1 小时即死亡,但其对干燥、日光、紫外线及化学制剂等抵抗力较强。

假丝酵母菌是条件致病菌,一般不引起症状,当阴道内糖原增多、酸度增高时,白假丝酵母菌迅速繁殖引起炎症。常见的发病诱因有糖尿病、妊娠、大量应用免疫抑制剂和应用广谱抗生素,其中以妊娠最为常见。其他诱因有胃肠道假丝酵母菌、穿紧身化纤质地的内裤及肥胖。后者可使会阴局部温度及湿度增加,假丝酵母菌易繁殖。

**（二）传播途径**

外阴阴道假丝酵母菌病主要是内源性传染,寄生于人的口腔、阴道、肠道的假丝酵母菌,条件适宜即可引起感染,三者间还可互相传染,少部分患者可通过性交直接传播,极少通过接触污染的衣物间接传播。

**（三）临床表现**

外阴阴道假丝酵母菌病主要表现为外阴瘙痒、坐立不安、痛苦异常,可伴有尿频、尿痛、性交痛等。白带增多,呈白色稠厚凝乳状或豆渣样。妇科检查见外阴红肿,常伴有抓痕,严重者有皮肤皲裂、表皮脱落等慢性皮肤损伤性改变。小阴唇内侧及阴道黏膜有白色膜状物,擦除后露出红肿黏膜面,有时见糜烂或浅表溃疡。

**（四）分类**

根据外阴阴道假丝酵母菌病流行情况、临床表现、微生物学和宿主情况,分为单纯性外阴阴道假丝酵母菌病和复杂性外阴阴道假丝酵母菌病。按外阴阴道假丝酵母菌病的评分标准划分,评分≥7 分,为重度外阴阴道假丝酵母菌病;评分＜7 分,为轻、中度外阴阴道假丝酵母菌病。

**（五）辅助检查**

1.湿片法

可用生理盐水或 10％氢氧化钾溶液湿片法,在低倍镜下找到芽孢或假菌丝即可确诊,检出率可达 70%～80%,此法应用最多。

2.培养法

若有症状但多次湿片法为阴性者,可采用培养法。

### (六)治疗要点

外阴阴道假丝酵母菌病的治疗原则为消除诱因,根据患者情况选择局部或全身应用抗真菌药物治疗。

1.消除诱因

积极治疗糖尿病,及时停用广谱抗生素、雌激素及免疫抑制剂。

2.单纯性外阴

阴道假丝酵母菌病的治疗主要以局部短疗程抗真菌药物为主。

(1)局部用药:将抗真菌药物放置于阴道深处。可选用的药物如下:制霉菌素栓剂,每晚1粒(10 万 U),连用 14 日;或咪康唑栓剂,每晚 1 粒(200mg),连用 7 日;或克霉唑栓剂,每晚 1 粒(150mg),连用 7 日。

(2)全身用药:对不能耐受局部用药者、未婚女性,可口服伊曲康唑、氟康唑等药物。此类药物对肝功能有损害,注意监测肝功能,孕妇和有肝炎病史者禁用。

3.复杂性外阴阴道假丝酵母菌病的治疗

(1)严重外阴阴道假丝酵母菌病:应延长治疗时间,局部给药者,延长为 7～14 日;若口服氟康唑 150mg,则 72 小时后加服 1 次。

(2)复发性外阴阴道假丝酵母菌病:一年内有症状并经真菌学证实的外阴阴道假丝酵母菌病发作 4 次或以上,称为复发性外阴阴道假丝酵母菌病,发生率约为 5%。治疗过程分为初始治疗和巩固治疗。根据药物敏感试验选择抗生素。在初始治疗达到真菌学治愈后,给予巩固治疗至 6 个月。初始治疗若为局部治疗,可延长治疗时间至 7～14 日,若口服氟康唑 150mg,则第 4 日、第 7 日各加服 1 次。巩固治疗方案:可口服氟康唑 150mg,每周 1 次,连续 6 个月;也可根据复发规律,在每月复发前给予局部用药巩固治疗。

在治疗前应做真菌培养确诊,治疗期间定期复查,监测疗效及药物不良反应,一旦发现不良反应,应立即停药。

4.妊娠合并外阴阴道假丝酵母菌病的治疗

局部治疗为主,以 7 日疗法效果为佳,禁口服给药。

5.性伴侣治疗

无须对性伴侣进行常规治疗,若有龟头炎,应进行假丝酵母菌的检查及治疗,预防女性重复感染。

### (七)护理评估

1.健康史

询问疾病发作的具体经过及治疗过程。重点评估患者是否有糖尿病,是否使用抗生素和免疫抑制剂,以及是否处于妊娠期。

2.身心状况

评估患者外阴阴道瘙痒程度。评估患者白带的量、性状、气味。了解患者外阴皮肤和阴道黏膜的受损程度。评估患者对疾病的心理反应,有无影响治疗的原因以及疾病有无影响患者的生活和工作。

3.辅助检查

评估湿片法的结果。

**(八)护理诊断/合作性问题**

见本节滴虫阴道炎的护理诊断/合作性问题。

**(九)护理目标**

同本节滴虫阴道炎的护理目标。

**(十)护理措施**

1.一般护理

指导患者做好个人护理,保持外阴清洁、干燥,勤换内裤。嘱患者不要搔抓外阴皮肤以免破损。治疗期间所用的浴巾、内裤、毛巾等应煮沸消毒5~10分钟,避免交叉感染或重复感染。

2.心理护理

鼓励患者积极配合并坚持治疗,减轻患者因疾病带来的烦恼,消除心理压力,增强患者战胜疾病的信心。

3.病情监测

观察外阴瘙痒情况,白带的量、性状和气味。

4.治疗护理

指导阴道塞药方法及注意事项,遵医嘱用足疗程。治疗期间避免性生活。孕妇应坚持局部用药,禁口服唑类药物。

**(十一)护理评价**

(1)患者自诉外阴症状减轻或消失,受损的皮肤和黏膜修复,疾病治愈。

(2)患者能复述疾病预防的相关知识。

**(十二)健康教育**

(1)指导患者积极治疗原发病,消除外阴阴道假丝酵母菌病的诱发因素。

(2)指导患者注意个人卫生,养成良好的卫生习惯。性交时使用安全套以预防传染。性伴侣应积极排查有无假丝酵母菌感染,阳性者应及时治疗。

(3)加强随访,若症状持续存在或诊断后2个月内复发者,需再次复诊。

## 三、萎缩性阴道炎

**(一)病因**

萎缩性阴道炎多见于绝经后的老年妇女,也可见于卵巢切除术后、产后闭经或药物假绝经治疗的妇女。患者因卵巢功能衰退,雌激素水平下降,阴道黏膜变薄萎缩,上皮细胞内糖原含量减少,阴道内 pH 升高,多为 5.0~7.0,局部抵抗力降低,病原体易侵入且繁殖而引起炎症。

**(二)临床表现**

患者的主要症状为外阴瘙痒、灼热感以及白带增多,黄水状,重者可呈黄色脓性或血性。妇科检查可见阴道上皮萎缩变薄,皱襞消失,黏膜充血,有散在小出血点或点状出血斑,有时见表浅溃疡。溃疡面可与对侧粘连,严重时可造成狭窄甚至闭锁,炎症分泌物引流不畅则形成阴道积脓或宫腔积脓。

**（三）辅助检查**

阴道分泌物检查，显微镜下见大量基底层细胞及白细胞，无滴虫和假丝酵母菌。血性白带者，可行子宫颈细胞学检查或分段诊刮术或局部活体组织检查，以排除生殖器肿瘤。

**（四）治疗要点**

萎缩性阴道炎的治疗原则是抑制细菌生长、补充雌激素、增强阴道抵抗力。

1. 抑制细菌生长

阴道局部应用甲硝唑 200mg 或诺氟沙星 100mg，7～10 日为一个疗程。

2. 增加阴道抵抗力

针对病因，治疗萎缩性阴道炎的主要方法是补充雌激素，可局部小剂量用药，也可全身用药。

**（五）护理评估**

1. 健康史

询问患者的年龄、月经史，有无手术切除卵巢或盆腔放射治疗史。

2. 身心状况

评估患者有无外阴瘙痒，白带的量、性状、气味。观察患者阴道黏膜皱襞的伸展性，有无出血点、溃疡或粘连。评估患者对疾病的心理反应，影响其不愿就医的因素，以及疾病有无影响患者的生活和工作。

3. 辅助检查

评估阴道分泌物涂片检查结果。

**（六）护理诊断/合作性问题**

1. 舒适度改变

与白带增多、外阴瘙痒和疼痛有关。

2. 知识缺乏

缺乏围绝经期保健知识。

3. 有感染的危险

与白带增多、局部皮肤黏膜破溃有关。

**（七）护理目标**

(1)患者的白带减少，外阴瘙痒及疼痛减轻或消失，皮肤和黏膜完整性得到保护。

(2)患者能叙述萎缩性阴道炎的相关知识并能积极地配合治疗和护理。

**（八）护理措施**

1. 一般护理

指导患者做好个人护理，保持外阴清洁、干燥，勤换内裤，穿棉质内裤，减少刺激。嘱患者不要搔抓外阴皮肤，以免破损。

2. 心理护理

消除患者的心理压力，增强其治疗疾病的信心。卵巢切除、盆腔放疗的患者，应告知其雌激素替代治疗可缓解内分泌紊乱，降低萎缩性阴道炎的发生率。

3.病情监测

主要观察白带的量、性状和气味。

4.治疗护理

指导阴道塞药方法及注意事项,遵医嘱用足疗程。

**(九)护理评价**

(1)患者症状消失,受损皮肤和黏膜经治疗愈合。

(2)患者能正确复述围绝经期保健知识,情绪稳定,能积极地配合治疗和护理。

**(十)健康教育**

指导患者掌握萎缩性阴道炎的预防措施。指导患者和家属阴道冲洗、用药的方法,操作前洗净双手、消毒器具,以免感染。指导患者正确使用雌激素,告知患者雌激素使用的适应证和禁忌证,因为不合理地使用可引发子宫内膜癌和乳腺癌。

## 四、细菌性阴道病

**(一)病因**

细菌性阴道病(BV)是由阴道内正常菌群失调所引起的一种混合感染,临床及病理特征无炎症表现。发生细菌性阴道病时,阴道内占优势的产生过氧化氢的乳酸杆菌减少,导致其他细菌大量繁殖,主要有加德纳菌、其他厌氧菌(普雷沃菌、动弯杆菌、类杆菌等),其中以厌氧菌居多,部分合并人型支原体感染。目前导致阴道菌群失调的原因仍不明确,可能与频繁性交、多个性伴侣或阴道灌洗使阴道碱化有关。细菌性阴道病除引起阴道炎症外,还会引起其他疾病,如妊娠期细菌性阴道病可导致绒毛膜羊膜炎、胎膜早破、早产等,自然分娩及剖宫产后子宫内膜感染的机会增加;非孕妇女引起盆腔炎、子宫切除后阴道断端感染等。

**(二)临床表现**

10%～40%的患者无临床症状,有症状者主要为白带增多,有鱼腥臭味,可伴有轻度外阴瘙痒或烧灼感,于性交后及月经后加重。厌氧菌繁殖产生的胺类物质使白带有鱼腥臭味。妇科检查阴道黏膜无明显充血的表现,阴道内白带量多,稀薄,呈灰白色,黏附于阴道壁,但黏度低,容易拭去。

**(三)辅助检查**

(1)阴道窥器检查:稀薄、匀质、白色阴道分泌物,常黏附于阴道壁。

(2)胺臭味试验阳性:取少量白带置于玻片上,加入10%氢氧化钾溶液1～2滴,产生烂鱼肉样腥臭味为阳性,因胺遇碱释放氨所致。

(3)线索细胞阳性:取少量白带置于玻片上,加1滴生理盐水混合,置于高倍光镜下,见到20%以上的线索细胞即可考虑细菌性阴道病。线索细胞即阴道脱落的表层细胞,于细胞边缘黏附颗粒状物即各种厌氧菌,尤其是加德纳菌,使细胞边缘不清。

(4)阴道分泌物 pH>4.5。

**(四)治疗要点**

细菌性阴道病的治疗以全身或局部抗厌氧菌治疗为主,抑制致病菌生长,恢复并维持阴道内酸性环境。性伴侣不需要常规治疗。

**1.全身治疗**

常用的药物有甲硝唑 400mg,口服,每日 2 次,连用 7 日;或克林霉素 300mg,口服,每日 2 次,连用 7 日。

**2.局部治疗**

将甲硝唑栓剂 200mg 放入阴道,每晚 1 次,连用 7 日;或用 2% 克林霉素软膏阴道局部涂搽,每次 5g,每晚 1 次,连用 7 日。

**3.妊娠期细菌性阴道病的治疗**

由于本病与不良妊娠结局(如绒毛膜羊膜炎、胎膜早破、早产等)有关,任何有症状的细菌性阴道病孕妇和无症状的高危孕妇(如有胎膜早破、早产史者)均应治疗。多选择口服用药:甲硝唑 400mg,每日 2 次,连用 7 日;或克林霉素 300mg,每日 2 次,连用 7 日。

**4.性伴侣的治疗**

本病虽与多个性伴侣有关,但对性伴侣给予治疗并未改善治疗效果及降低复发性,因此性伴侣一般不需常规治疗。

**(五)护理评估**

**1.健康史**

了解阴道炎的病史、治疗经过及疗效等。询问患者白带特征、外阴瘙痒的情况,有无诱发因素。了解患者对疾病的心理反应,有无因疾病而影响工作和生活。

**2.身心状况**

评估患者有无外阴瘙痒、疼痛,妇科检查观察白带的性状、气味。评估患者对疾病的心理反应。

**3.辅助检查**

评估阴道分泌物涂片检查的结果。

**(六)护理诊断/合作性问题**

**1.舒适度改变**

与白带增多、外阴瘙痒及灼痛有关。

**2.皮肤完整性受损**

与炎症刺激致外阴瘙痒、搔抓有关。

**(七)护理目标**

(1)患者舒适度增加。

(2)患者外阴部皮肤完整性恢复。

**(八)护理措施**

指导患者注意个人卫生,保持外阴清洁、干燥,停用碱性外阴洗液。治疗期间性生活时宜用安全套。其余同滴虫阴道炎。

**(九)护理评价**

(1)患者不适感消失,生活形态正常。

(2)患者外阴部皮肤受到保护,完整性恢复。

**（十）健康教育**

（1）指导患者注意外阴局部卫生，不穿化纤质地的内裤和紧身衣；避免不洁性行为。勿用肥皂清洗外阴，不宜经常使用碱性洗液清洗局部。

（2）告知患者若症状持续或症状重复出现，应及时复诊，接受治疗。

# 第四节　子宫颈炎症

子宫颈炎症是妇科常见的疾病。正常情况下，子宫颈具有良好的防御功能，宫颈黏液栓对阻止病原体入侵起重要的作用。在性交、分娩以及在宫腔操作时，宫颈易受到损伤而引起炎症。此外，不洁性生活、严重的阴道炎和药物性损伤等因素也可引起子宫颈炎症。子宫颈炎症有急性和慢性两种。

## 一、病因及发病机制

### （一）急性子宫颈炎

习称急性宫颈炎，主要见于流产后感染、产褥期感染以及宫颈损伤后并发感染。主要病原体有葡萄球菌、链球菌以及其他厌氧菌等。目前临床调查发现，由淋病奈瑟菌、沙眼衣原体和单纯疱疹病毒感染引起的宫颈炎呈上升趋势，主要见于性传播疾病的高危人群。

### （二）慢性子宫颈炎

习称慢性宫颈炎，常因急性宫颈炎治疗不彻底转变而来。主要见于分娩、流产或手术损伤后，也见于有的患者不经过急性宫颈炎阶段，直接发展为慢性宫颈炎。慢性子宫颈炎局部的病理改变有以下三种情况。

**1.子宫颈肥大**

慢性炎症的长期刺激使宫颈组织充血、水肿、腺体及间质增生，使宫颈呈不同程度的肥大，但表面多光滑，最后由于结缔组织增生而使宫颈硬度增加。

**2.子宫颈息肉**

慢性炎症长期刺激使宫颈管局部黏膜增生，增生的黏膜逐渐自基底层向宫颈外口突出而形成息肉，一个或多个同时存在，直径约为 1cm，色红、舌形、质脆、易出血。若炎症长期存在，息肉去除后常有复发。

**3.慢性子宫颈管黏膜炎**

又称宫颈管炎。病变局限于子宫颈管内的黏膜及黏膜下组织，由于子宫颈管黏膜皱襞较多，感染后炎症长期持续存在，表现为子宫颈管脓性分泌物较多，反复发作。

## 二、临床表现

急性子宫颈炎主要表现为黏液脓性白带增多，白带刺激引起外阴部瘙痒，往往有腰酸及下腹部坠痛。多伴有泌尿系统症状，如尿频、尿急、尿痛。慢性子宫颈炎的主要症状为白带增多。白带的特征依据病原体的种类、炎症的程度不同而不同，呈乳白色、黏液状，或呈淡黄色、脓性，有时可有血性白带或接触性出血。当炎症沿宫骶韧带扩散到盆腔时，可有下腹部坠痛、腰骶部疼痛等,在经期、排便及性交后加重。子宫颈黏稠脓性分泌物不利于精子穿过,部分患者可有不孕。妇科检查时见子宫颈呈不同程度的糜烂样改变、肥大,或有黄色或脓性分泌物覆盖子宫颈口或从子宫颈口流出,有时可见子宫颈息肉或子宫颈肥大。

### 三、辅助检查

#### (一)阴道分泌物湿片检查

每高倍视野白细胞数大于 10 个。

#### (二)子宫颈黏液涂片检查

取宫颈管内脓性分泌物做革兰染色涂片检查,每高倍视野白细胞数大于 30 个。

#### (三)子宫颈细胞学检查

常规行子宫颈细胞学检查,必要时做阴道镜及活体组织检查,排除子宫颈癌。

### 四、治疗要点

#### (一)急性子宫颈炎

主要采用抗生素治疗,有性传播疾病高危因素的患者,尤其是年轻女性,在获得病原体检测结果之前即可给予经验性治疗,性伴侣须同时治疗,治疗方案为多西环素 100mg 口服,每日 2 次,连用 7 日;或阿奇霉素 1g,单次顿服。获得病原体检测结果的患者,可针对性地选择抗生素。

#### (二)慢性子宫颈炎

在行子宫颈细胞学检查排除子宫颈癌之后,以局部治疗为主,可采用物理疗法、药物治疗、手术治疗,其中物理疗法最常用,包括冷冻、激光、微波治疗等。

### 五、护理评估

#### (一)健康史

询问患者的婚育史及计划生育史,了解有无阴道分娩史、妇科手术史和造成子宫颈受损的病史。了解患者的日常卫生习惯,有无不洁性生活史。了解疾病发生的时间、病程、治疗经过和治疗结果。

#### (二)身心状况

评估患者白带的性状,有无血性白带或性交后出血。了解患者有无腰骶部疼痛和腹部坠痛等。妇科检查了解子宫颈有无肥大、息肉和囊肿等。慢性子宫颈炎病程长,患者的思想压力大,尤其是有接触性出血的患者,担心是子宫颈癌而感到恐惧,所以要详细评估患者的心理状况和家庭支持情况。

#### (三)辅助检查

评估阴道分泌物湿片和宫颈黏液涂片检查的结果。重点评估子宫颈细胞学检查的结果。

### 六、护理诊断/合作性问题

#### (一)皮肤完整性受损

与炎症刺激致子宫颈充血、水肿、糜烂有关。

#### (二)舒适度改变

与白带增多、腰骶部酸痛、下腹部坠痛有关。

**（三）焦虑**

与病程长，害怕子宫颈癌变有关。

## 七、护理目标

（1）患者的皮肤完整性恢复。

（2）患者的症状好转或消失，舒适感增加。

（3）患者的焦虑感减轻或消失，能积极地配合治疗和护理。

## 八、护理措施

**（一）一般护理**

指导患者注意个人卫生，勤换内裤，保持外阴清洁，治疗期间禁止性生活；加强营养和休息，改善机体状况，增强抵抗力。

**（二）心理护理**

向患者及家属介绍疾病的相关知识，对病程长、久治不愈者，应予以关心和耐心解释，帮助患者树立战胜疾病的信心，使其积极配合治疗，促进早日康复。

**（三）病情监测**

注意观察患者白带的量、性状、颜色的变化，发现异常出血或感染时，应立即汇报医师并协助处理。

**（四）治疗护理**

遵医嘱及时、足程、足量、规则地使用抗生素，控制急性炎症。慢性子宫颈炎配合医师做好物理治疗前的准备、治疗中的配合和治疗后的护理。物理治疗的注意事项如下：

（1）治疗前常规行子宫颈癌筛查，以排除子宫颈癌变；

（2）物理治疗时间宜选择在月经干净后3～7日内，有急性生殖器炎症者列为禁忌；

（3）各种物理疗法术后因炎症组织坏死脱落，阴道分泌物增多，有大量黄水样液体流出，应指导患者注意观察，保持外阴部清洁；

（4）术后1～2周脱痂时可有少量出血，嘱患者勿紧张，出血多者应及时就诊，可局部用止血药或压迫止血；

（5）在创面尚未完全愈合前（治疗后4～8周内）禁盆浴、性交和阴道冲洗；

（6）两次月经干净后3～7日复查，观察创面愈合情况，注意有无子宫颈管狭窄。进行妇科检查时，动作宜轻柔，避免擦伤新生的子宫颈上皮。如果效果欠佳者，可择期进行第二次治疗。

## 九、护理评价

（1）患者症状消失，舒适感增加，宫颈受损的皮肤修复。

（2）患者心情舒畅，焦虑感消失，能积极地面对生活。

## 十、健康教育

向妇女传授疾病预防的知识，指导妇女注意个人卫生，尤其是经期、妊娠期和产褥期的卫生，避免不洁性生活。做好计划生育宣传，规范各项操作，避免计划生育手术造成子宫颈损伤和感染。科学接生，对于中期引产和分娩引起的子宫颈裂伤应及时缝合。指导已婚女性定期做妇科检查，积极治疗子宫颈炎症，治疗前常规行子宫颈细胞学检查，以排除癌变的可能。

# 第五节　盆腔炎

　　盆腔炎性疾病(PID)是指女性上生殖道的一组感染性疾病,主要包括子宫内膜炎、输卵管炎、输卵管卵巢脓肿、盆腔腹膜炎,以输卵管炎、输卵管卵巢炎最常见。多见于性活跃期、有月经的妇女,初潮前、绝经后或未婚者较少发生。引起盆腔炎性疾病的病原体有内源性和外源性两种。内源性病原体主要来自原寄居于阴道内的菌群,包括需氧菌及厌氧菌,以两者的混合感染多见,主要有金黄色葡萄球菌、溶血性链球菌、大肠埃希菌等;外源性病原体主要是引起性传播疾病的病原体,如淋病奈瑟菌、沙眼衣原体等。

## 一、盆腔炎性疾病

### (一)病因及发病机制

　　引起盆腔炎性疾病的病因有产后或流产后感染、宫腔内手术操作后感染(刮宫术、输卵管通液术、宫腔镜检查等)、性卫生不良、感染性传播疾病、下生殖道感染以及邻近器官炎症的直接蔓延等。盆腔炎性疾病发展可引起弥散性腹膜炎、败血症、感染性休克,严重者可危及生命。主要的病理类型有以下五种。

　　1.急性子宫内膜炎和子宫肌炎

　　多见于流产和分娩后,病原体经子宫创面或胎盘剥离面入侵,引起子宫内膜炎,炎症进一步发展可侵犯肌层,导致子宫肌炎。

　　2.急性输卵管炎、输卵管积脓、输卵管卵巢脓肿

　　病变特点因病原体的传播途径不同而不同,若病原体经子宫内膜向上蔓延,首先引起的是输卵管黏膜炎,导致黏膜肿胀、间质水肿、充血以及大量的中性粒细胞浸润,严重者甚至出现输卵管上皮退行性变或成片脱落,输卵管黏膜粘连,管腔及伞端闭锁,脓性渗出物积聚在管腔内形成输卵管积脓。若病原体经过宫颈的淋巴播散到宫旁结缔组织,首先累及浆膜层发生输卵管周围炎,然后侵及肌层,输卵管黏膜层可不受累。病变以输卵管间质炎为主,输卵管管腔可因肌壁增厚受压变窄,但仍保持畅通。炎症轻者只表现为输卵管轻度的充血肿胀、略粗,严重者表现为输卵管明显增粗、弯曲,渗出物增多,与周围组织粘连。卵巢很少单独发生炎症,往往继发于输卵管急性炎症之后,卵巢可与发炎的输卵管伞端粘连发生卵巢周围炎,又称输卵管卵巢炎,习称附件炎。炎症可通过卵巢排卵的破孔侵入卵巢实质形成卵巢脓肿,脓肿壁与输卵管积脓粘连并穿通,形成输卵管卵巢脓肿。输卵管卵巢脓肿多位于子宫后方,可破入直肠或阴道,若破入腹腔可引起弥散性腹膜炎。

　　3.急性盆腔结缔组织炎

　　见于内生殖器急性炎症时,也见于阴道和子宫颈有创伤时,病原体经淋巴管扩散至盆腔结缔组织引起急性炎症,结缔组织充血、水肿,以及中性粒细胞浸润,以子宫旁结缔组织炎最常见。若出现化脓,可形成盆腔腹膜外脓肿。

　　4.急性盆腔腹膜炎

　　女性内生殖器官严重感染时,往往会直接蔓延至盆腔腹膜,出现充血、水肿及渗出,盆腔脏

器粘连。大量脓性渗出液多积聚在直肠子宫陷凹处形成盆腔脓肿,脓肿可破入腹腔而引起弥散性腹膜炎,也可破入直肠而使症状突然减轻。

5.败血症及脓毒血症

常见于严重的产褥感染和感染性流产的患者。当病原体毒性强,数量多,患者抵抗力降低时,常发生败血症,若不及时控制,很快出现感染性休克,甚至死亡。发生感染后,若其他部位发现多处炎症病灶或脓肿,则应考虑脓毒血症,可进行血培养证实。

**(二)临床表现**

临床表现因炎症轻重和范围大小而不同。轻者无症状或症状轻微。常见症状有发热、持续性下腹痛、阴道分泌物增多,严重者有高热、寒战、头痛及食欲减退等。经量增多,经期延长。脓肿形成后有下腹包块及局部压迫症状,包块位于子宫前方则压迫膀胱,出现尿频、排尿困难等;包块位于子宫后方则压迫直肠,引起排便困难、里急后重感等。若脓肿破溃入腹腔,引起急性腹膜炎,出现恶心、呕吐、腹泻等消化系统症状,严重者出现脓毒血症和败血症,危及生命。

患者体征差异较大,轻者无明显异常表现,重者呈急性病容,表现为体温升高,心率加快,下腹部压痛、反跳痛及肌紧张。妇科检查:阴道宫颈充血、水肿,有大量的脓性白带,宫颈抬举痛明显,穹隆触痛明显,宫体增大,有压痛,活动受限;子宫两侧条索状增厚,有压痛;若已形成输卵管积脓或输卵管卵巢脓肿,可触及附件区包块,触之有压痛。

**(三)辅助检查**

1.血常规检查

有白细胞升高、中性粒细胞核左移的急性感染特征。

2.宫颈分泌物检查

取宫颈分泌物涂片检查,行细菌培养和药物敏感试验。

3.阴道后穹隆穿刺

怀疑直肠子宫陷凹脓肿者,可行阴道后穹隆穿刺,抽出脓液即可确诊。

4.B超检查

有较高的诊断价值,必要时进行腹腔镜检查和CT检查。

**(四)治疗要点**

盆腔炎症的治疗主要为抗生素治疗,必要时行手术治疗。

1.门诊治疗

若患者症状轻,能耐受口服抗生素治疗,有条件随访者,可在门诊治疗。常用的方案有氧氟沙星400mg口服,每日2次;或左氧氟沙星500mg口服,每日1次,同时加服甲硝唑400mg,每日2～3次,连用14日;头孢西丁钠2g,单次肌内注射,同时口服丙磺舒1g,然后改为多西环素100mg,每日2次,连用14日;或头孢曲松钠250mg,单次肌内注射,或选用其他第三代头孢菌素与多西环素、甲硝唑合用。门诊治疗无效,病情较重者应住院治疗。

2.住院治疗

(1)支持治疗:①卧床休息,患者取半卧位,有利于炎性渗出物积聚于直肠子宫陷凹,使炎症局限,也有利于宫腔内及宫颈管的分泌物排出体外;②给予高热量、高蛋白、高维生素饮食;③补充液体2500～3000mL/d,注意纠正电解质紊乱及酸碱平衡失调;④高热时采用物理降温;⑤尽量避免不必要的妇科检查,以免引起炎症扩散;⑥若有腹胀可行胃肠减压。

(2)药物治疗:主要为抗生素治疗。由于急性盆腔炎的病原体多为需氧菌、厌氧菌及衣原体的混合感染,因此在抗生素的选择上多采用联合用药。静脉滴注给药,收效较快。常用的方案有:①克林霉素与氨基苷类药物联合,克林霉素900mg,每8小时1次,静脉滴注;庆大霉素先给予负荷量(2mg/kg),然后给予维持量(1.5mg/kg),每8小时1次,静脉滴注。待临床症状、体征改善后,继续静脉用药24~48小时,克林霉素改为口服,每次450mg,每日4次,连用14日;多西环素100mg,口服,每12小时1次,连用14日。②青霉素类与四环素类联合,氨苄西林/舒巴坦3g,静脉滴注,每6小时1次,加多西环素100mg,每12小时1次,连用14日。③喹诺酮类药物与甲硝唑联合,氧氟沙星400mg静脉滴注,每12小时1次,甲硝唑500mg静脉滴注,每8小时1次。④头霉素类或头孢菌素类药物。头霉菌素类,如头孢西丁钠2g,静脉注射,每6小时1次;或头孢替坦二钠2g,静脉注射,每12小时1次;同时应用多西环素100mg,每12小时1次,静脉途径给药或口服。头孢菌素类,如头孢呋辛钠、头孢唑肟钠、头孢曲松钠等。症状改善至少24小时后转为口服药物治疗,多西环素100mg,每12小时1次,连用14日。不能耐受多西环素者,用阿奇霉素替代,每次500mg,每日1次,连用3日。输卵管卵巢脓肿的患者,加用克林霉素或甲硝唑,可更有效地对抗厌氧菌。

(3)手术治疗:适用于药物治疗无效、脓肿持续存在或脓肿破裂的患者。根据情况可选择经腹手术或腹腔镜手术,手术范围根据病变范围、患者的一般状况和年龄考虑。年轻患者采用保守性手术为主,尽量保留卵巢功能;年龄大的患者或双侧附件受累者,可行全子宫及双附件切除术。

(4)中药治疗:在辨证论治的基础上给予清热解毒、活血化瘀的中药治疗,如红藤汤、银翘解毒汤等。

**(五)护理评估**

1.健康史

询问患者月经期卫生习惯。了解患者近期有无流产、宫腔内手术操作史等。

2.身心状况

了解患者有无发热、寒战、下腹疼痛;了解患者有无腹胀、腹泻、里急后重、尿频、尿痛、排尿困难的情况。评估患者的生命体征和妇科检查情况,有无盆腔脓肿或炎性包块。评估患者对疾病的心理反应,有无恐惧、焦虑等。

3.辅助检查

评估血常规检查、子宫颈分泌物涂片检查及B超检查等结果。

**(六)护理诊断/合作性问题**

1.体温过高

与炎症急性发作有关。

2.疼痛

与炎症刺激有关。

3.活动无耐力

与炎症致发热体虚有关。

**（七）护理目标**

（1）及时发现患者体温的变化并处理，体温恢复正常。

（2）患者的炎症得到控制，疼痛减轻。

（3）患者的体力得到恢复，生活形态正常。

**（八）护理措施**

**1.一般护理**

嘱患者注意休息，给予高热量、高蛋白和高维生素饮食，增强机体抵抗力。睡眠不佳的患者，可在睡前喝热牛奶、用热水泡脚或按摩，关闭照明设施，保持环境安静、舒适，必要时可遵医嘱给予镇静止痛药，缓解疼痛让患者安静入睡。

**2.心理护理**

向患者解释疾病的原因、治疗方案及效果，说明治疗的重要性。尽可能满足患者的需求。鼓励患者积极配合治疗和护理，增强其战胜疾病的信心。

**3.病情监测**

高热患者采用物理降温，密切观测体温、脉搏、呼吸；观察患者有无恶心、呕吐及腹胀等情况。

**4.治疗护理**

配合医师为患者制订合理的治疗方案。遵医嘱使用抗生素，并注意疗效及用药后的反应。

**（九）护理评价**

（1）降温措施恰当，患者的体温降至正常范围并维持。

（2）患者疼痛缓解或消失。

（3）患者情绪良好，睡眠形态正常，食欲增加，生活能自理。

**（十）健康教育**

（1）告知患者注意性生活卫生，减少性传播疾病，及时筛查和治疗沙眼衣原体感染的高危妇女，以减少疾病发生率；及时治疗下生殖道感染。经期禁止性交。

（2）加强公共卫生教育，提高公众对生殖道感染的认识及预防感染的重要性。

（3）严格掌握妇产科手术指征，做好术前准备，术时注意无菌操作，术后预防感染。

## 二、盆腔炎性疾病后遗症

**（一）病因及发病机制**

盆腔炎性疾病后遗症多因盆腔炎性疾病治疗不彻底，病程迁延而致，既往称为慢性盆腔炎。盆腔炎性后遗症病程长，机体抵抗力下降时可反复发作。主要的病理改变是盆腔组织广泛破坏、粘连、增生和瘢痕形成，导致：

（1）输卵管增粗阻塞；

（2）输卵管积水或输卵管卵巢囊肿；

（3）输卵管卵巢粘连形成肿块；

（4）盆腔结缔组织增生变厚，若炎症蔓延广泛，使子宫固定，形成"冰冻骨盆"。

**（二）临床表现**

全身症状多不明显，有时可有低热，全身不适，易疲劳。病程时间较长，患者常有慢性盆腔痛、下腹痛及腰骶部酸痛,于劳累、性交后、月经期症状加重。经量增多,月经不规则。输卵管粘连阻塞可致不孕或异位妊娠。妇科检查:子宫常呈后位,活动受限或粘连固定。子宫的一侧或双侧增厚、变硬、有触痛。可在子宫一侧或双侧扪及条索状增厚的输卵管,有轻压痛;若已形成输卵管积水或输卵管卵巢囊肿,可触及囊性肿物。

### (三)辅助检查

可选用腹腔镜、B 超检查明确诊断。

### (四)治疗要点

盆腔炎性疾病后遗症需根据患者的情况不同而采取不同的治疗方案,常采用中西医结合综合治疗控制炎症。输卵管积水和输卵管卵巢囊肿需手术治疗;不孕症患者常需辅助生殖技术协助受孕;慢性盆腔痛的患者,尚无有效的治疗方案,主要是对症处理、中药治疗以及理疗等综合治疗,以缓解症状;对于反复发作,经治疗效果不佳者应考虑手术治疗。

### (五)护理评估

1.健康史

询问患者的年龄、孕产史,有无发病诱因。了解患者个人卫生状况。评估患者的疾病发作史、治疗经过及治疗效果。

2.身心状况

评估患者的体温变化情况,下腹部及腰骶部疼痛的程度和性质,与月经及性交的关系。评估妇科检查的结果;了解子宫的活动度、位置,以及输卵管有无积水、积液、增粗等。了解患者的精神状态、睡眠状况,以及是否易疲劳等。评估患者和家属对疾病的心理反应。

3.辅助检查

了解 B 超检查和腹腔镜检查的结果。

### (六)护理诊断/合作性问题

1.疼痛

与炎症刺激引起下腹部疼痛、腰骶部疼痛有关。

2.焦虑

与病程长、治疗效果不明显或不孕有关。

3.睡眠形态紊乱

与疼痛或疾病所致心理障碍有关。

### (七)护理目标

(1)患者疼痛减轻或消失。

(2)患者焦虑程度减轻或无焦虑。

(3)患者精神状态良好,睡眠充足。

### (八)护理措施

1.一般护理

嘱患者注意休息,劳逸结合,积极锻炼身体,给予高热量、高蛋白和高维生素饮食,增强机体抵抗力。睡眠不佳的患者,可在睡前喝热牛奶、用热水泡脚或按摩,关闭照明设施,保持环境安静舒适,必要时可遵医嘱给予镇静止痛药,缓解患者疼痛,使其安静入睡。

2.心理护理

耐心倾听患者诉说,告知患者病情、治疗经过和愈后情况,尽可能满足患者的需求,解除其思想顾虑,增强其战胜疾病的信心。

3.病情监测

观察患者腹痛和阴道分泌物的情况。治疗后应注意观察病情变化及用药反应等。

4.治疗护理

告知患者用药的剂量、方法及注意事项。抗生素不宜长期使用,地塞米松停药时应逐渐减量。需要手术治疗的患者,做好术前准备、术中配合和术后护理。

**(九)护理评价**

(1)患者自诉疼痛减轻,舒适感增加。

(2)患者情绪良好,能积极配合治疗和护理,与家人关系融洽。

(3)患者睡眠充足,无疲倦感。

**(十)健康教育**

指导患者注意个人卫生,尤其在月经期、妊娠期和产褥期,应彻底治疗盆腔炎性疾病,防止其发生后遗症。

# 第六节　生殖器结核

生殖器结核是由结核杆菌引起的女性生殖器炎症,又称为结核性盆腔炎,多见于 20～40 岁妇女,以输卵管结核最多见,占 90%～100%,其次为子宫、卵巢结核,宫颈、阴道及外阴结核少见。近年来,由于艾滋病患者的增加、耐多药结核及对结核病控制的松懈,生殖器结核的发病率有升高的趋势。

## 一、病因及传播途径

一般认为,女性生殖器结核主要是来源于肺或腹膜等结核灶的继发感染。大约 10% 的肺结核患者伴有生殖器结核,生殖器结核潜伏期很长,可达 1～10 年,大多数患者在发现生殖器结核时,原发灶多已痊愈。生殖器结核常见的感染途径如下。

**(一)血行传播**

是最主要的传播途径。青春期生殖器发育迅速,血供丰富,结核菌易血行传播。结核菌感染肺部后,约 1 年内可感染内生殖器,首先侵犯输卵管,再蔓延至子宫内膜、卵巢。

**(二)直接蔓延**

肠结核、腹膜结核可直接蔓延至内生殖器。

**(三)淋巴传播**

消化道结核可通过淋巴传播感染内生殖器。较少见。

**(四)性交传播**

男性患泌尿系统结核,通过性交上行感染女性内生殖器。极少见。

## 二、临床表现

多数患者缺乏明显症状,当患者有原发不孕、月经失调、低热盗汗、盆腔炎时,需考虑有生殖器结核的可能。

### (一)不孕

多数生殖器结核患者因不孕而就诊。因输卵管黏膜被破坏和粘连,管腔阻塞;子宫内膜结核阻碍受精卵着床与发育,均可导致不孕。在原发性不孕症患者中,生殖器结核为常见原因之一。

### (二)下腹坠痛

由于盆腔炎性疾病和粘连,患者可出现不同程度的下腹坠痛,月经期尤为明显。

### (三)月经失调

早期患者可因子宫内膜充血及溃疡,出现月经过多;晚期可因子宫内膜不同程度破坏而出现月经稀少或闭经,就诊时多已为晚期。

### (四)全身症状

结核活动期,患者会有发热、盗汗、乏力、食欲缺乏、体重减轻等症状。轻者全身症状不明显,重者可有高热等全身中毒症状。

### (五)全身及妇科检查

患者症状因病变程度和范围的不同有较大差异。多数患者无明显体征和其他自觉症状,常因不孕性子宫输卵管碘油造影、诊断性刮宫及腹腔镜检查时才发现。患者子宫发育较差,与周围粘连活动受限。在子宫两侧可触及条索状的输卵管,或因输卵管与卵巢粘连而形成大小不等及形状不规则的肿块,或触及钙化结节。

## 三、辅助检查

### (一)子宫内膜病理检查

是确诊子宫内膜结核最可靠的依据。将刮出的子宫内膜送病理检查,找到典型结核结节即可明确诊断。

### (二)X 线检查

包括胸部 X 线检查、盆腔 X 线检查以及子宫输卵管碘油造影。

### (三)结核菌素试验

结核菌素试验阳性说明曾有过感染,如果是强阳性,说明现在仍有活动性病灶,但不能说明病灶部位。若为阴性,一般情况下表示未受过结核杆菌感染。

### (四)腹腔镜检查

可直接观察子宫和输卵管浆膜面有无粟粒状结节,同时可取腹腔液行结核杆菌培养,或在病变处取活组织做检查。

### (五)结核菌检查

取月经血、宫腔刮出物或腹腔液涂片做抗酸染色检查、结核菌培养等。

## 四、治疗要点

目前,生殖器结核治疗采取抗结核药物治疗为主,休息营养支持治疗为辅的治疗原则。

（一）支持疗法

加强营养,急性期患者应至少休息 3 个月。慢性患者可以从事部分工作和学习,但要注意劳逸集合,适量体育锻炼,增强体质。

（二）抗结核药物治疗

必须贯彻合理化治疗的五项原则,即早期、联合、规律、适量、全程的原则。抗结核药物治疗对 90% 的女性生殖器结核有效。推荐强化期和巩固期的两阶段短疗程药物治疗方案,前 2～3 个月为强化期,后 4～6 个月为巩固期,总治疗时间为 6～9 个月。常用的治疗方案是:强化期,每日利福平、异烟肼、乙胺丁醇及吡嗪酰胺四种药物联合使用,为期 2 个月;后 4 个月巩固期每日连续应用利福平、异烟肼,或巩固期每周 3 次间歇应用利福平、异烟肼。

（三）手术疗法

出现以下情况者应进行手术治疗:

(1)盆腔结核形成较大的包块,或盆腔包块经药物治疗后缩小,但没有消退;

(2)反复发作者;

(3)子宫内膜结核严重,内膜被广泛破坏,药物治疗无效者。为提高手术后治疗效果,避免手术时感染扩散,手术前后均需应用抗结核药物治疗。

## 五、护理评估

（一）健康史

问既往病史,有无肺结核病史,治疗经过等。

（二）身心状况

了解患者有无低热、下腹坠痛、食欲减退、乏力等症状。评估患者的生命体征和妇科检查结果,有无盆腔粘连等。评估患者对疾病的心理反应,有无焦虑等。

（三）辅助检查

评估子宫内膜病理检查、X 线检查、腹腔镜检查及结核菌检查等结果。

## 六、护理诊断/合作性问题

（一）疼痛

与盆腔粘连及炎性变化有关。

（二）营养失调

低于机体需要量与疾病导致食欲减退等有关。

（三）焦虑

与担心生殖器结核预后不良和不孕有关。

## 七、护理目标

(1)患者疼痛减轻,舒适度增加。

(2)患者食欲增加,进食正常,体重维持正常。

(3)患者能正确认识生殖器结核,情绪稳定,并积极配合治疗。

## 八、护理措施

（一）一般护理

结核活动期嘱患者卧床休息,减少活动以保存体力。给予清淡优质蛋白饮食,适当饮水。

给患者提供安静、舒适的环境,保证充足睡眠。患者出汗多时,及时更换衣服、被服。根据自身情况,适度体育锻炼,以不感疲劳为宜。

### (二)心理护理

耐心听取患者主诉,及时解答患者的疑问,表示理解和关心,纠正患者的错误认识,帮助患者建立支持系统。与患者共同讨论、分析病情,选取最佳治疗方案,增加患者战胜疾病的信心。

### (三)病情监测

注意观察患者体温变化和腹痛部位、性质及持续时间,发现异常及时汇报医师并协助处理。

### (四)治疗护理

指导患者严格遵医嘱规律、正确应用抗结核药物,并告知用药的方法、剂量、注意事项及不良反应,不可随意减量或停药,告知患者用药会引起的各种不良反应。若患者手术,遵医嘱按腹部手术护理常规做好术前准备,加强术后护理。

## 九、护理评价

(1)患者疼痛是否减轻,舒适感是否增加。

(2)患者食欲是否正常,体重是否正常。

(3)患者能否正确认识疾病,情绪是否稳定。

## 十、健康教育

在幼年期应及时接种卡介苗,避免结核病的发生。体质较弱者,应远离结核病患者。若有经期发热、下腹部疼痛以及原发性不孕者,应认真检查,以排除生殖器结核。对于已患有结核的女性,应积极治疗。在治疗期间应营养饮食,以提高抗病能力。急性期患者应卧床休息,慢性期患者可适当参加体育锻炼,增强体质。

# 第二章　性传播疾病护理

## 第一节　淋病

淋病是由淋病奈瑟球菌所致的以泌尿生殖系统化脓性感染为主要临床表现的一种性传播疾病。近年来,其发病率已跃居我国性传播疾病的首位,在任何年龄段均可发病,尤以20～30岁居多。

### 一、病因及发病机制

淋病是由淋病奈瑟球菌引起,以泌尿生殖系统感染为主,也可见眼、咽、直肠和全身感染。淋病奈瑟球菌是一种肾形双排列的革兰阴性双球菌,喜潮湿,怕干燥。此细菌最适宜生长的温度为35～36℃,在微湿的毛巾、衣裤中可存活10～17小时,在干燥环境中1～2小时即可死亡,对一般消毒剂敏感。

淋病奈瑟球菌对柱状上皮和移行上皮细胞有特殊的亲和力。淋球菌表面的菌毛可以使淋球菌吸附于柱状上皮和移行上皮,被上皮细胞吞饮,大量繁殖,引起炎症,使上皮细胞坏死脱落,白细胞增多,脓液形成。在女性,淋球菌以子宫颈管受感染最常见,若病情继续发展,可引起子宫内膜炎、输卵管炎或输卵管积脓,直至发生腹膜炎。

### 二、传播途径

淋球菌大多通过性交经黏膜直接传播,少数间接传播。直接传播多为男性先感染淋球菌再传播给女性,淋球菌表面有菌毛,可吸附于男性精子及女性生殖系统。间接传播主要通过接触染菌衣物、毛巾、床单、浴盆等物品及消毒不彻底的检查器具等感染。成年人多以直接传播为主,儿童多以间接传播为主,新生儿多在分娩过程中接触污染分泌物而被传染。口交及肛交也可导致淋菌性咽喉炎和淋菌性直肠炎。

### 三、临床表现

淋球菌感染后潜伏期为1～10日,一般为3～5日,50%～70%的女性感染后无症状,易被忽视,但仍具有传染性。临床上淋病分为急性和慢性两种。

#### (一)急性淋病

在感染淋球菌后1～14日可出现尿频、尿急、尿痛等尿路感染的症状,检查可见尿道口红肿、触痛明显,挤压尿道可有脓液流出。急性宫颈黏膜炎可见阴道分泌物增多,呈脓性,外阴瘙痒、烧灼痛,偶可见下腹疼痛。检查可见宫颈黏膜充血、水肿,脓性分泌物经宫颈管流出,宫颈触痛明显。急性前庭大腺炎可见腺管开口处红肿、溢脓,触痛明显,若腺管堵塞可见脓肿形成。以上症状可同时存在。

若以上炎症治疗不彻底,可上行蔓延引起子宫内膜炎、输卵管炎或输卵管积脓,直至发生腹膜炎。检查可见宫颈外口处有脓液流出,宫颈充血、水肿、举痛明显,双侧附件区增厚、压痛。

若有盆腔腹膜炎可见下腹部肌紧张,以及压痛、反跳痛。若存在输卵管卵巢脓肿,检查时触及附件区囊性包块,压痛明显。

### (二)慢性淋病

由急性淋病治疗不彻底所致,常表现为慢性尿道炎、前庭大腺炎、慢性宫颈炎、慢性输卵管炎等。

## 四、辅助检查

### (一)分泌物涂片检查

取尿道口、宫颈管等处分泌物涂片行革兰染色,在多核白细胞内见到多个革兰阴性双球菌,可做出初步诊断。

### (二)分泌物培养

是目前筛查淋病的金标准,可见圆形、凸起的潮湿、光滑、半透明菌落,边缘呈花瓣状。取菌落涂片,见典型双球菌可确诊。

## 五、治疗要点

淋病的治疗原则为尽早治疗,及时、足量、规范应用抗生素。目前将第三代头孢菌素作为首选药物。

### (一)支持治疗

加强营养,保证充分休息,注意个人卫生。

### (二)药物治疗

首选头孢曲松钠250mg,一次性肌内注射;可同时加用阿奇霉素1g单次口服,或加用红霉素0.5g,每日4次口服,连用7～10日为一个疗程。孕期禁用喹诺酮类及四环素类药物。经治疗后需复查淋球菌是否存在,连续进行3次宫颈分泌物涂片及淋球菌培养,均为阴性者属已治愈。若治疗一个疗程后淋球菌仍为阳性,则应按耐药菌株感染对待,及时更换药物。

### (三)淋病产妇所娩新生儿

应及时应用红霉素眼药膏以防淋病性结膜炎。

## 六、护理评估

### (一)健康史

询问性病接触史、使用公共洁具情况等;询问发病时间及发病后有无尿频、尿急、尿痛等泌尿系统感染的情况,有无发热、寒战、腹痛、阴道分泌物增多等;询问疾病的治疗情况及效果;同时询问性伴侣的情况。

### (二)身心状况

通过询问、观察,评估患者身体健康状况、出现的症状以及心理反应。患者往往存在泌尿系统感染、外阴部感染的症状,以及由此带来的不适感。通过全身检查,观察宫颈有无充血、水肿、溢脓,并注意分泌物的颜色、气味、性状和量,观察尿道口有无红肿,挤压有无脓液流出,观察下腹部有无包块、压痛等情况。

### (三)辅助检查

分泌物涂片检查检出率较低,且宫颈管分泌物中有些细菌与淋球菌相似,可有假阳性,因此将其作为初步筛查手段。淋球菌培养为诊断淋病的金标准。

## 七、护理诊断/合作性问题

### (一)舒适的改变

与炎症刺激有关。

### (二)焦虑

与担心疾病的治疗效果有关。

### (三)自我形态紊乱

与局部瘙痒、烧灼疼痛有关。

## 八、护理目标

(1)患者诉说舒适感增加。

(2)患者的焦虑情绪得到缓解。

(3)患者接受治疗后,局部瘙痒、烧灼疼痛减轻,舒适感增强。

## 九、护理措施

### (一)一般护理

嘱患者多休息,避免劳累。指导患者加强营养,增强体质,进食高蛋白、高营养、高维生素的饮食。发热要多喝水以利于退热。

### (二)心理护理

尊重患者,给予适度关心和安慰,解除患者心理顾虑,耐心解释病情及治疗情况,并告知及时有效治疗的必要性。鼓励患者表达其内心感受,解除其思想顾虑,使其树立战胜疾病的信心。

### (三)病情监测

注意观察患者的生命体征,观察分泌物的性状、颜色、量,用药情况及效果,并详细进行记录。如存在问题及时通知医师。

### (四)治疗护理

护士要尽可能地为患者提供保护隐私的环境,以减轻患者的焦虑和不安情绪。遵医嘱给予抗生素进行治疗,执行医嘱时要用通俗易懂的语言与患者及家属进行沟通交流。及时正确地收集各种送检标本,协助医师完成诊治工作。

## 十、护理评价

(1)患者接受治疗后舒适感增加。

(2)患者自述焦虑感减轻。

(3)患者诉局部瘙痒、烧灼疼痛减轻。

## 十一、健康教育

### (一)治疗期间严禁性交

指导治愈后的随访。

### (二)教会患者自行消毒隔离的方法

内裤、毛巾、浴盆应煮沸消毒5～10分钟,用1%苯酚溶液浸泡所用过的物品和器具。

### (三)治疗结束后

2周内无性交接触的情况下,符合下列标准为治愈:①临床症状、体征完全消失;②治疗结束后4～7日做宫颈管分泌物涂片及培养结果均为阴性。

# 第二节　尖锐湿疣

尖锐湿疣是由人乳头瘤病毒（HPV）感染引起的鳞状上皮增生性生殖器疣状病变，是常见的性传播疾病，常与多种性传播疾病同时存在。近年来，其发病率明显上升，仅次于淋病，居第二位。

## 一、病因及发病机制

尖锐湿疣的发病与机体免疫状态关系密切。目前发现，HPV 有 100 多个型别，其中 30 多个与生殖道感染有关系。HPV 在自然界普遍存在，喜温暖、潮湿的环境，促使其感染的危险因素有早期性生活、多个性伴侣、免疫功能低下、吸烟、性激素水平高等。患有妊娠、糖尿病等影响全身免疫功能的疾病时，尖锐湿疣生长迅速，且病情不易控制。少数患者可自行消退，机制不明确。HPV 除与尖锐湿疣的发病相关外，还与生殖系统肿瘤的癌前病变有关。

## 二、传播途径

尖锐湿疣主要是通过性接触直接传播，传染性高，患者性伴侣中约有 60% 发生 HPV 感染；也有少数为非性接触传播。

## 三、临床表现

HPV 感染后潜伏期为 2 周至 8 个月，平均为 3 个月，以年轻女性居多。临床症状多不明显，以外阴赘生物为主，部分患者伴有外阴瘙痒、烧灼痛及性交痛。好发部位以性交容易受到感染的外阴部最常见，占 93%；其次是子宫颈，占 32%；阴道仅占 18%。尖锐湿疣呈多发性鳞状上皮乳头状增生，质硬，突出于表皮，表面粗糙，散在或呈簇状。病灶逐渐增大、增多相互融合，呈鸡冠状、菜花状或桑椹状生长，顶端可有溃烂或感染。免疫力下降或妊娠期间的患者可表现为过度增生或形成巨大型尖锐湿疣。

## 四、辅助检查

### （一）细胞学检查和阴道镜检查

有助于鉴别亚临床 HPV 感染。

### （二）病理学检查

主要用于不典型病例和除外恶性病变。

## 五、治疗要点

尖锐湿疣以局部治疗为主，主要指药物治疗、物理治疗及手术治疗，尽量减少对患者身体的损害，减少对配偶的感染。

### （一）支持治疗

加强营养，锻炼身体，提高机体免疫力。干扰素具有抗病毒及免疫调节作用，但是费用高、用药途径不方便以及不良反应大，不推荐常规使用，多用于病情重、反复发作的患者。

### （二）药物治疗

适用于病变范围小或湿疣小，可选用 5% 足叶草毒素酊外用，每日 2 次，连用 3 日，停药 4 日为一个疗程，根据病情可用 1～4 个疗程。50% 三氯醋酸局部涂抹可使疣体脱落。

（三）物理治疗或手术治疗

常用物理治疗,可采用激光、液氮冷冻、微波等治疗方法。对于湿疣多、面积大的患者,可通过微波刀或手术将其切除。

## 六、护理评估

### （一）健康史

询问性病接触史、使用公共洁具情况等;询问发病时间及发病后有无尿频、尿急、尿痛等泌尿系统感染的情况,有无阴道分泌物增多以及症状出现的时间和经过等;询问疾病的治疗情况及效果;同时询问性伴侣的情况。

### （二）身心状况

患者往往存在外阴部瘙痒、烧灼痛等感染的症状以及由此带来的不适感。通过妇科检查,观察外阴阴道部(如大小阴唇、舟状窝附近、阴道前庭、肛门周围、尿道口、阴道口及子宫颈等部位)有无赘生物。评估赘生物的大小、质地、颜色,是否伴有溃疡和糜烂等。

通过与患者交谈,了解患者的情绪变化,评估患者的心理健康状况。患者常有很多顾虑,不愿意说出实情,常表现为自责、害羞、恐惧等心理问题。

### （三）辅助检查

根据病情的需要选择细胞学检查、阴道镜检查、病理学检查等检查手段,以协助明确诊断。

## 七、护理诊断/合作性问题

### （一）舒适的改变

与局部病灶引起的瘙痒、烧灼痛有关。

### （二）焦虑

与疾病治疗效果不理想有关。

### （三）知识缺乏

缺乏尖锐湿疣预防和治疗的相关知识。

## 八、护理目标

(1)患者诉说瘙痒、烧灼痛减轻,舒适感增加。

(2)患者的焦虑情绪得到缓解。

(3)患者了解尖锐湿疣的预防以及治疗的相关知识。

## 九、护理措施

### （一）一般护理

促进舒适,缓解症状,指导患者保持会阴部的清洁、干燥,避免搔抓。

### （二）心理护理

尊重患者,给予关心和安慰,解除患者心理顾虑,耐心解释病情及治疗情况,并告知其及时有效治疗的必要性,解除其心理顾虑和负担后,使患者能到医院进行正规诊治。鼓励患者表达其内心感受,解除其思想顾虑,树立其战胜疾病的信心。

### （三）病情监测

认真对待患者的主诉,注意药物反应等情况,做好详细记录。采取物理治疗或者手术治疗的患者,术中、术后要严密观察病情变化,如发现异常情况及时报告医师,协助医师完成诊治。

### (四)治疗护理

对于物理治疗和手术治疗的患者,护士要尽可能地提供保护隐私的环境,以减轻患者的焦虑和不安情绪。严格执行医嘱,执行医嘱时要用通俗易懂的语言与患者及家属进行沟通交流。协助医师完成诊治工作,并及时、正确地收集各种送检标本。

## 十、护理评价

(1)患者诉说局部瘙痒、烧灼痛减轻,舒适感增加。

(2)患者诉说自己的焦虑感减轻。

(3)患者表示了解尖锐湿疣的预防以及治疗的相关知识。

## 十一、健康教育

(1)治疗期间严禁性交,指导治愈后的随访。

(2)避免不洁性生活,保持外阴部清洁卫生。教会患者自行消毒隔离的方法,内裤、毛巾、浴盆应煮沸消毒 5～10 分钟。

(3)治愈标准为尖锐湿疣疣体消失。该病治愈率高,容易复发,治愈后如有反复,需及时就诊。

# 第三节  梅毒

梅毒是由苍白密螺旋体引起的全身性慢性传染病。其发病率逐年上升,传染性强,应加强预防及诊治。

## 一、病因及发病机制

苍白密螺旋体几乎可侵犯全身各个器官,梅毒产妇也可以通过胎盘感染胎儿,导致流产、早产、死胎、死产、先天性梅毒等,还可以通过产道感染新生儿。苍白密螺旋体喜潮湿,在体外干燥环境下不易生存,一般的消毒剂和肥皂水即可将其杀死,耐寒能力强。

## 二、传播途径

传染源是梅毒患者。性接触传播为其最主要的直接传播途径;未经治疗的梅毒患者在感染的 1 年以内传染性最强,随病程的延长,其传播性越来越小,超过 4 年基本无传染性;早期梅毒的孕妇可通过胎盘传给胎儿,若孕妇软产道有梅毒病灶,也可发生产道感染。此外,少数可因输血、接吻、哺乳、接触污染衣物等物品间接传播。

## 三、临床表现

根据传播途径的不同,梅毒分为胎传梅毒(先天梅毒)和获得性梅毒(后天梅毒)。胎传梅毒是指宫腔内垂直传播而感染的梅毒,获得性梅毒是指由性传播或非性传播而感染的梅毒。本节主要介绍获得性梅毒。获得性梅毒分为早期梅毒和晚期梅毒;早期梅毒为一期梅毒和二期梅毒,病程在 2 年以下;晚期梅毒病程在 2 年以上。

梅毒的潜伏期为 2～4 周,早期表现为皮肤、黏膜的损害,晚期能侵犯心血管、神经系统等,造成劳动力丧失,甚至死亡。梅毒表现多种多样,进展缓慢,病程长。

### （一）一期梅毒

主要表现为硬下疳。典型的硬下疳为单发,起初为小红斑或丘疹,进而形成硬疳,表面有破溃时形成圆形或椭圆形的无痛性溃疡,有浆液性的渗出物。出现部位多见于外阴、阴道、肛门、子宫颈、口唇、乳房等部位,1～2周后可出现局部淋巴结增大,2～8周可自然消失,不留痕迹或遗留浅表瘢痕。

### （二）二期梅毒

主要表现为全身皮疹。一般发生于硬下疳消失后3～4周,少数可与硬下疳同时出现。表现为斑疹、斑丘疹、丘疹鳞屑性梅毒皮疹,特点为多形性,广泛发生,对称,持续2～6周可自行消退;也可出现扁平疣,梅毒性白斑、梅毒性脱发等皮肤、黏膜损害。此外,还可见到眼梅毒、骨关节损害、神经系统梅毒等损害。

### （三）晚期梅毒

主要表现为永久性皮肤、黏膜损害,并可侵犯多器官,威胁生命。基本损害为慢性肉芽肿,发生组织缺血坏死可表现为皮肤黏膜梅毒、骨梅毒、眼梅毒,晚期出现心血管梅毒和神经系统梅毒等。

## 四、辅助检查

### （一）病原学检查

从早期梅毒患者皮肤黏膜损害处,用消毒纱布或棉球蘸等渗盐水擦去坏死组织和分泌物,取少许血清渗出物或淋巴结穿刺液,于暗视野显微镜下检查有无梅毒螺旋体。

### （二）梅毒血清学检查

硬下疳初期,梅毒血清反应为阴性,以后阳性率逐渐升高,当硬下疳出现6～8周后,血清反应全部变成阳性。梅毒螺旋体进入人体后会产生两种抗体,即非特异的抗心脂质抗体和抗梅毒螺旋体特异抗体。

#### 1.非梅毒螺旋体抗原试验

操作简便,抗体的滴度能反映疾病进展。适用于普查、产前检查等筛查。用于判定有无复发或再感染,敏感度高而特异性低。感染4周即可测出,存在假阳性的可能。

#### 2.梅毒螺旋体抗原试验

直接用经过处理的梅毒螺旋体作为抗原来检测受检者是否存在特异性抗体,快速、敏感、特异性强,用于证实试验。由于抗体存在的时间长,滴度与疾病活动无关,不适于疗效观察。

## 五、治疗要点

梅毒以青霉素治疗为主,用药应尽早、及时、足量。对青霉素过敏者可选用红霉素或多西环素。

### （一）支持治疗

加强营养,注意休息,注意个人卫生。

### （二）药物治疗

早期梅毒首选药物为苄星青霉素240万U,单次肌内注射,也有学者建议1周后重复1次;晚期梅毒首选药物为苄星青霉素240万U,肌内注射,每周1次,连用3周。

**(三)性伴侣治疗**

需要同时接受检查和治疗。

## 六、护理评估

**(一)健康史**

询问性病接触史、性伴侣的健康情况等;询问有无与梅毒患者接吻、输血、接触污染的衣物等;询问发病时间及发病后有无小红斑、丘疹、无痛性溃疡以及淋巴结增大等;询问疾病的治疗经过及效果。

**(二)身心状况**

通过观察和询问,评估患者身体健康状况。评估患者有无皮肤、黏膜损害,注意观察外阴、阴道、肛门、子宫颈、口唇、乳房等部位有无硬下疳出现,有无淋巴结增大;有无骨关节损害、眼梅毒、神经系统梅毒等。通过与患者交谈,了解患者情绪、心理健康情况。患者心存顾虑,常表现为恐惧、害怕遭人耻笑等心理问题。

**(三)辅助检查**

根据病情的需要选择梅毒病原学检查或梅毒血清学检查。

## 七、护理诊断/合作性问题

**(一)舒适的改变**

与梅毒产生的症状有关。

**(二)焦虑**

与担心疾病治疗效果不理想有关。

**(三)自尊紊乱**

与社会对梅毒患者不给予认同有关。

## 八、护理目标

(1)患者舒适感增加。

(2)患者的焦虑情绪得到缓解。

(3)患者能够正确面对疾病和自己,自尊心提高。

## 九、护理措施

**(一)一般护理**

嘱患者多休息,避免劳累。指导患者加强营养,增强体质,进食高蛋白、高营养、高维生素的饮食。采取消毒隔离的有效措施,内裤、浴盆、毛巾等应消毒处理。

**(二)心理护理**

尊重患者,给予关心和安慰,解除患者心理顾虑,提高患者的自尊心;对待晚期患者,要及时了解其心理变化,及时解决心理问题;向其耐心解释病情、诊疗目的、治疗情况等,使其积极配合治疗;鼓励患者表达其内心感受,解除其思想顾虑,使其树立战胜疾病的信心。

**(三)病情监测**

随访过程中,认真对待患者的主诉,注意观察患者的病情变化、用药反应等情况,做好详细记录。如发现异常情况,及时报告医师并协助医师完成诊治。

## （四）治疗护理

严格执行医嘱，给予青霉素治疗。执行医嘱时要用通俗易懂的语言与患者及家属进行沟通交流。及时、正确地收集各种送检标本，协助医师完成诊治工作。

## 十、护理评价

（1）患者诉说舒适感增加。

（2）患者诉说自己的焦虑感减轻。

（3）患者诉说能够正确面对疾病，自尊心提高。

## 十一、健康教育

### （一）治疗期间严禁性交

性伴侣要同时接受检查、治疗。

### （二）治疗后进行随访

第 1 年每 3 个月复查 1 次，之后每 6 个月复查 1 次，连续 2～3 年。如治疗后 6 个月内血清滴度未下降 4 倍，应视为治疗失败或再感染，需重新治疗，药物剂量应加倍。

### （三）治愈标准有血清治愈和临床治愈

若抗梅毒治疗后 2 年内，梅毒血清学试验由阳性转为阴性，脑脊液检查为阴性者为血清治愈；多数一期梅毒在 1 年内，二期梅毒在 2 年内，血清学试验转阴。

# 第四节　生殖器疱疹

生殖器疱疹是由单纯疱疹病毒（HSV）感染引起的性传播疾病。

## 一、病因及发病机制

HSV 属于双链 DNA 病毒，可分为 HSV1 和 HSV2 两个血清分型，均可导致人类感染，以 HSV2 感染居多。

## 二、传播途径

生殖器疱疹主要是通过性交直接传播。HSV 可以通过胎盘造成胎儿在子宫内感染，或者产妇可经产道感染新生儿。多数 HSV2 感染者症状轻微，不易发现而成为病毒携带者。

## 三、临床表现

生殖器疱疹分为原发性和复发性两种。原发性生殖器疱疹的潜伏期为 3～14 日。发病前可有发热、头痛及全身不适等症状。患部可有烧灼感，表现为单簇或散在的多簇丘疹，很快形成水疱。2～4 日后疱疹破溃形成糜烂或者溃疡，伴有疼痛，随后结痂自愈。此病好发于生殖器和肛门周围，大多数患者伴有腹股沟淋巴结增大、压痛，少数患者可出现尿频、尿急、尿痛等泌尿系统感染的症状。症状于 2～3 周缓慢消退，50%～60% 原发性感染患者会在 6 个月内复发。

#### 四、辅助检查

##### (一)病毒培养

从水疱底部取材做组织培养分离病毒,为目前最敏感、最特异的检查方法,需 5～10 日。

##### (二)抗原检测

如聚合酶链反应(PCR)检测皮损 HSV 的 DNA,敏感度和特异度高,能大大地提高生殖器疱疹患者中 HSV 确诊的能力,是临床常用的快速诊断方法。

#### 五、治疗要点

生殖器疱疹易复发,目前尚无根治方法。临床以减轻症状、缩短疗程、控制其传播性为治疗原则。

##### (一)全身治疗

以抗病毒治疗为主,可选用全身抗病毒药物。阿昔洛韦 200mg 口服,每日 5 次,连用 7～10 日;或伐昔洛韦 1000mg 口服,每日 2 次,连用 7～10 日。

##### (二)局部治疗

保持病患处清洁、干燥,可用 3‰阿昔洛韦霜或用 1‰喷昔洛韦乳膏等涂抹皮损处

#### 六、护理评估

##### (一)健康史

询问性病接触史、性伴侣健康状况等;询问发病时间及发病前后有无小丘疹、溃疡和淋巴结增大等情况;通过询问和观察,评估患者身体健康状况。

##### (二)身心状况

患者常因疱疹伴有局部疼痛、发热或全身不适等症状,检查时,应注意患者生殖器及肛门周围有无疱疹,淋巴结有无增大,是否存在泌尿系统感染症状。通过与患者交谈,观察、了解患者的情绪,评估患者的心理健康状况。

##### (三)辅助检查

根据病情的需要可选择细胞学检查、病毒培养、抗原检测等检查手段,以协助明确诊断。

#### 七、护理诊断/合作性问题

##### (一)疼痛

与疱疹引起的疼痛有关。

##### (二)舒适的改变

与生殖器疱疹引起的症状有关。

##### (三)知识缺乏

缺乏生殖器疱疹的预防和治疗相关知识。

#### 八、护理目标

(1)患者疼痛得到缓解或消失。

(2)患者舒适感增加。

(3)患者了解生殖器疱疹预防和治疗的相关知识。

## 九、护理措施

### (一)一般护理

嘱患者多休息,避免劳累。指导患者加强营养,增强体质,进食高蛋白、高营养、高维生素的饮食。

### (二)心理护理

尊重患者,给予关心和安慰,解除患者心理顾虑,向患者耐心解释病情及治疗情况。鼓励患者表达其内心感受,解除其思想顾虑,帮助其树立战胜疾病的信心。

### (三)病情监测

认真对待患者的主诉,注意药物反应等情况,做好详细记录。密切观察治疗过程中患者的病情变化、疼痛程度的变化等。

### (四)治疗护理

严格执行医嘱,给予抗病毒药物治疗。执行医嘱时要用通俗易懂的语言与患者及家属进行沟通交流。协助医师完成诊治工作,并及时、正确地收集各种送检标本。

## 十、护理评价

(1)患者诉说疼痛感减轻。

(2)患者诉说舒适感增加。

(3)患者表示了解生殖器疱疹预防以及治疗的相关知识。

## 十一、健康教育

(1)治疗期间禁止性生活,性伴侣应同时接受检查和治疗。

(2)治愈标准为患处疱疹损害完全消退,疼痛、感觉异常、淋巴结增大消失。

(3)此病容易复发,但预后良好。

# 第三章　子宫疾病的护理

## 第一节　子宫颈上皮内瘤变

子宫颈上皮内瘤变(CIN)是与子宫颈浸润癌密切相关的一组癌前病变,它反映子宫颈癌发生发展中的连续过程,通过筛查发现CIN,及时治疗高级别病变,是预防子宫颈癌行之有效的措施。

### 一、病因

CIN的病因至今尚未完全清楚,其发病可能是多种因素的综合影响。

**(一)性行为**

流行病学调查发现,多个性伴侣,初次性生活年龄小于16岁,性活跃、性生活紊乱等与宫颈癌的发生有关。青春期宫颈发育尚未成熟,对致癌因素的刺激较敏感。

**(二)分娩次数**

性生活过早(<16岁)、多个性伴侣、分娩次数增多,子宫颈创伤的概率增加,分娩及妊娠内分泌及营养也有变化,患子宫颈癌的危险增加。

**(三)病毒感染**

性卫生习惯不良或通过性生活途径感染高危型人乳头瘤病毒(HPV),与子宫颈癌的发病密切相关。近90%的CIN和99%以上的宫颈癌伴有高危型HPV感染,其中约70%与HPV16型和HPV18型有关。高危型HPV亚型产生癌蛋白,其中E6和E7分别与宿主细胞的抑癌基因P53和Rb相结合,导致细胞周期控制失常而发生癌变。大多数妇女HPV感染不能持久,常自然消退而无临床症状;当HPV感染持续存在时,在应用免疫抑制、吸烟、使用避孕药、性传播疾病等因素作用下,可诱发子宫颈上皮内瘤变或宫颈癌。此外,单纯疱疹病毒Ⅱ型(HSVⅡ)、人巨细胞病毒(HCMV)等也可能与宫颈癌的发病有关。

**(四)其他**

高危男子是指凡有阴茎癌、前列腺癌或其性伴侣患宫颈癌者。与高危男子有性接触的妇女易患子宫颈癌;经济状况低下、种族、地理环境、遗传因素等也与宫颈癌的发病有关。吸烟可增加感染HPV效应。

### 二、子宫颈组织学特点

子宫颈上皮由子宫颈阴道部鳞状上皮和子宫颈管柱状上皮组成。在子宫颈外口鳞状上皮与柱状上皮相邻,形成原始鳞柱状交接部。青春期后,在雌激素影响下,子宫颈发育增大,使子宫颈管黏膜柱状上皮及其下方的间质向外扩展,使原始鳞柱状交接部外移;此后,在阴道酸性环境或致病菌的作用下,外移的柱状上皮由原始鳞柱状交接部的内侧向子宫颈口方向逐渐被鳞状上皮替代,形成新的鳞柱状交接部,即生理性鳞柱状交接部。幼女期和绝经后,体内雌激素水平下降,子宫颈萎缩,原始鳞柱状交接部回缩至宫颈管内。在宫颈外口的原始鳞柱状交接部与生理性鳞柱状交接部之间的区域即为转化区,又称为移行带,是宫颈癌的好发部位。

转化区的柱状上皮被鳞状上皮替代的机制如下:

### (一)鳞状上皮化生

暴露于子宫颈阴道部的柱状上皮受阴道酸性影响,柱状上皮下未分化的储备细胞开始增生,并逐渐转化为鳞状上皮,继之柱状上皮脱落,而被复层鳞状细胞所替代。

### (二)鳞状上皮化

子宫颈阴道部的鳞状上皮直接长入柱状上皮与其基膜之间,直至柱状上皮完全脱落而被鳞状上皮替代。

在转化区,成熟的化生鳞状上皮对致癌物的刺激相对不敏感,但未成熟的化生鳞状上皮却代谢活跃,在一些物质(如人乳头瘤病毒、精子或精液组蛋白等)的刺激下,发生细胞异常增生、分化不良、排列紊乱、细胞核异常、有丝分裂增加,最后形成子宫颈上皮内瘤变。

## 三、病理诊断及分级

根据细胞异型的程度和累及上皮的范围,子宫颈上皮内瘤变分为CINⅠ级、CINⅡ级、CINⅢ级三级,反映了子宫颈上皮内瘤变发生发展的连续病理过程。

### (一)CINⅠ级

即轻度异型。病变局限于上皮下1/3层细胞核增大,核质比例略增大,核染色稍加深,核分裂象少,细胞极性正常。

### (二)CINⅡ级

即中度异型。病变占上皮下1/3～2/3层细胞核明显增大,核质比例增大,核深染,核分裂象较多,细胞数量明显增多,细胞仍有极性。

### (三)CINⅢ级

即重度异型和原位癌。病变细胞占据2/3层以上或全部上皮层,细胞核异常增大,核质比例显著增大,核形不规则,核分裂象典型。大部分未分化细胞失去极性,拥挤成堆,排列紊乱。

宫颈原位癌:又称为上皮内癌,病变局限于上皮内,基膜完整,无间质浸润。上皮全层极性消失、细胞显著异型,核大色深,有核分裂象。

大部分低级别CIN可自然消退,但高级别CIN具有癌变潜能,可能发展为浸润癌,被视为癌前病变。

## 四、临床表现

子宫颈上皮内瘤变一般无明显的症状和体征,部分有白带增多、白带带血,伴或不伴臭味;也可表现为性生活后或妇科检查后发生接触性出血。检查子宫颈外观光滑,或仅见肥大、局部红斑、白色上皮,或子宫颈炎症样表现,肉眼观无明显病灶。

## 五、辅助检查

### (一)子宫颈细胞学检查

是子宫颈上皮内瘤变及早期子宫颈癌筛查的主要方法,目前液基细胞学检测方法(TCT)逐渐取代了传统的刮片,大大地提高了阳性诊断率。子宫颈脱落细胞学检查的报告形式主要采用巴氏5级分类法和TBS分类法两种。巴氏分类法各级之间的区别无严格客观标准,不能很好地反映组织学病变程度,故推荐使用 TBS 分类系统。

### (二)高危 HPVDNA 检测

可用于细胞学检查异常的分流。当细胞学为无明确诊断意义的不典型的鳞状上皮细胞(ASCUS)时,进行高危型 HPVDNA 检测,阳性者行阴道镜检查,阴性者 12 个月后行细胞学检查;也可与细胞学检查联合应用子宫颈癌初筛。由于年轻妇女 HPV 感染多为一过性感染,推荐用于 30 岁以后的妇女,在子宫颈癌高发或开展细胞学检查有困难的地区也可在 25 岁以后开始使用。阴性者常规随访,阳性者再行细胞学检查进一步分流;可做为子宫颈癌初筛的方法。

### (三)阴道镜检查

凡宫颈刮片细胞学检查Ⅲ级及以上、TBS 分类为鳞状上皮内瘤变以及临床疑似患者,均应行阴道镜检查,并在可疑病变区行子宫颈活体组织检查。

### (四)子宫颈和子宫颈管活体组织检查

是确诊子宫颈上皮内瘤样变的最可靠依据。任何肉眼可见的病灶,均应做多点或单点活体组织检查。若无明显病变,可选择在子宫颈转化区 3 点、6 点、9 点、12 点处取材,或碘试验不染色区或涂抹醋酸后的醋酸白色上皮区取材,或在阴道镜观察到的可疑部位多点取材;如需要了解子宫颈管的变化情况,应用小刮匙进行子宫颈管搔刮术,刮出物送病理学检查。当子宫颈刮片细胞学检查结果多次为阳性而子宫颈活体组织检查为阴性者,或活体组织检查为原位癌需确诊者,可采用环形电切除(LEEP)、冷刀切除或冷凝电刀切除,切除组织应做连续病理切片检查。

## 六、治疗要点

### (一)CINⅠ级

约 60% 的患者会自然消退,若细胞学检查为低度鳞状上皮内病变(LSIL)及以下,可采用随诊观察,3～6 个月随访子宫颈细胞学检查,或 12 个月进行 HPVDNA 检测,若在随访过程中病变发展或持续存在 2 年或细胞学检查为高度鳞状上皮内病变(HSIL)应予治疗,可以通过局部冷冻、激光等物理治疗或子宫颈锥切术手段治疗病变,术后应长期、严密随访。

### (二)CINⅡ级

约 20% 的患者发展为 CINⅢ级,故需进行治疗,阴道镜检查满意者,可用物理治疗或子宫颈锥切术;阴道镜检查不满意者,通过病理排除高级别病变,一般采用子宫颈冷刀锥切术或 LEEP 术切除病灶。

### (三)CINⅢ级

约 5% 的患者发展为子宫颈浸润癌,故推荐进行行子宫颈锥形切除术,包括冷刀锥切术或 LEEP 术,术后密切随访。如锥切术后经病理已排除子宫颈浸润癌,年龄较大,无生育要求,可行全子宫切除术。

## 七、护理评估

### (一)健康史

评估患者的年龄,了解是否存在 HPV 感染、性传播疾病等。

**（二）身心状况**

子宫颈上皮内瘤变早期一般无明显症状和体征，主要表现有白带增多、白带带血，伴或不伴臭味；也可表现为性生活后或妇科检查后发生接触性出血。检查子宫颈外观光滑，或仅见肥大、局部红斑、白色上皮，或子宫颈炎症样表现，肉眼观无明显病灶。大部分患者面对疾病的诊断和治疗感到焦虑、恐惧和自卑。

**（三）辅助检查**

子宫颈细胞学检查、HPVDNA 检测为推荐的方法，必要时配合阴道镜检查以及子宫颈活体组织检查确诊。

## 八、护理诊断/合作性问题

**（一）焦虑/恐惧**

与不了解病情及将要接受的治疗有关，与子宫颈上皮内瘤变可能的预后不良有关。

**（二）舒适度改变**

与阴道分泌物增多、性生活后血性分泌物有关。

**（三）知识缺乏**

缺乏有关疾病的治疗信息及预防、保健知识。

## 九、护理目标

（1）患者能够接受各种诊断、检查和治疗方案。

（2）患者诉说舒适感增加。

（3）患者能陈述子宫颈上皮内瘤变的治疗、预防、保健知识。

## 十、护理措施

**（一）一般护理**

指导患者注意个人卫生，保持外阴清洁、干燥；进食易消化、营养全面的食物，增强体质；凡已婚妇女，性生活后出血或绝经前后有异常阴道出血者，应及时就诊。

**（二）心理护理**

为患者提供心理支持。讲解相关知识，鼓励患者表达内心感受，耐心讲解子宫颈上皮内瘤变发病与诊治常识，促使其配合治疗，保持乐观情绪。

**（三）病情监测**

注意生命体征的变化，观察阴道分泌物的性状，对于分泌物量多、有臭味者，可用 1∶5000 高锰酸钾溶液外阴擦洗，每日 1～2 次。按医嘱予抗生素治疗，并告知患者药物使用注意事项。

**（四）治疗配合**

根据子宫颈细胞学、阴道镜以及子宫颈活体组织检查结果决定治疗方法。CIN Ⅰ级者先按炎症处理，每 3 个月随访细胞学检查；若在随访过程中病变发展或持续存在 2 年，宜进行治疗。CIN Ⅱ级者可选用子宫颈环形电切除术；CIN Ⅲ级者多主张做全子宫切除术，对有生育要求的患者，可行宫颈锥切术，做好阴道手术前的护理配合及术后护理，指导患者随访。

## 十一、护理评价

（1）患者能够以积极心态配合诊治全过程。

（2）患者接受治疗后舒适感增加。

（3）患者了解子宫颈上皮内瘤变的相关知识。

## 十二、健康教育

### (一)宣传教育

提供预防保健知识，开展性卫生教育，提倡晚婚少育，避免性接触感染。锻炼身体，劳逸结合，合理饮食，提高机体免疫力。广泛开展细胞学筛查，联合阴道镜检查及镜下活体组织检查，有助于早期发现、早期诊断子宫颈上皮内瘤变。

### (二)早期发现、规范诊治

子宫颈上皮内瘤变预后好，经过积极、规范诊治，能阻断进一步发展至子宫颈癌的可能。HPV疫苗对子宫颈上皮内瘤变及子宫颈癌有一级预防意义。妊娠期子宫颈上皮内瘤变仅作为观察，产后复查后再进一步处理。

# 第二节　子宫颈癌

子宫颈癌习称为宫颈癌，是最常见的妇科恶性肿瘤之一，在女性恶性肿瘤中发病率仅次于乳腺癌，严重威胁妇女的生命。高发年龄为 50～55 岁。由于子宫颈癌有较长的癌前病变阶段，且子宫颈易暴露，可直接进行子宫颈脱落细胞学筛查及活体组织检查，以使早期子宫颈癌及癌前病变得以发现和治疗，子宫颈癌发病率及病死率已有明显下降。

## 一、病因

同"子宫颈上皮内瘤变"。

## 二、组织发生和发展

子宫颈上皮内瘤变形成后继续发展，突破上皮下基膜，浸润间质，形成子宫颈浸润癌。

## 三、病理

按组织学划分，子宫颈癌主要有鳞状细胞浸润癌、腺癌、腺鳞癌等，鳞状细胞浸润癌占子宫颈癌的 75%～80%，腺癌占子宫颈癌的 20%～25%，极少数为腺鳞癌，占 3%～5%。鳞癌与腺癌在外观上无特殊差别，均好发于转化区或宫颈管。

### (一)大体检查

微小浸润癌肉眼观察无明显异常，或类似子宫颈柱状上皮异位。随着病变发展，可形成以下四种类型。

1.外生型

最常见。病灶向外生长，初起为息肉样或乳头状隆起，继而发展为向阴道突出的赘生物，如菜花样，质脆，触之易出血。

2.内生型

癌灶向子宫颈深部组织浸润，使子宫颈扩张，并侵犯子宫峡部。表面光滑或仅有柱状上皮异位，整个子宫颈段膨大变硬，如桶状，常累及宫旁组织。

**3.溃疡型**

由外生型、内生型发展而来,癌组织感染坏死、脱落,严重者子宫颈可见凹陷性溃疡或空洞样,形如火山口。

**4.颈管型**

临床不多见。癌灶隐蔽在子宫颈管内,常侵入子宫颈及子宫峡部供血层,以及转移到盆腔淋巴结。

**(二)显微镜检查**

按癌组织发展的程度,子宫颈鳞状细胞癌分为以下两型。

**1.微小浸润癌**

是指在原位癌基础上镜检发现小滴状、锯齿状细胞团突破基膜,浸润间质。

**2.浸润癌**

是指癌灶浸润范围超过了微小浸润癌,多呈网状、团块状浸润间质。上皮全层极性消失、细胞显著异型,核大色深,有核分裂象。根据癌细胞分化程度分高分化鳞癌、中分化鳞癌及低分化鳞癌。

## 四、转移途径

子宫颈癌转移途径以直接蔓延及淋巴转移为主,血行转移极少见。

**(一)直接蔓延**

最常见,癌组织向邻近器官及组织扩散。外生型常向下蔓延至阴道,极少向上由子宫颈管累及宫腔;病灶向两侧蔓延可累及主韧带、子宫旁、阴道旁甚至骨盆壁;癌灶压迫输卵管时,可引起输卵管阻塞及肾积水;晚期癌灶向前、后蔓延,侵犯膀胱或直肠,形成膀胱阴道瘘或直肠阴道瘘。

**(二)淋巴转移**

当癌灶局部浸润后侵入淋巴管,形成瘤栓,随淋巴液引流到达局部淋巴结。癌瘤可经淋巴管转移到宫旁淋巴结、子宫颈旁淋巴结或输尿管旁淋巴结、闭孔淋巴结、髂内淋巴结、髂外淋巴结;继而累及骶前淋巴结、髂总淋巴结、腹股沟深浅淋巴结和腹主动脉旁淋巴结;晚期还可转移至左锁骨上淋巴结。

**(三)血行转移**

极少见,晚期可经血转移至肺、肾、脑和脊柱等。

## 五、临床分期

子宫颈癌的临床分期在治疗前进行,治疗后不再更改。目前采用国际妇产科联盟(FIGO)修订的临床分期标准。

## 六、临床表现

**(一)症状**

早期子宫颈癌常无明显症状和体征。颈管型癌患者,病灶位于子宫颈管内,子宫颈外观正常,易漏诊或误诊。随病情发展,主要表现有以下三个方面。

**1.阴道流血**

早期常表现为性生活后或妇科检查后有少量阴道流血,即接触性出血。年轻患者也可表现为不规则阴道流血或经期延长、经量增多。老年患者常表现为绝经后不规则阴道流血。出血量根据病灶大小、侵犯间质内血管情况而不同,一旦侵蚀较大血管可引起大出血。一般外生型癌出血较早,量多,内生型癌出血较晚。子宫颈癌合并妊娠者常因阴道流血而就诊,因此需要明确流血的原因,以免延误病情。

2.阴道排液

常发生在阴道流血之后,多数患者有白色或血性,稀薄如水样或米泔状、腥臭的阴道排液。晚期因癌组织破溃、坏死伴感染时,可有大量脓性或米汤样恶臭白带。

3.晚期症状

根据病灶侵犯的范围而出现不同的继发性症状。当病灶波及骨盆壁、闭孔神经、腰骶神经、坐骨神经时,患者可出现持续性腰骶部痛或坐骨神经疼痛;病灶累及膀胱或直肠时,有尿频、尿急、尿痛,以及肛门坠胀、大便秘结、里急后重感等;当盆腔病变广泛时,可因静脉、淋巴回流受阻,导致下肢肿痛,严重时导致输尿管梗阻、肾盂积水,最后引起尿毒症;疾病晚期可表现为消瘦、贫血、恶病质等全身衰竭症状。

**(二)体征**

早期可无明显病灶,子宫颈光滑或仅为糜烂样改变。随着病情发展,可出现不同的体征。外生型癌可见子宫颈赘生物,呈息肉状、乳头状或菜花状,常伴感染,表面覆有灰白色渗出物,质脆、易出血;内生型癌表现为子宫颈肥大、质硬,子宫颈管膨大如桶状,子宫颈表面光滑或有浅表溃疡;晚期癌组织坏死脱落,形成溃疡或空洞伴恶臭;癌灶浸润阴道壁时,可见赘生物生长或阴道壁变硬;宫旁组织受累时,盆腔检查可扪及子宫颈旁组织增厚、结节状、质硬,或形成冰冻骨盆状。

## 七、辅助检查

早期病例的诊断应采取子宫颈脱落细胞学检查和(或)高危型 HPVDNA 检测、阴道镜检查、子宫颈活体组织检查的"三阶梯"程序,确诊依据为组织学诊断。辅助检查方法同本章第一节宫颈上皮内瘤变。

子宫颈有明显病灶者,可直接在癌灶取材。子宫颈脱落细胞学检查多次阳性而子宫颈活体组织检查阴性者,可选择子宫颈锥切术,或子宫颈活体组织检查为 CINⅡ级和 CINⅢ级需确诊者,或可疑微小浸润癌需了解病灶的浸润深度和宽度等情况,可采用环形电切除(LEEP)、冷刀切除或冷凝电刀切除,切除组织应做连续病理切片检查。

确诊后根据具体情况选择 X 线摄片、静脉肾盂造影、膀胱镜检查、直肠镜检查、B 超检查、CT、MRI 等影像学检查。

## 八、治疗要点

根据临床分期、患者年龄、生育要求、全身情况、医疗技术水平及设备条件等综合考虑制订个体化治疗方案。采用手术和放疗为主,化疗为辅的综合治疗方案。

**(一)手术治疗**

适用于ⅠA～ⅡA期,无严重并发症,无手术禁忌证患者。根据病情选择不同的术式,一般行全子宫切除术、子宫根治术加盆腔淋巴结清扫术,年轻患者可保留卵巢及阴道功能。

**（二）放疗**

适用于部分ⅠB期和ⅡB～Ⅳ期患者；全身情况不适宜手术的早期患者；癌灶较大术前先放疗，待癌灶缩小后再行手术；或手术治疗后病理学检查发现有高危因素的辅助治疗。早期病例以局部腔内照射为主，体外照射为辅；晚期病例以体外照射为主，腔内照射为辅。放疗并发症有放射性直肠炎和膀胱炎，应避免放疗过量，要正确放置放射源。

**（三）化疗**

主要用于晚期或复发转移的患者，近年也采用化疗作为手术或放疗的辅助治疗。多采用静脉化疗或动脉局部灌注化疗，以缩小肿瘤病灶及控制亚临床转移。常用抗癌药物有顺铂、卡铂、氟尿嘧啶和紫杉醇等，一般采用联合化疗。

## 九、护理评估

**（一）健康史**

了解患者婚育史、性生活史，特别是有无与高危男性的性接触史，有无未治疗的或久治不愈的子宫颈炎病史，以及个人嗜好、家族遗传等高危因素。年轻患者注意询问有无性生活后阴道流血及月经紊乱情况，老年患者注意询问有无绝经后不规则阴道流血情况。了解既往盆腔检查、子宫颈脱落细胞学检查结果、治疗情况及疗效等。

**（二）身心状况**

早期患者无明显自觉症状，往往在妇科普查中被发现。详细了解患者阴道流血的时间、量、性状，有无接触性出血或绝经后不规则阴道流血；阴道排液的性质、气味；有无腰骶部、下腹部及下肢等部位的疼痛，疼痛的性质、持续的时间；有无尿频、大便困难、里急后重等；有无乏力、消瘦、贫血等恶病质表现。了解子宫颈有无肥大、质硬、粗糙、息肉状或菜花状赘生物，有无空洞或溃疡等；阴道壁是否变硬、是否呈结节状或溃破；了解子宫旁有无包块、增厚。注意双侧腹股沟淋巴结有无增大。检查、确诊的过程中，当发现子宫颈细胞学检查报告异常时，患者会立刻表现出震惊、焦虑和不安。当子宫颈癌确诊后患者会经历否认、愤怒、妥协、抑郁、接受期的心理反应阶段，随之为选择治疗方案不安，加之强烈的求生欲望，迫切需要咨询指导。

**（三）辅助检查**

子宫颈脱落细胞学涂片检查是子宫颈癌普查常用的方法。碘试验不着色区，可能有病变。阴道镜观察子宫颈可疑病变部位需进行活体组织检查，子宫颈及子宫颈管活体组织检查是确诊子宫颈癌前病变和子宫颈癌最可靠的方法。

## 十、护理诊断/合作性问题

**（一）恐惧**

与子宫颈癌诊断及可能的预后不良有关。

**（二）疼痛**

与晚期病变浸润或广泛性子宫切除术后创伤有关。

**（三）排尿障碍**

与子宫颈癌根治术后影响膀胱正常张力有关。

**（四）自我形象紊乱**

与疾病及术后长期留置尿管有关。

### (五)感染的危险

与贫血、手术、机体抵抗力下降有关。

## 十一、护理目标

(1)患者将能接受各种诊断、检查和治疗方案。

(2)患者疼痛减轻或消失。

(3)出院时患者恢复正常排尿功能。

(4)患者能够适应术后生活方式。

(5)患者感染得到控制或消除。

## 十二、护理措施

### (一)一般护理

患者往往处于紧张状态,生活单调、枯燥。应提供良好的住院环境,室内空气要流通,避免嘈杂。根据患者的实际情况,鼓励其参与生活自理,活动肢体。指导患者注意个人卫生,保持床单清洁,加强会阴护理,协助患者勤擦身、更衣;指导患者进食高蛋白、高热量、易消化、富含维生素及营养全面的食物。根据患者的身体状况、饮食习惯,协助患者及家属制订合理食谱,以满足患者需要,维持体重。

### (二)心理护理

在评估患者身心状况的基础上,理解患者所处的不同时期的心理特点,用适当的方式主动与患者沟通,为其讲解手术范围、手术方法、术后可能出现的不适及应对方法,减轻患者的心理压力。一般认为,子宫颈癌在发生浸润前几乎可以全部治愈。与患者家属沟通,获得更多的支持与配合。对需要进行放疗、化疗的患者,告知其辅助治疗的重要性,鼓励患者克服放疗、化疗的不良反应并坚持完成疗程,以提高生存率。

### (三)病情监测

晚期子宫颈癌患者并发大出血应及时报告医师,备齐急救药物和物品,配合抢救,并以吸收性明胶海绵及纱布条填塞阴道,压迫止血;有大量米汤样或恶臭脓样阴道排液者,加强会阴护理,可用1:5000高锰酸钾溶液擦洗外阴,每日1～2次,擦洗时动作应轻柔,以免引起大出血;观察患者疼痛的部位、程度及性质,向患者及家属解释疼痛的原因,协助患者取舒适体位;向患者介绍缓解疼痛的方法(如深呼吸)和转移注意力的方法(如看书、聊天、做手工等);术后腹部切口疼痛严重或晚期肿瘤转移引起的疼痛,应遵医嘱使用止痛剂;有贫血、感染、消瘦、发热等恶病质表现者,应预防肺炎、口腔感染、压疮等并发症,按医嘱行支持疗法和抗生素治疗。

### (四)治疗护理

#### 1.术前准备

除按妇科手术一般护理外,重点做好术前阴道准备。术前3日擦洗消毒阴道及子宫颈,每日2次,动作轻柔,一旦发生大出血,立即报告医师,给予消毒纱布条填塞止血,做好记录,消毒纱布条按时取出或更换。手术前教会患者进行肛门、阴道肌肉的缩紧与舒张练习,掌握锻炼盆底肌肉的方法。手术前进行清洁灌肠准备,发现异常时及时与医师联系。

#### 2.协助手术后康复

子宫颈癌的根治手术涉及范围广,患者术后反应较大,除按照腹部手术患者的护理常规观察并记录外,更应严密观察生命体征、意识状态、伤口情况,特别注意保持尿管、腹腔引流管的通畅,认真观察引流液的量及性质。腹腔引流管通常遵医嘱于术后 48～72 小时拔除。

尿潴留是子宫颈癌根治术后最常见的并发症,影响手术疗效,增加经济负担。一般于术后 7～14 日拔除尿管,拔除尿管之前,应指导患者进行:①盆底肌肉的锻炼:术后第 2 日开始鼓励患者进行盆底肌肉的练习;②膀胱肌肉的锻炼:在拔尿管前 3 日开始夹尿管,每 2～3 小时开放 1 次,连续 3 日;③导残余尿:拔除后督促患者 1～2 小时排尿 1 次,并嘱其多饮水,若不能自解或虽能自行排尿但残余尿量超过 100mL 时,应及时处理,必要时需重新放置尿管,保留 3～5 日,直至拔管后再次导出的残余尿量连续 3 次少于 100mL,说明膀胱功能恢复。术后需接受放疗或化疗者按有关内容进行护理。

#### (五)出院指导及随访

手术患者见到病理报告单才可决定是否出院。护士应与患者和家属一起制订出院后的康复计划,说明随访的重要性,并核对通讯地址。

1.注意事项

指导患者掌握自我保健的知识,选择适合患者的运动项目、适当参与社交活动或逐步恢复正常社会工作,保持乐观态度,提高生活质量。何时恢复性生活应依据术后恢复情况而定,尤其是放疗的并发症在生理上限制患者的性行为,护士应耐心听取患者的看法和解除患者疑问,有针对性地提供帮助。

2.随访指导

(1)随访时间:一般出院后第 1 年内,每个月随访 1 次,连续 3 次后改每 3 个月 1 次;出院后第 2 年每 3 个月随访 1 次;出院后第 3～5 年,每 6 个月随访 1 次。第 6 年开始每年复查 1 次,若出现不适症状应随时到医院就诊。

(2)随访内容:除常规检查外,还包括盆腔检查、阴道刮片细胞学检查、B 超检查、胸部 X 线检查和血常规检查等。

### 十三、护理评价

(1)患者住院期间能积极配合诊治过程。

(2)患者能列举减轻症状、促进舒适的具体措施。

(3)出院时患者已经恢复正常排尿功能。

(4)患者能介绍出院后个人康复计划内容。

### 十四、健康指导

#### (一)宣传教育

提供预防保健知识,宣传与子宫颈癌有关的高危因素,提倡晚婚少育,开展性卫生教育,避免性接触感染,积极防治子宫颈炎等,是降低子宫颈癌发病率的有效措施。应注意锻炼身体,劳逸结合,合理饮食,提高机体免疫力。

#### (二)增强防癌意识

健全及发挥妇女防癌保健网的作用,一般 30 岁以上的妇女应每 1～2 年普查 1 次,高风险人群应每 3～6 个月常规做子宫颈细胞学检查,必要时做高危型 HPVDNA 检测或阴道镜检查。凡已婚妇女,性生活后阴道流血或绝经前后有异常阴道流血者,应及时就诊。临床试验显示 HPV 疫苗能有效防止 HPV16、HPV18 相关 CIN 的发生,注射 HPV 疫苗可预防子宫颈癌发生。

**(三)重视子宫颈上皮内瘤变**

对确诊为子宫颈上皮内瘤变者,应做到"即查即治",以阻断子宫颈癌的发生。凡Ⅱ级或Ⅲ级子宫颈上皮内瘤变患者,行局部治疗术后均应长期、严密随访,必要时行全子宫切除术。

# 第三节  子宫肌瘤

子宫肌瘤是女性生殖器最常见的良性肿瘤,由平滑肌组织增生而成,发病率较高,据尸检统计 30 岁以上的妇女约 20% 有子宫肌瘤。多见于 30~50 岁的中年妇女,以 40~50 岁居多,20 岁以下少见。因大多数子宫肌瘤没有或少有临床症状,临床报道的发病率远低于子宫肌瘤实际发病率。

## 一、病因及发病机制

子宫肌瘤的确切病因及发病机制尚不明确。临床资料显示,子宫肌瘤好发于生育年龄,青春期前少见,绝经后停止生长甚至萎缩消失,提示肌瘤的发生可能与雌激素、孕激素关系密切,主要机制可能是肌瘤组织局部对雌激素的高敏感性。此外,研究证实孕激素有促进肌瘤的有丝分裂、刺激肌瘤的生长作用。细胞遗传学研究显示,25%~50% 的子宫肌瘤存在细胞遗传学的异常,7 号染色体长臂部分缺失、12 号染色体长臂重排、12 号染色体和 17 号染色体长臂片段互换等。分子生物学研究认为,子宫肌瘤由单克隆平滑肌细胞增生而成,多发性子宫肌瘤由不同克隆细胞形成。

## 二、分类

**(一)按肌瘤生长的部位分类**

分为宫体肌瘤(90%)和宫颈肌瘤(10%)。

**(二)按肌瘤与子宫肌壁的关系分类**

分为肌壁间肌瘤、浆膜下肌瘤和黏膜下肌瘤。

*1.肌壁间肌瘤*

以子宫肌瘤初发时较多见,占 60%~70%。肌瘤位于子宫肌壁内,周围均被肌层所包围。

*2.浆膜下肌瘤*

约占 20%。肌壁间肌瘤向浆膜方向发展,并突出于子宫表面,与浆膜层直接接触。若瘤体继续向外生长,仅余细蒂与子宫相连,称为带蒂浆膜下肌瘤。

*3.黏膜下肌瘤*

占 10%~15%,肌瘤向子宫黏膜方向生长,突出于宫腔,肌瘤由黏膜层覆盖。肌瘤可使宫腔变形,子宫内膜面积增大,但子宫外观无明显变化。若肌瘤有蒂与子宫相连,犹如宫腔内异物,刺激子宫可引起子宫收缩,将肌瘤排出宫腔至子宫颈、阴道,甚至延伸至阴道口。

### 三、病理

#### (一)大体检查

子宫肌瘤为实质性球形包块,表面光滑,质地较子宫肌层硬,与周围肌组织有明显的界限。肌瘤压迫周围肌壁纤维形成假包膜,假包膜与肌瘤间有一层疏松的网隙区域,故易剥出。肌瘤切面常呈白色,可见漩涡状或编织状结构。肌瘤颜色和硬度与纤维组织多少有关,若含平滑肌多,则色略红,质较软;如含纤维结缔组织多,则色较白,质较硬。

#### (二)显微镜检查

肌瘤由梭形平滑肌纤维与不等量纤维结缔组织相互交叉组成。肌细胞大小均匀,排列成漩涡状,细胞核呈卵圆形杆状。

### 四、肌瘤变性

肌瘤变性是指肌瘤失去原有的典型结构。常见的变性包括以下五个方面。

#### (一)玻璃样变

又称为透明变性,最多见,肌瘤变性区域水肿变软,剖面漩涡状结构消失,变为透明样物质。镜下见病变区肌细胞消失,为均匀透明无结构区,见于较大的、生长迅速的肌瘤。

#### (二)囊性变

子宫肌瘤玻璃样变后若继续发展,肌细胞坏死液化即可发生囊性变。囊内含清澈无色液体,或为胶冻状。镜下囊腔壁由玻璃样变的肌瘤组织构成,内壁无上皮覆盖。

#### (三)红色样变

多见于妊娠期或产褥期,为一种特殊类型的坏死。因肌瘤体积迅速增大,血管发生破裂,出血弥散于组织内。肌瘤剖面呈暗红色,如半熟的牛肉,有腥臭味,质软,漩涡状结构消失,无光泽。镜检细胞质为淡红色,细胞核常溶解消失,并有较多脂肪小球沉积,有溶血现象。

#### (四)肉瘤样变

肌瘤恶变,少见。发病率仅为 0.4%～0.8%,多见于年龄较大的妇女。绝经后妇女肌瘤增大,应警惕恶变的可能。恶变后的组织变得软且脆,切面呈灰黄色,似生鱼肉状,与周围组织界限不清,无包膜。镜下见平滑肌细胞增生,排列紊乱,漩涡状结构消失,细胞有异型性。

#### (五)钙化

多发生于蒂部狭小、血供不足的浆膜下肌瘤及绝经后妇女的肌瘤。X 线摄片可清楚地看到钙化阴影;镜下可见钙化区为层状沉积,呈圆形,有深蓝色微细颗粒。

### 五、临床表现

#### (一)症状

多无明显症状,仅在体检时偶然发现。子宫肌瘤患者的症状与肌瘤部位、有无变性相关,而与肌瘤大小、数目关系不大。常见的症状如下。

1.月经改变

为最常见症状,多见于大的肌壁间肌瘤和黏膜下肌瘤。肌瘤使宫腔增大,子宫内膜面积增加并影响子宫收缩,可使肌瘤附近的静脉受压,导致子宫内膜静脉丛充血、扩张,从而引起月经量过多,月经期延长。浆膜下肌瘤很少引起月经改变。

2.腹部肿块

当子宫肌壁间肌瘤与浆膜下肌瘤逐渐增大超过妊娠 3 个月大小,于耻骨联合上可触及硬而活动的包块,于清晨平卧或膀胱充盈时更易扪及。巨大的黏膜下肌瘤可脱出于宫颈外甚至阴道外,患者常因外阴脱出肿物就诊。

3.白带增多

子宫肌壁间肌瘤可使宫腔面积增大,内膜腺体分泌增多,并伴有盆腔充血致使白带增多;黏膜下肌瘤内膜供血不足,易感染、坏死,产生大量脓血性排液及有腐肉样组织排出,有恶臭。

4.继发贫血

子宫肌瘤引起长期月经过多,常导致继发性贫血,严重时可表现为全身乏力,脸色苍白、心悸气短等症状。

5.压迫症状

子宫肌瘤增大到一定程度往往会出现压迫症状。宫体下段前壁的肌瘤,可压迫膀胱而发生尿频、尿急、排尿困难及尿潴留。生长于子宫后壁的肌瘤,特别是位于子宫体下段或宫颈,可压迫直肠引起便秘,甚至排便困难。

6.疼痛

子宫肌瘤本身并不产生疼痛。患者常有下腹坠胀、腰背酸痛,多在经期加重。当发生浆膜下肌瘤蒂扭转等并发症时,可出现急性剧烈疼痛;肌瘤红色变性时,腹痛剧烈且伴发热。

7.不孕

文献报道,有 25%~40% 的子宫肌瘤患者伴不孕。不孕的可能是由肌瘤压迫输卵管,使之扭曲,影响输卵管功能;或宫腔变形以致妨碍受精卵着床所致。

(二)体征

与子宫肌瘤的大小、数目、位置及有无变性有关。较大的浆膜下肌瘤可在腹部扪及质硬、不规则、结节状突起包块;妇科检查发现子宫成不规则或均匀增大,表面呈结节状,质硬,无压痛;黏膜下肌瘤突出于宫颈口时,可见红色、表面光滑的包块,若伴有感染,表面有渗出物覆盖,或形成溃疡,排出物有臭味。

## 六、子宫肌瘤合并妊娠

子宫肌瘤合并妊娠的发生率占妊娠者的 0.3%~0.5%,占子宫肌瘤患者的 0.5%~1.0%。子宫肌瘤合并妊娠时,相互之间的影响取决于肌瘤的大小、位置、类型及有无并发症等因素。

### (一)妊娠对子宫肌瘤的影响

由于子宫肌瘤受到激素的影响,在妊娠期增大较快,易发生肌瘤红色样变性。患者可出现发热、腹痛、呕吐、局部压痛等临床表现。带蒂的浆膜下肌瘤,常于妊娠时发生扭转,患者发生急性腹痛。

### (二)子宫肌瘤对妊娠与分娩的影响

黏膜下肌瘤可阻碍受精卵着床或致早期流产。肌壁间肌瘤较大者,可导致宫腔畸形或内膜供血不足而发生流产。较大的肌瘤或多发性肌瘤,易使子宫腔变形,妨碍胎儿在宫腔内的正常位置而造成胎位不正,臀位及横位的发生率较正常高,还可导致胎盘低置或胎盘前置。当肌瘤位于子宫下段或子宫颈时,或有蒂的浆膜下肌瘤突入直肠子宫陷凹,在分娩过程中可发生产道阻塞,胎先露部下降困难造成难产;还可引起子宫收缩乏力而致产程延长、产后出血等。

## 七、辅助检查

### (一)B超检查

是诊断子宫肌瘤最常用的无创检查方法。在超声下子宫增大,形状不规则,肌瘤结节显示低回声或等回声。彩色超声多普勒可以检测病灶血流,对协助判断肌瘤变性和恶变具有重要价值。

### (二)内镜检查

宫腔镜和腹腔镜可直视有无包块存在,查清黏膜下肌瘤、浆膜下肌瘤的位置、大小、形状,并可在镜下切除肌瘤。

### (三)宫腔探测

用探针探测宫腔深度及方向,有肌瘤者宫腔深度常增加(正常宫腔为7cm)或宫腔有变形;宫腔内有高低不平感或宫腔内有异物感。

### (四)子宫输卵管造影

不作为常规的子宫肌瘤检查方法,因不孕或其他原因行子宫输卵管造影时,可能发现引起宫腔变形的肌壁间或黏膜下肌瘤。

## 八、治疗要点

子宫肌瘤的治疗应根据患者年龄、生育要求,症状及肌瘤的部位、大小、数目等全面考虑,做到个性化治疗。

### (一)随访观察

无症状的小的子宫肌瘤一般不需要治疗,特别是围绝经期妇女。绝经后子宫肌瘤多可逐渐萎缩,甚至消失。一般每3～6个月随访1次。

### (二)药物治疗

适用于症状轻、近绝经期或全身情况不宜手术者。

1.促性腺激素释放激素类似物

可抑制垂体、卵巢功能,降低雌激素水平,缓解症状,抑制肌瘤生长使其萎缩。停药后肌瘤会较快恢复到原来大小。此药物不宜长期持续使用,否则可使雌激素缺乏而导致骨质疏松、绝经综合征等。建议用药时间不超过6个月。常用药物有亮丙瑞林每次3.75mg,或戈舍瑞林每次3.6mg,每月皮下注射1次。

2.米非司酮

可竞争孕激素受体,有拮抗孕激素的作用。用法:12.5mg口服,每日1次,可做为子宫肌瘤术前用药,因其可导致子宫内膜增生,不建议长期使用。

### (三)手术治疗

目前仍是治疗子宫肌瘤最常用的手段。手术指征有:①经量过多致继发贫血,药物治疗无效;②严重腹痛、性交痛或慢性腹痛,有蒂肌瘤扭转引起的急性腹痛;③有膀胱、直肠压迫症状;④担心有恶变的可能。手术有经腹、经阴道或宫腔镜及腹腔镜下手术,主要分为子宫切除术和肌瘤剔除术。

1.肌瘤切除术

适用于希望保留生育功能的患者。黏膜下肌瘤或突向宫腔内的肌壁间肌瘤可宫腔镜下切除;突入阴道的黏膜下肌瘤可经阴道摘除。术后有50%的复发机会。

2.子宫切除术

不要求保留生育功能或疑有恶变者,可行子宫切除术,包括全子宫切除术和次全子宫切除术。发生于围绝经期的子宫肌瘤要注意排除合并子宫内膜癌。

**(四)子宫动脉栓塞**

治疗子宫肌瘤的疗效肯定,可以改善85%～95%的月经过多,肌瘤相关症状的控制率为70%～90%,并可使肌瘤体积缩小50%～65%。过大肌瘤、怀疑肌瘤恶变、不能排除卵巢病变者、带蒂的黏膜下肌瘤或浆膜下肌瘤、有阴道不规则出血等情况不建议行子宫动脉栓塞,对年轻有生育要求者一般不建议使用。

# 九、护理评估

**(一)健康史**

评估患者的年龄、月经史、婚育史、避孕措施,有无因子宫肌瘤导致的不孕史、流产史,有无相关激素的治疗史及治疗效果,有无慢性病史(肝病、血液病、代谢性疾病等);同时要排除妊娠、内分泌失调及癌症所致的子宫异常出血症状。

**(二)身心状况**

1.月经改变

是患者最常见的症状,主要评估月经的量、性状,持续时间及间隔周期的变化,并与既往月经史相比较。

2.腹部肿块

了解患者在清晨平卧或膀胱充盈时,是否扪及下腹部包块,包块的大小、形态、活动度,是否与子宫相连。

3.白带增多

了解患者阴道分泌物的量、色、质。因肌壁间肌瘤和黏膜下肌瘤可使白带增多;黏膜下肌瘤供血不足易感染、坏死,产生大量脓血性白带及腐肉样组织排出,有恶臭。

4.其他症状

评估患者有无头晕、眼花、面色苍白等贫血的表现。评估患者有无尿频、尿急、排尿困难、尿潴留、便秘、排便困难等膀胱及直肠的压迫症状。了解患者有无下腹坠胀、腰背酸痛等症状。当发生浆膜下肌瘤蒂扭转或肌瘤红色变性等并发症时,可出现急性剧烈疼痛。

5.评估妇科检查结果

妇科检查常发现子宫增大、变硬,浆膜下肌瘤可在子宫表面触及质硬的球状包块;肌壁间肌瘤子宫增大多不规则,子宫表面可有单个或多个结节状突起;黏膜下肌瘤子宫常均匀增大,可在宫颈口处或阴道内窥见红色、表面光滑的实性肿物,若感染时肿物表面有出血坏死、渗出液覆盖或溃疡形成。

当患者得知患有子宫肌瘤时,中老年妇女常担心肌瘤癌变,已婚患者担心影响生育及性功能等,出现不同程度的焦虑、紧张、恐惧心理,同时由于患者缺乏相关的医学知识而受困于治疗方案的选择,行手术治疗的患者担心术后生活受到影响。

### (三)辅助检查

1.B超

是诊断子宫肌瘤最常用的无创检查方法。

2.内镜检查

可直视有无包块存在,并可在镜下切除肌瘤。

3.其他检查

子宫输卵管造影、子宫探针探测宫腔等检查可协助肌瘤诊断。

## 十、护理诊断/合作性问题

### (一)知识缺乏

缺乏子宫肌瘤相关知识。

### (二)有感染的危险

与阴道反复流血,抵抗力降低,白带增多,肌瘤靠近宫颈外口致病菌易侵入有关。

### (三)焦虑与恐惧

与担心子宫肌瘤恶变及手术切除子宫会产生后遗症有关。

## 十一、护理目标

(1)患者能获得有关子宫肌瘤的知识,描述出现症状的原因。

(2)患者能说出引起感染的原因及预防措施,保持正常体温,阴道分泌物无异常。

(3)患者能正确地认识疾病,出院时具有适应术后生活的能力和信心。

## 十二、护理措施

### (一)一般护理

为患者提供安静、舒适的环境,嘱其注意休息,加强营养,尤其是贫血的患者应进食高蛋白、高维生素和含铁量丰富的食物。注意保持外阴部的清洁、干燥,指导患者使用消毒会阴垫,防止感染。黏膜下肌瘤如脱出至阴道者,每日用消毒液行外阴冲洗。肿瘤压迫膀胱出现排尿障碍、尿潴留时,应给予导尿;压迫直肠引起便秘者,可给缓泻剂软化粪便或灌肠等。协助完成血常规、血型及凝血功能检查,并交叉配血备用。

### (二)心理护理

1.向患者讲解子宫肌瘤的相关知识

缓解其焦虑情绪,鼓励患者说出内心的担忧和感受,教会患者应用放松等技巧,帮助患者尽快适应病区环境,建立良好的护患关系。

2.帮助患者及家属正确认识疾病

使其明确子宫肌瘤是良性病变,其恶变率极低;行手术治疗的患者,向其讲解术后的效果。

3.与患者及家属交流

帮助患者分析住院期间可利用的资源与支持系统,减轻其无助感,增强其康复的信心,有利于患者及家属参与治疗及护理决策。

### (三)病情监测

**1.阴道出血**

严密监测生命体征,了解有无头晕、眼花、乏力、面色苍白等贫血症状,观察阴道出血的量、色、性状及时间,正确评估阴道出血量。

**2.腹痛**

注意观察腹痛的部位、性质、程度。出现剧烈腹痛的部位、性质、程度。出现剧烈腹痛时,应立即报告医师并给予处理,必要时做好急症手术的准备。

### (四)药物治疗的护理

对应用激素治疗的患者应讲明药物的名称、作用原理、剂量、用药方法、不良反应及应对方法。

### (五)手术治疗的护理

协助选择手术方式。根据不同的手术方式做好术前准备、术中配合和术后护理。

## 十三、护理评价

(1)患者了解子宫肌瘤的相关知识,对自己的疾病了解。

(2)患者未发生感染或感染得到及时控制。

(3)患者出院后有能力和信心适应术后生活。

## 十四、健康教育

### (一)强调定期复查、严格用药的意义

对接受保守治疗者,应明确随访的时间、目的及有效联系方式,指导患者根据病情需要及时修正治疗方案。如肌瘤增大缓慢或一直未增大,可在医师建议下 6 个月复查 1 次;对于接受激素治疗的患者,严格按照医嘱服药,不得随意增减药量或停服,告知患者不良反应可在停药后消失,如不能耐受可请医师视情况给予调整;对于手术患者,术后 1 个月复查,以后每 3～6个月随访 1 次,如发现肌瘤增大或症状明显时,再考虑进一步治疗。

### (二)均衡营养

健康生活研究表明,子宫肌瘤的发生与长期的雌激素水平过高导致内分泌失调有关。高脂肪食物进入人体后,会促进女性雌激素的分泌和储存,因此患者应调整饮食结构,坚持低脂肪饮食,多吃五谷杂粮,多食新鲜的蔬菜、水果,避免食用高脂、辛辣食物,以减少子宫肌瘤的复发。增加含铁食物的摄入,预防贫血。

### (三)积极避孕

注意月经期保健人工流产可能损伤子宫颈或子宫,增加女性患子宫肌瘤的风险。因此,女性应在日常生活中做好避孕措施,减少人工流产的次数,从而降低子宫肌瘤的发病率。注意经期保健,有助于缓解子宫肌瘤患者月经血量过多的现象,从而减少严重并发症的发生。

### (四)妊娠合并子宫肌瘤患者指导

妊娠合并子宫肌瘤者,应定期接受产前检查,多能自然分娩,不需急于干预,但需预防产后大出血。若肌瘤阻碍胎先露下降,或导致难产时,应及时做好剖宫产准备,并提供相应的护理。

# 第四节　子宫内膜癌

子宫内膜癌又称子宫体癌,是发生于子宫内膜的一组上皮性恶性肿瘤,以腺癌为主,好发于围绝经期和绝经后女性,是女性生殖系统常见的三大恶性肿瘤之一,占女性生殖道恶性肿瘤的 20%～30%。平均发病年龄为 60 岁,其中 75% 发生于 50 岁以上妇女。近年发病率在世界范围内呈上升趋势。

## 一、病因及发病机制

子宫内膜癌的确切病因不明。目前认为有两种类型:雌激素依赖型(Ⅰ型)和非雌激素依赖型(Ⅱ型)。雌激素依赖型子宫内膜癌占大多数,均为子宫内膜样腺癌;非雌激素依赖型子宫内膜癌包括浆液性癌、透明细胞癌等。

雌激素依赖型子宫内膜癌(Ⅰ型)的特点是:①患者较年轻,多在绝经前后甚至在生育年龄发病;②患者常有肥胖、绝经延迟,可合并一系列内分泌代谢紊乱,包括高血糖、高脂血症,以及与此相关的高血压等疾病,其中肥胖、糖尿病与高血压又称为子宫内膜癌三联征;③患者长期服用雌激素而未用孕激素拮抗,或者有长期服用他莫昔芬等药物的病史;④患有分泌雌激素的卵巢肿瘤;⑤年轻患者常合并多囊卵巢综合征、无排卵功能失调性子宫出血等。该型子宫内膜癌细胞分化较好,肌层浸润表浅,一般诊断时分期较早,预后较好。

非雌激素依赖型子宫内膜癌(Ⅱ型)发病与雌激素无明确的关系,可能与癌基因或抑癌基因突变有关。患者多为老年、体瘦患者,无上述内分泌代谢紊乱的表现,肿瘤细胞分化差,病理学类型多为浆液性癌、透明细胞癌,或分化很差的癌肉瘤或未分化癌等类型,多数可见深肌层浸润,对孕激素无反应,预后很差。

## 二、病理

### (一)大体检查

病变多见于子宫底部内膜,两侧宫角附近居多。根据病变形态和范围分为弥散型和局限型。

1.弥散型

子宫内膜大部或全部为癌组织侵犯,菜花样癌灶从内膜表面长出并凸向子宫腔,甚至充满宫腔、脱出于宫口外。癌组织呈灰白色或淡黄色,表面有出血、坏死,有时形成溃疡。病变癌组织虽广泛累及内膜,但肌层浸润较少,晚期可侵犯肌壁全层,并扩展至宫颈管,如果癌灶阻塞子宫颈管可导致宫腔积脓。

2.局限型

癌灶局限于子宫腔某部位,多见于子宫底部或子宫角部,呈息肉或小菜花样,表面有溃疡,易出血。极早期病变很小,诊刮可能将其刮净。局限型癌灶易侵犯肌层,晚期可扩散于整个子宫腔。

## (二)显微镜检查

### 1.内膜样腺癌

占 80%～90%,镜下见内膜腺体增多,大小不一,排列紊乱,癌细胞明显异型,核大、不规则、深染,核分裂活跃。分化差的腺癌则腺体少,结构消失,成为实性癌块。国际妇产科协会(FIGO,1988 年)提出内膜样癌组织四级分类法:Ⅰ级为高度分化腺癌(G1),Ⅱ级为中度分化腺癌(G2),Ⅲ级为低度分化或未分化腺癌(G3),Ⅳ级为未定级(G4)。分级越高,分化越差,恶性程度越高。

### 2.腺癌伴鳞状上皮分化

腺癌组织中含鳞状上皮成分,根据其中鳞状上皮成分的良恶性,分为腺角化癌、腺癌伴鳞状上皮不典型增生和鳞腺癌。

### 3.浆液性癌

为Ⅱ型内膜癌中最主要的病理类型。镜下见复杂的乳头样结构,癌细胞核异型明显,可呈乳头状或簇状生长。恶性程度很高,易伴有深肌层浸润和远处转移,预后极差。有些患者甚至原发病灶极小,但已有广泛腹腔转移甚至远处转移。

### 4.透明细胞癌

癌细胞呈实性片状、腺体管状或乳头状排列,细胞胞质丰富、透亮,核中度异型,有特殊的鞋钉状细胞。恶性程度高,易较早转移。

## 三、转移途径

子宫内膜癌发展缓慢,局限在内膜或宫腔内时间较长,也有极少数发展较快。

### (一)直接蔓延

癌灶初起时沿子宫内膜生长扩散,向上经宫角至输卵管,向下延及子宫颈管,并可继续蔓延至阴道;也可向肌层深部浸润,经子宫浆肌层蔓延至输卵管、卵巢,可广泛种植于盆腔、腹膜、直肠子宫陷凹、大网膜及邻近肠管。

### (二)淋巴转移

是子宫内膜癌的主要转移途径。其转移途径与生长部位有关。子宫底部的癌灶可经骨盆漏斗韧带转移至腹主动脉旁淋巴结,宫角部的癌灶可经圆韧带淋巴管转移至腹股沟淋巴结,子宫后壁的癌灶可经子宫骶韧带扩散至直肠淋巴结,子宫前壁病灶可扩散至膀胱。

### (三)血行转移

较少见,偶有晚期癌灶经血行转移至肺、肝、骨等处。

## 四、临床分期

目前,对非手术及术前化疗患者,临床仍采用国际妇产科联盟(FIGO,1971 年)修订的分期法,对手术治疗的患者采用手术病理分期(FIGO,2009 年)。

## 五、临床表现

### (一)症状

极早期患者无明显症状,随着病程进展可出现下列症状。

### 1.阴道流血

主要表现为绝经后阴道流血,量一般不多。尚未绝经者可表现为月经量增多、经期延长或月经紊乱。

**2.阴道排液**

部分患者有不同程度的阴道排液。在早期可表现为稀薄的白色分泌物或少量血性白带，如果合并感染或癌灶坏死，可有脓血性排液，伴有恶臭味。

**3.疼痛**

癌灶可引起阵发性下腹痛。宫颈管狭窄可导致宫腔分泌物引流不畅，继发感染导致宫腔积脓，患者可出现严重下腹胀痛或痉挛样疼痛，伴发热。晚期癌组织浸润穿透子宫全层，侵犯宫旁结缔组织、压迫盆壁组织或神经时可引起腰骶部持续性、逐渐加重的疼痛。

**4.腹部包块**

早期内膜癌一般不能触及腹部包块。如内膜癌合并较大子宫肌瘤，或肿瘤转移至盆腔和腹腔形成巨大包块（如卵巢转移时）时可在腹部触及包块，一般为实性，活动度欠佳，有时有触痛。

**5.其他**

肿瘤晚期病灶浸润压迫髂血管，引起同侧下肢水肿、疼痛；病灶浸润压迫输尿管，引起同侧肾盂、输尿管积水；持续出血可导致继发性贫血；长期肿瘤消耗可导致消瘦、发热、恶病质等全身衰竭表现。

**(二)体征**

妇科检查早期患者常无明显异常，晚期可有子宫明显增大，如果癌灶脱落，有时可见癌组织从宫颈口脱出；合并肌瘤或宫腔积脓时，子宫明显压痛；晚期宫旁转移时，子宫可固定不动或在宫旁扪及不规则结节状物，远处转移患者可于锁骨上、腹股沟等处触及增大或融合的淋巴结。

## 六、辅助检查

**(一)分段诊断性刮宫**

简称分段诊刮，是目前早期诊断子宫内膜癌最常用、最有价值的方法。分段诊刮能鉴别子宫内膜癌和宫颈管腺癌，明确子宫内膜癌是否累及宫颈管，可协助临床分期，为治疗方案的制订提供依据。行分段诊断性刮宫时，先用小刮匙环刮颈管，后探宫腔，再进入宫腔搔刮内膜，取得的刮出物应分瓶做好标记，送病理学检查。病理学检查结果是确诊子宫内膜癌的依据。

**(二)细胞学检查**

从阴道后穹隆或宫颈管口吸取分泌物（阳性率较低），或用特制的宫腔吸管或宫腔刷放入宫腔吸取分泌物，做细胞学检查寻找癌细胞（阳性率可达 90%），找到癌细胞或可疑患者，再行分段诊刮，以最后确诊。

**(三)B 超检查**

可协助诊断子宫内膜癌，了解病灶大小、侵犯肌层情况及是否合并子宫肌瘤等。

**(四)宫腔镜检查**

将宫腔镜放入宫腔内直接观察子宫内膜，如有癌灶生长，可观察其部位、病灶大小、生长形态，可选取可疑内膜组织并送病理学检查。由于能直视下取材，故可减少漏诊。

### (五)其他检查

血清标志物 CA125 检查、CT 检查、MRI 检查等。

## 七、治疗要点

子宫内膜癌的治疗原则应根据患者的年龄、身体状况、细胞分化程度、组织学类型和病变累及范围,选择适当的治疗方式。早期患者以手术为主,按照手术病理分期的结果及复发高危因素者选择辅助治疗;晚期患者采用手术、放疗与激素在内的综合治疗。

### (一)手术治疗

是子宫内膜癌最主要的治疗方法。对于Ⅰ期患者,可行全子宫切除、双侧卵巢和输卵管切除。对Ⅱ期患者,术式应为子宫广泛切除,同时行盆腔淋巴结和腹主动脉旁淋巴结清扫术。术后根据复发因素再选择放疗。Ⅲ期或Ⅳ期也应尽量缩瘤,为术后放疗和化疗创造条件。部分早期子宫内膜癌患者可仅通过规范的手术即得以治愈,但对经手术病理分期具有复发高危因素的或者晚期患者,术后需要给予一定的辅助治疗。由于子宫内膜癌患者常年龄较大,且有较多并发症,如高血压、糖尿病、肥胖以及其他心脑血管疾病等,因此对于具体患者需要详细评估其身体耐受情况,给予个体化治疗。

### (二)放射治疗

是治疗子宫内膜癌有效的方法之一。适用于年老体弱及有严重内科并发症不能耐受手术或禁忌手术者,或Ⅲ期以上不宜手术者。放疗包括腔内照射及体外照射,腔内照射多采用$^{60}$Co 或$^{137}$Cs 后装治疗,体外照射常用$^{60}$Co 或直线加速器。术前放疗以腔内放疗为主,对于阴道大量出血,一般情况差、并发症多、短期内无法耐受手术的患者可以先行放疗控制疾病进展。术后辅助放疗在临床应用较多,术后放疗指征:手术探查有淋巴结转移或可疑淋巴结转移;子宫肌层浸润大于 1/2;特殊组织学类型,如浆液性癌、透明细胞癌等;阴道切缘癌残留等。上述前三种情况给予全盆腔照射,最后一种情况需补充腔内放疗。目前放疗多合并化疗增敏,又称为放化疗。

### (三)孕激素治疗

多用于晚期保守性手术联合大剂量孕激素保留卵巢功能,或放疗后转移复发的病例,也用于腺癌分化好、需要保留生育功能的年轻患者。孕激素还可降低术后阴道复发率,故还可广泛应用于高危因素患者的手术后或放疗后的辅助治疗。目前一般主张单独应用大剂量高效孕激素,如甲羟黄体酮、甲地黄体酮、17 羟乙酸黄体酮和炔诺黄体酮等。应用时间不少于 1 年。

### (四)化学治疗

多用于复发病例或具有复发高危因素的患者,手术后也可辅助化疗。目前主要应用的化疗药物有铂类、紫杉醇以及多柔比星类,临床多采用联合化疗,化疗方案有 AP[顺铂(DDP)+多柔比星(ADM)]、TP[紫杉醇(TXL)+顺铂(DDP)]、TAP[紫杉醇(TXL)+多柔比星(ADM)+顺铂(DDP)]等。

## 八、护理评估

### (一)健康史

评估患者有无肥胖、高血压、糖尿病、未婚、未育等危险因素;了解患者有无不孕、初潮过早、绝经延迟等病史;有无与雌激素增高相关的妇科疾病;如多囊卵巢综合征、卵巢颗粒细胞瘤;有无使用外源性雌激素史;有无月经紊乱、月经过多、绝经后阴道出血等情况。

### (二)身心状况

**1.阴道流血**

绝经后妇女出现阴道出血常能引起患者的警觉,这是子宫内膜癌最典型和最常见的症状。未绝经妇女多表现为不规则阴道流血,量一般不多,也可表现为月经量增多,经期延长或经间期出血。在绝经后患者表现为持续或间歇性出血。

**2.阴道排液**

少数患者表现为白带增多。子宫内膜癌早期因癌组织坏死、脱落,引起浆液性渗出液经由阴道排出,呈米汤样,或混有血液;晚期合并感染时出现脓性或脓血性排液,伴有臭味。

**3.疼痛**

多发生在晚期患者,由于肿瘤压迫神经造成。疼痛可发生在腰骶部、下腹部,并可向腿部放射。若癌灶侵犯宫颈,堵塞宫颈管导致宫腔积脓时,可出现下腹胀痛及痉挛性疼痛。

**4.晚期癌症状**

贫血、消瘦、恶病质、发热及全身衰竭,表明病情已进入晚期。

**5.妇科检查**

早期多无明显异常;晚期可表现为子宫增大、变软,窥器检查偶可见质脆、易出血的内膜样组织自宫颈口脱出;绝经后妇女的子宫不萎缩或有增大,盆腔转移时可触到不规则包块。若子宫明显增大、质软、有明显压痛时,多为宫腔积脓。患者出现焦虑、紧张、恐惧心理,缺乏相关医学知识、担心不能正常生活、死亡等。

### (三)辅助检查

**1.分段诊断性刮宫**

是确诊子宫内膜癌最常用、最有价值的诊断方法。

**2.细胞学检查**

是筛查子宫内膜癌的方法。

**3.B超检查**

可协助了解病灶大小。

**4.宫腔镜检查**

可直接观察子宫内膜病灶的生长情况,并可取活组织送病理检查。

**5.其他检查**

血清标志物 CA125 检查、CT 检查、淋巴造影检查等。

## 九、护理诊断/合作性问题

**(一)焦虑**

与癌症的诊断、住院及需接受的诊治手段有关。

**(二)知识缺乏**

缺乏子宫内膜癌术前常规、术后锻炼及活动方面的知识。

**(三)营养失调**

低于机体需要量与阴道出血造成贫血,或手术、放疗、化疗引起食欲下降、摄食减少有关。

## 十、护理目标

(1)患者住院期间恐惧、焦虑等情绪减轻,能积极配合诊断性检查及治疗。

(2)患者能介绍与子宫内膜癌相关的知识,已掌握术后锻炼、呼吸控制等技巧。

(3)患者能够主动摄食,营养失调得以纠正。

## 十一、护理措施

### (一)一般护理

#### 1.为患者提供安静、舒适的睡眠环境

减少夜间不必要的治疗程序;教会患者应用放松等技巧促进睡眠,保证夜间连续睡眠7~8小时。

#### 2.加强营养

应给予高热量、高蛋白、高维生素的饮食。进食不足或全身营养状况极差者,应按医嘱给予支持疗法,静脉补充营养。

#### 3.保持外阴清洁

尤其对大量阴道排液者,应每日冲洗外阴1~2次。

#### 4.出现恶病质者应加强观察

记录出入量,饮入不足时遵医嘱补液。

### (二)心理护理

要尽量采用通俗易懂的语言与患者沟通,帮助患者减轻对疾病及手术的焦虑及恐惧,建立其战胜疾病的信心,使其主动配合治疗和护理。对患者提供疾病知识,

### (三)病情监护

手术患者术后6~7日阴道残端羊肠线吸收或发生感染时可致残端出血,需严密观察并记录出血情况,出血期间患者应减少活动。如发生大出血,应立即汇报医师,协助实施纱布条填塞等止血措施。

### (四)治疗配合

#### 1.手术治疗患者的护理

做好分段诊断性刮宫患者的术前准备、术中配合及术后护理,刮出物及时送病理学检查。对于手术患者,做好腹部手术前护理和常规准备,包括内脏功能检查及皮肤准备。告诉患者,手术治疗是子宫内膜癌的首选治疗方法,只要全身情况能耐受,无手术禁忌证,均应行剖腹探查。

#### 2.放疗患者的护理

给放疗患者讲解放疗的目的、方法、作用。接受腔内放疗者,放疗前应灌肠并留置导尿管,使直肠、膀胱空虚,避免放射性损伤。在腔内置入放射源期间,患者需绝对卧床,护理人员应教会患者床上运动的方法,以免出现长期卧床并发症。取出放射源后,鼓励患者渐进性增加活动,并实现生活自理。

#### 3.药物治疗患者的护理

孕激素治疗时应告知患者用药剂量大、时间长,因此需要患者耐心地配合治疗;同时告诉患者治疗过程中可能出现的不良反应。采用抗雌激素制剂治疗时,可有潮热、畏寒、急躁等类

似围绝经期综合征的表现,或出现白细胞计数、血小板计数下降,不规则阴道少量流血,恶心、呕吐等,应注意观察,及时对症处理。

(1)孕激素治疗:如醋酸甲黄体酮每日 200～400mg,己酸黄体酮每日 500mg,至少 10～12 周才能初步评价有无效果。在治疗过程中需注意观察不良反应,一般的不良反应是水、钠潴留,水肿,药物性肝炎,应告诉患者停药后以上症状会逐渐缓解。

(2)抗雌激素治疗:他莫昔芬每日 20～40mg,口服,可长期应用或分疗程应用。应用他莫昔芬治疗的患者,注意观察药物的不良反应,如骨髓抑制,潮热、畏寒等类似围绝经期综合征的反应。少数患者可出现阴道流血、恶心、呕吐。如出现不良反应应向医师汇报。

(3)化疗药物治疗:按化疗常规护理,常用于晚期不能手术、放疗或治疗后复发的病例。常用药有氟尿嘧啶(FU)、环磷酰胺(CTX)、顺铂(DDP)等。

## 十二、护理评价

(1)患者住院期间恐惧和焦虑的情绪得到缓解,并积极配合检查和治疗。

(2)患者了解子宫内膜癌的相关知识,熟练运用术后锻炼、呼吸控制等技巧。

(3)患者主动摄食,增加营养,未发生营养失调。

## 十三、健康教育

### (一)早期预防

子宫内膜癌患者的早期症状不明显,病程较长,发生转移较晚,早期病例的疗效好,护士在全面评估的基础上,有责任加强对高危人群的指导管理,力争早期发现,以增加患者的生存机会。

### (二)指导随访

患者出院前应告知定期随访的重要性,坚持随访可及时确定癌症有无复发。随访时间为术后 2 年内每 3～6 个月一次,术后 3～5 年每 6～12 个月 1 次。随访内容为妇科三合诊检查、阴道细胞学涂片检查、胸部 X 线检查(6 个月至 1 年)。手术病理分期特别晚者,可进行 CA125 检查,也可行 CT、MRI 等检查。

### (三)普及防癌知识

对门诊患者应普及防癌知识,中老年妇女每年接受一次妇科检查,督促围绝经期、月经紊乱及绝经后出现不规则流血者,进行必要检查以排除子宫内膜癌的可能。

### (四)重视高危患者

对围绝经期及绝经期妇女定期进行普查尤其对高危因素患者,或围绝经期妇女出现月经紊乱及绝经后妇女有不规则阴道流血者,应高度重视,首先排除子宫内膜癌。

# 第五节　子宫内膜异位症

具有生长功能的子宫内膜出现在子宫腔以外的身体其他部位时,称为子宫内膜异位症。异位子宫内膜大多数位于盆腔内,其中卵巢、子宫骶骨韧带、直肠子宫陷凹最常见,也可出现在乙状结肠、盆腔腹膜、直肠阴道隔等。此外,腹壁及会阴瘢痕、胸膜、膈肌、肺、脐部、输尿管、阑尾、膀胱、结肠、淋巴结、四肢,甚至脑膜等也可发生。

子宫内膜异位症多见于生育年龄妇女,是继发性痛经与不孕的主要原因之一,绝经后症状可缓解。

## 一、病因及发病机制

子宫内膜异位症为良性病变,其具有类似恶性肿瘤的局部种植、浸润生长和远处转移能力。异位子宫内膜来源至今尚未阐明,目前主要学说及发病因素如下。

### (一)种植学说

月经期脱落的子宫内膜碎屑随经血逆流经输卵管进入盆腔,种植在卵巢表面或盆腔的其他部位,并在该处继续生长蔓延。后倾后屈子宫、先天性宫颈狭窄者、先天性阴道闭锁者易并发本病。剖宫取胎或剖宫产术后,如将内膜碎片带至腹壁伤口上,可形成腹壁瘢痕处子宫内膜异位症;经阴道分娩者会阴切口处也可发生子宫内膜异位症。

### (二)血行淋巴播散学说

子宫内膜碎屑通过淋巴或静脉可播散种植,造成远处器官的子宫内膜异位症,如膈肌、肺、四肢及胸膜等。

### (三)体腔上皮化生学说

盆腔腹膜、直肠阴道隔、卵巢生发上皮等都是由体腔上皮分化而来,Mayer 提出体腔上皮分化来的组织在慢性炎症、持续的性激素或经血作用下,可化生为子宫内膜样组织。

### (四)遗传因素

流行病学调查表明,本病与遗传有关。子宫内膜异位组织中常有染色体异常。

## 二、病理

子宫内膜异位症的基本病理变化为异位子宫内膜随卵巢激素的变化而发生周期性出血,导致周围纤维组织增生和囊肿、粘连形成,在病变区出现紫褐色斑点或小泡,进一步发展为大小不等的紫褐色实质性结节或包块。病变可因发生部位及程度不同而有差异。

### (一)大体检查

卵巢内子宫内膜异位症最多见,约 80% 的病变累及一侧,累及双侧占 50%。异位内膜侵犯卵巢皮质并在其内生长、反复周期性出血,形成单个或多个囊肿的典型病变,称为卵巢子宫内膜异位囊肿。因囊肿内含暗褐色、似巧克力样黏糊状陈旧液体,故又称为卵巢巧克力样囊肿。囊肿一般直径在 5cm 左右,有时可达 10～20cm;宫骶韧带、直肠子宫陷凹和子宫后壁下段也是子宫内膜异位症的好发部位,病变早期局部散在紫褐色出血点或颗粒状结节,随着病变发展,子宫后壁与直肠前壁粘连,直肠子宫陷凹变浅或消失。累及输卵管黏膜和宫颈较少,宫颈表面出现的暗红色或紫蓝色小结节易被误诊为宫颈腺囊肿。

### (二)显微镜检查

典型的子宫内膜异位症病灶,镜下可见到子宫内膜上皮、腺体和内膜间质、纤维素及出血等成分。异位内膜反复出血后,上述典型的组织结构可能被破坏而难以发现,以至于出现临床和病理不一致的现象。异位内膜组织虽可随卵巢周期变化而有增生和分泌改变,但与在位子宫内膜并不一定同步,常呈增生期改变。

## 三、临床表现

### (一)症状

子宫内膜异位症的临床表现因人和病变部位的不同而多种多样,症状、体征与月经周期有密切关系,有 25% 左右的患者可无明显自觉症状。

**1.下腹痛和痛经**

疼痛是本病的主要症状。继发性痛经、进行性加重是子宫内膜异位症的典型症状。疼痛的部位多在下腹部或腰骶部,有时可放射至阴道、会阴、肛门或大腿,常于月经来潮时开始,直至经期结束疼痛逐渐消失。疼痛程度与病灶发生部位有关,与病灶的大小不一定成正比,粘连严重、卵巢异位囊肿患者可能并无疼痛,而盆腔内小的、散在的病灶却可引起难以忍受的疼痛。少数患者长期下腹痛,经期加剧。有 27%～40% 的患者无痛经。

**2.不孕**

子宫内膜异位症患者的不孕率高达 40%,可能与盆腔粘连解剖结构异常、子宫位置改变、输卵管周围粘连或蠕动减弱等因素,影响卵子的排出、摄取和受精卵的运行有关。此外,与卵巢功能异常导致排卵障碍和黄体功能不全以及免疫功能异常等因素有关。

**3.性交不适**

约 30% 的患者有性交痛,多见于直肠子宫陷凹有异位病灶或因病变导致子宫后倾固定的患者。一般表现为深部性交痛,月经来潮前性交疼痛更明显。

**4.月经异常**

15%～30% 的患者表现为经量增多、经期延长或经前期点滴出血,可能与卵巢无排卵、黄体功能不足或同时合并有子宫腺肌病、子宫肌瘤有关。

**5.其他特殊症状**

盆腔外任何部位有内膜异位种植和生长时,均可在病变部位出现周期性疼痛、出血或块状物增大。手术瘢痕子宫内膜异位症者常在剖宫产或阴道分娩会阴切口处,数月至数年后出现周期性局部肿胀、疼痛,且逐年加剧;肠道子宫内膜异位症患者可出现腹痛、腹泻、便秘或周期性少量便血;子宫内膜异位症发生在膀胱时,可在经期出现尿痛和尿频。异位内膜侵犯和压迫输尿管时,可出现腰痛和经期血尿,严重者可导致肾盂积水或继发性肾萎缩。

除上述症状外,卵巢子宫内膜异位囊肿破裂时,囊肿内的暗咖啡色、黏稠液体流入盆腹腔可引起突发性剧烈腹痛,伴恶心、呕吐和肛门坠胀。疼痛多发生在经期前后或性交后或其他腹压增加的情况,其症状类似输卵管妊娠破裂或黄体破裂,但无腹腔内出血。

### (二)体征

**1.腹部检查**

一般无明显异常。腹壁手术瘢痕处的子宫内膜异位症,局部可扪及硬结节或包块,边界欠清楚,常伴有压痛,月经期更明显;盆腔较大的子宫内膜异位症囊肿破裂时也可出现腹膜刺激征。

**2.妇科检查**

典型的盆腔子宫内膜异位症双合诊、三合诊检查时,可发现子宫正常大小或稍大,多后倾固定。在盆腔后方,即直肠子宫陷凹、子宫骶骨韧带,或子宫后壁下段、直肠前壁处等部位可扪及大小不等、触痛性硬结;卵巢有病变,可在子宫的一侧或双侧附件处扪及与子宫粘连的囊实性、张力大、活动度差的包块,往往有轻压痛。当病变累及直肠阴道隔、宫颈或会阴手术瘢痕处时,可在阴道后穹隆部触及隆起的小结节或包块,或直接看到局部紫蓝色斑点或结节,结节破裂后可流出咖啡色液体。

## 四、辅助检查

### (一)影像学检查

#### 1.B 超检查

经阴道和腹部、肛门超声检查是鉴别卵巢子宫内膜异位囊肿和直肠阴道隔子宫内膜异位症的重要手段。可了解病灶的部位、大小、形状、内容物、血供等情况,由于囊肿的回声图像无特异性,不能单纯根据 B 超图像确诊。

#### 2.其他

如盆腔 CT 或 MRI 检查,对盆腔子宫内膜异位症有诊断价值。

### (二)CA125 值测定

中重度子宫内膜异位症患者血清 CA125 值可能升高,一般不超过 200kU/L。临床上常用血清 CA125 水平监测子宫内膜异位症的转归、评估疗效和复发情况,若药物或手术治疗有效,CA125 值下降,复发时又升高。早期子宫内膜异位症时,腹腔液 CA125 值较血清值更具有意义。

### (三)腹腔镜检查

是目前诊断子宫内膜异位症的最佳方法,特别是对盆腔检查和 B 超检查均无阳性发现的慢性腹痛患者、疑为子宫内膜异位症引起的不孕症患者以及痛经进行性加重者,应首选腹腔镜检查,对可疑病变进行活体组织检查即可确诊。子宫内膜异位症的临床分期也只有在腹腔镜检查或剖腹探查的直视下才能确定。

### (四)病理学检查

位于体表的病灶,如阴道、宫颈、腹壁等处,可取活组织送病理学检查,以明确病灶性质,有助于诊断。

## 五、治疗要点

子宫内膜异位症的治疗目的为缩减和去除病灶,减轻和控制疼痛,治疗和促进生育,预防和减少复发。根据患者年龄、症状、病变部位和范围,以及对生育要求等情况加以全面考虑选择治疗方法,强调治疗个体化。

### (一)非手术治疗

#### 1.期待疗法

仅适用于盆腔病变不严重、无症状或症状轻微者。每 3~6 个月随访 1 次,如发现症状和体征加重,应及时改变治疗方案。若有轻微经期腹痛者,可给予前列腺素合成酶抑制剂,如吲哚美辛(消炎痛)、萘普生、布洛芬等对症治疗;要求生育者应尽早做有关不孕的各项检查,如输卵管通畅试验或子宫输卵管造影,特别是在腹腔镜下行输卵管通液,必要时解除输卵管粘连扭曲,以促使尽早受孕。一旦妊娠,异位内膜病灶可逐渐萎缩、坏死,分娩后症状缓解,甚至完全消失不再复发。

2.药物治疗

仅适用于慢性盆腔痛、痛经明显、有生育要求，以及无较大卵巢囊肿形成者，或无生育要求但又恐惧行根治性手术的较年长患者，包括抑制疼痛的对症治疗和激素抑制治疗。临床常用的性激素抑制治疗是假孕疗法和假绝经疗法，目的是使异位内膜萎缩或切断下丘脑垂体卵巢轴的刺激和出血周期，暂时减少卵巢激素的分泌，使患者较长时间闭经，进而使病灶坏死吸收，痛经症状缓解。临床上常用的药物有口服避孕药、单一高效孕激素、孕三烯酮、达那唑、促性腺激素释放激素激动剂、孕激素受体拮抗剂(米非司酮)等。

**(二)手术治疗**

适用于药物治疗后症状不缓解、局部病变加剧，或生育功能仍未恢复者；较大的卵巢内膜异位囊肿且迫切希望生育者；怀疑子宫内膜异位囊肿恶变者。腹腔镜手术是目前首选的治疗手段。常用的手术方式有以下三种。

1.保留生育功能手术

仅切除或破坏可见的异位内膜病灶，但保留子宫、双侧或一侧卵巢。术后复发率高达40%，因此术后应尽早妊娠或使用药物以减少复发。

2.保留卵巢功能手术

切除子宫及盆腔内病灶，保留至少一侧或部分正常卵巢组织，以维持患者的卵巢内分泌功能。术后复发率约为5%。

3.根治性手术

将子宫、双侧附件及盆腔内所有子宫内膜异位内膜病灶切除和清除，适用于45岁以上重症患者，此手术又称去势手术。双侧卵巢切除后，异位的内膜逐渐自行萎缩退化直至消失。术后不用雌激素补充治疗者几乎不复发。

**(三)手术与药物联合治疗**

为子宫内膜异位症的金标准治疗手段。手术前先用药物治疗3～6个月，使异位内膜病灶缩小、软化，降低手术难度，减少并发症。对于手术治疗不彻底或术后疼痛不能缓解者，术后给予6个月的药物治疗，以使残留的异位病灶萎缩退化，降低复发率，以维持手术效果。单纯手术和药物治疗均有其局限性，如粘连严重不利于彻底手术，手术不能防止新病灶生长；药物存在个体差异，停药后会复发。

## 六、护理评估

**(一)健康史**

询问患者年龄、家族史、月经史及孕产史。不孕症患者应询问有无多次人流、引产及手术分娩史，有无输卵管通液、碘油造影等宫腔操作史。

**(二)身心状况**

应详细询问痛经或腹痛的起始时间、疼痛程度及持续时间，有无性交痛、肛门坠胀感等，了解疼痛是否发生在手术或宫腔操作后。其典型症状为继发性、进行性痛经和性交痛。进行双合诊和三合诊检查，判断子宫的位置、活动度及有无触痛；附件有无肿块，以及肿块的大小和性质。阴道后穹隆是否扪及小结节或包块，是否有紫蓝色斑点。患者担心不孕、药物副作用等，手术治疗者担心手术效果，是否影响生理功能等。

**（三）辅助检查**

腹腔镜检查是目前诊断子宫内膜异位症的最佳方法，B超是辅助检查子宫内膜异位症的有效方法。肿瘤标志物 CA125 测定可用于鉴别子宫内膜异位囊肿与附件非异位囊肿。

## 七、护理诊断/合作性问题

**（一）慢性疼痛**

与子宫内膜异位病灶引起的进行性加重的痛经有关。

**（二）焦虑**

与不孕、疗程长及担心疗效有关。

**（三）自尊紊乱**

与子宫内膜异位病灶致性交痛及不孕影响夫妻感情，影响患者在家庭和社会的地位有关。

## 八、护理目标

（1）患者疼痛减轻或缓解。

（2）患者情绪稳定，配合治疗。

（3）患者能接受术后身体的变化，有正确的自我认知。

## 九、护理措施

**（一）一般护理**

月经期应注意休息，保暖，忌食生冷、辛辣及刺激性食物，忌饮酒，增加营养；注意外阴卫生，勤清洗，勤换衣裤和卫生巾；可通过局部热敷或前列腺素合成酶抑制剂（如吲哚美辛）缓解疼痛。

**（二）心理护理**

耐心倾听患者对疾病的认识和叙述，采取相应的措施对患者进行心理疏导与安慰，缓解消除患者的焦虑与恐惧感。

**（三）病情监测**

1.观察症状有无加重

痛经有无进行性加重，有无伴随恶心、呕吐及肛门坠胀感。

2.超声监测

定期做 B 超检查，观察囊肿有无增大或术后有无复发。

**（四）治疗护理**

1.用药护理

讲解药物治疗的相关知识，指导患者正确使用性激素，介绍用药的注意事项，治疗期间需要定期复查肝肾功能，发现异常应及时停药。高血压、心力衰竭、肾功能不全、妊娠等不宜应用。坚持规范的治疗，特别强调治疗中不得随意停药，否则可能出现子宫出血、月经紊乱等。药物的不良反应，如恶心、体重增加、水钠潴留、不规则点滴出血、乳房缩小、痤疮、多毛、头痛、潮热、性欲减退、阴道萎缩、情绪不稳定等，症状多不严重，一般能耐受。停药后短期可恢复月经及排卵，待月经恢复正常 2 次后，再考虑受孕。

2.手术治疗护理

手术患者按妇科手术护理常规进行，做好手术前后护理工作。由于保守性手术复发的概率较大,术后要指导患者按医嘱进行药物治疗。对于腹腔镜手术患者,除按腹部手术常规护理外,还要特别注意观察有无皮下气肿、气栓、脏器损伤等常见并发症。

### 十、护理评价

(1)患者疼痛得到减轻或缓解。

(2)患者情绪稳定,积极配合治疗。

(3)患者在术后能接受身体的变化,有正确的自我认知。

### 十一、健康教育

#### (一)防止经血倒流

青春期无月经初潮,有周期性腹痛,应尽早就医;及时发现并治疗引起经血潴留的疾病,如先天性生殖道畸形(阴道横隔、残角子宫、无孔处女膜、宫颈闭锁)或继发性阴道狭窄、宫颈管粘连、子宫极度后屈等,劝告患者应尽早及时手术治疗。

#### (二)药物治疗

指导育龄妇女正确使用避孕药物,长期口服避孕药可降低子宫内膜异位症的发病风险,与抑制排卵、促进子宫内膜萎缩、经量减少有关。有高发家族史、容易带节育器妊娠者可选择口服避孕药。

#### (三)防治医源性内膜异位种植

经期避免不必要的妇科检查,若有必要,应避免重力挤压子宫。尽量避免过多的宫腔内检查及手术等操作。近月经来潮前禁做各种输卵管通畅试验,以免将子宫内膜推注入腹腔。凡进入宫腔内的经腹手术,特别是中期妊娠剖宫取胎术,应保护好腹壁和子宫切口周围手术野。人工流产负压吸引术时,手术操作要轻柔,负压不宜过高,吸管应缓慢拔出。

# 第六节　子宫腺肌病

子宫腺肌病是指子宫内膜腺体和间质侵入子宫肌层。本病好发于 30～50 岁的经产妇,约 15% 同时合并子宫内膜异位症,约半数合并子宫肌瘤。

### 一、病因及发病机制

目前认为,子宫腺肌病由子宫内膜基底层向子宫肌层内生长或内陷所致,其机制尚不明确。多次妊娠和分娩、子宫壁创伤及慢性子宫内膜炎可能是子宫腺肌病的主要原因。子宫内膜基膜下缺乏黏膜下层,由于子宫腺肌病常合并子宫肌瘤与子宫内膜增生过长,故认为基底层子宫内膜侵入肌层可能与高雌激素的刺激有关。

### 二、病理

#### (一)大体检查

子宫均匀性增大,呈球形,通常不超过 12 周妊娠大小。少数子宫腺肌病呈局限性生长,局部反复出血致病灶周围纤维组织增生形成结节或团块,似肌壁间肌瘤,称为子宫腺肌瘤。弥散增大的子宫和腺肌瘤的剖面均可见子宫肌壁增厚且质硬,肌壁间见粗厚肌纤维带和微囊腔,且腔内有陈旧性血液。

### （二）显微镜检查

本病的镜下特征为子宫肌层内有岛状分布的异位内膜腺体与间质。肌层内异位内膜为不成熟内膜,对孕激素无反应,故腺体呈增生期改变。

## 三、临床表现

### （一）症状

#### 1.月经失调

40％～50％的患者出现月经增多,一般大于 80mL,经期延长,可能与子宫内膜面积增加、子宫内膜增生过长等因素有关。

#### 2.痛经

呈继发性进行性加重。常在月经来潮的前1周就开始,直至月经结束。

#### 3.其他症状

可有性交痛。当合并子宫肌瘤时,子宫呈不均匀增大,增大的子宫刺激压迫膀胱可出现尿频等症状。

### （二）体征

子宫均匀增大,质地较硬,有压痛。少数子宫表面不规则,呈结节性突起,可能与局限性腺肌瘤或伴子宫肌瘤有关。

## 四、辅助检查

### （一）影像学检查

B超检查可显示子宫均匀增大,断面回声不均,内膜下肌层不均质回声、条索样斑点、小囊、内膜界限不清;内膜与肌层交界处不均匀结节和子宫前后壁不对称增厚为其诊断标准;子宫腺肌瘤时子宫呈不均匀增大,有散在小蜂窝状无回声区。当子宫腺肌病与子宫肌瘤难以鉴别时,需进一步做 CT 及 MRI 检查。

### （二）组织病理学检查

术后组织病理学检查可确诊本病。标本特征是子宫肌壁显著增厚且硬,无漩涡状子宫肌层结构,肌壁中见粗厚肌纤维及微囊腔,腔内有陈旧性血液。

### （三）腹腔镜或宫腔镜检查

可用于本病的辅助诊断。

## 五、治疗要点

子宫腺肌病的治疗应根据患者年龄、症状以及生育要求具体考虑。药物治疗适用于年轻、有生育要求、症状较轻及近绝经期患者;手术治疗适用于年龄偏大、无生育要求、症状较重或药物治疗无效者。

## 六、护理评估

### （一）健康史

询问患者年龄和相关病史,是否有多年不孕史、月经过多史和痛经史。

### （二）身心状况

询问痛经的特点。本病的特点为下腹正中周期性进行性疼痛加重。妇科检查子宫呈均匀性增大或局限性隆起,质地硬有压痛。月经期宫体较平时增大,压痛更为显著。周期性进行性加重的痛经,常使患者恐惧月经的来临,于月经前期和月经期表现出紧张、恐惧、焦虑的情绪。

### (三)辅助检查

B超检查示子宫均增大,边界清楚,肌层中可见到种植内膜引起的不规则回声增强;腹腔镜或宫腔镜可辅助诊断;组织病理学检查可确诊本病。

## 七、护理诊断/合作性问题

### (一)疼痛

与痛经、下腹痛有关。

### (二)恐惧

与害怕月经来潮,痛经逐渐加重有关。

### (三)营养失调

与经期失血量过多有关。

## 八、护理目标

(1)患者能够应对疼痛。

(2)患者能够表达对疼痛的恐惧与焦虑。

(3)患者能够应对营养失调。

## 九、护理措施

### (一)一般护理

经期避免吃刺激性食物,保持会阴部清洁;疼痛严重时遵医嘱给予镇静剂;腰腹部坠胀感严重时,可通过局部热敷、喝热饮料等减轻疼痛。

### (二)心理护理

倾听患者对疼痛的描述,采取相应措施对患者进行心理疏导。

### (三)指导就医

药物治疗适应证患者,可使用促性腺激素释放激素激动剂(GnRH－a)治疗。GnRH－a可使疼痛缓解或消失、子宫缩小,但停药后症状可能复现,子宫又重新增大。子宫腺肌病手术适应证患者可采用全子宫切除术。卵巢是否保留,取决于卵巢有无病变及患者年龄大小。对子宫腺肌病的年轻患者或有生育要求者,可行病灶切除术,术后易复发。

## 十、护理评价

(1)患者遵从医嘱,经药物治疗疼痛得到缓解或消失。

(2)患者减轻或消除对月经来潮的恐惧感,能正确面对月经来潮。

(3)患者营养失调得到改善。

## 十一、健康教育

同子宫内膜异位症患者的健康教育。

# 第四章　生殖内分泌疾病护理

## 第一节　功能失调性子宫出血

功能失调性子宫出血（DUB）简称功血，是由于神经内分泌功能失调引起的异常子宫出血，而全身及生殖器官无器质性病变存在。功能失调性子宫出血是妇科常见疾病，可分为无排卵性功血和排卵性功血两类，其中无排卵性功血较为常见，约占85％，多发生于青春期和绝经过渡期，也可发生于生育期；排卵性功血多发生于生育期，又分为黄体功能不足和子宫内膜不规则脱落。

### 一、病因及发病机制

#### （一）无排卵性功血

正常月经的发生是基于排卵后黄体萎缩，雌激素和孕激素撤退，使子宫内膜功能层发生坏死而脱落出血。当机体受内部和外界各种因素（如精神紧张、恐惧、忧伤、营养不良、劳累、环境及气候骤变等）影响时，可通过大脑皮质和中枢神经系统影响下丘脑垂体卵巢轴的调节异常而致月经失调。

1.青春期

下丘脑垂体卵巢轴的调节功能未完全成熟，大脑中枢对雌激素的正反馈作用存在缺陷，促卵泡激素呈持续低水平，无促排卵性促黄体素陡直高峰形成而不能排卵，卵泡发育到一定程度，即闭锁。

2.绝经过渡期

因卵巢功能衰退，卵巢对垂体促性腺激素的反应低下，导致虽有卵泡发育，但不排卵。

3.生育期

可因劳累、应激、流产、手术等引起短暂阶段的无排卵，也可因肥胖、多囊卵巢综合征、高催乳素血症等引起持续性无排卵。

各种原因引起的无排卵均可导致子宫内膜受单一雌激素刺激无黄体酮对抗，而发生雌激素突破性出血或撤退性出血。雌激素突破性出血有两种类型：如低水平雌激素维持在阈值水平，可发生间断性少量出血，内膜修复慢，出血时间延长；如高水平雌激素维持在有效浓度，可引起长时间闭经，因无孕激素参与，内膜增厚不牢固，易发生急性突破性出血，血量汹涌。雌激素撤退性出血是指子宫内膜在单一雌激素的刺激下持续增生，卵泡退化闭锁后，雌激素水平突然急剧下降，子宫内膜失去激素支持而剥脱出血。

#### （二）排卵性功血

好发于育龄期妇女，卵巢虽有周期性排卵，但黄体功能异常。分为黄体功能不足和子宫内膜不规则脱落。前者因神经内分泌调节功能紊乱、卵巢本身发育不良等因素致黄体期孕激素分泌不足,子宫内膜分泌不良和黄体期缩短;后者因下丘脑垂体卵巢轴调节功能紊乱引起黄体萎缩过程延长,子宫内膜持续受孕激素影响,以致不能如期完整脱落。

## 二、临床表现

### (一)无排卵性功血

1.症状

可有各种不同的临床表现,常见的临床特点是月经周期紊乱、经期长短不一、经量不定,量可少至点滴出血,量可多至大量出血。大量出血可致休克。出血期间无腹痛或其他不适,出血时间长或出血量多者常继发贫血,包括以下几种情况:①月经过多,周期规则,经期延长(>7日)或经量过多(>80mL);②子宫不规则出血,周期不规则,经期延长而经量正常;③子宫不规则过多出血,周期不规则,经期延长,经量过多;④月经过频,月经频发,周期缩短(<21日)。

2.体征

出血时间长或出血量多者有贫血貌,短时间内大量出血可致休克;全身检查排除全身器质性疾病,妇科检查示生殖器官发育正常,无其他异常体征。

### (二)排卵性功血

1.黄体功能不足

其临床特点为月经周期缩短,月经频发,常有不孕或孕早期流产史。

2.子宫内膜不规则脱落

其临床特点为月经周期正常,经期延长,且出血量多。

## 三、辅助检查

### (一)诊断性刮宫

简称诊刮,可止血和排除子宫内膜病变。于经前期或月经来潮6小时内进行诊刮,可确定有无排卵及黄体功能,无排卵性功血显示子宫内膜呈不同程度增生期改变,少数可出现萎缩性改变;黄体功能不足者常显示子宫内膜分泌反应不良;为确定是否为子宫内膜不规则脱落,应在月经期第5~6日进行诊刮,常可见到增生期及分泌期内膜共存;不规则流血者可随时进行诊断性刮宫。无性生活史患者,若激素治疗失败或疑有器质性病变,应经患者或家属知情同意后行诊刮术。

### (二)盆腔B超检查

了解子宫内膜厚度及回声,以明确有无宫腔占位病变及其他生殖道器质性病变等。

### (三)宫腔镜检查

可直接观察子宫内膜情况,表面是否光滑,有无充血及组织突起,并可在宫腔镜直视下选择病变区进行活体组织检查,诊断价值较高。

### (四)基础体温测定

是测定有无排卵简单、易行的方法。无排卵性功血基础体温呈单相型曲线,排卵性功血基础体温呈双相型曲线,黄体功能不足者排卵后体温上升缓慢,上升幅度偏低,高温相仅持续9~10日。子宫内膜不规则脱落者基础体温下降缓慢,历时较长。

### (五)宫颈黏液结晶检查

经前出现羊齿植物状结晶,提示卵巢无排卵。

### (六)激素测定

测定血清黄体酮或尿孕二酮,以确定有无排卵。为排除其他内分泌疾病,可测定血催乳素水平及甲状腺功能。

### (七)阴道脱落细胞涂片检查

无排卵性功血表现为中高度雌激素影响。

## 四、治疗要点

### (一)无排卵性功血

青春期及生育期无排卵性功血,以止血、调整周期、促排卵为主;绝经过渡期功血,以止血、调整周期、减少经量,防止子宫内膜病变为原则。

**1.支持治疗**

加强营养,贫血者应补充铁剂和维生素 C,贫血严重者需输血。避免劳累,保证充分休息。

**2.药物治疗**

(1)止血:对大量出血患者,要求在性激素治疗 8 小时内见效,24～48 小时内止血,如 96 小时以上仍不止血者,应考虑更改功血诊断。常用药物有以下三种:①雌激素:可迅速促使子宫内膜生长,短期内修复创面而止血。主要适用于急性大量出血时。口服结合雌激素 1.25mg/次,每 4～6 小时 1 次,血止后每 3 日递减 1/3 量,直至维持量 1.25mg,每日 1 次。大剂量雌激素止血对存在血液高凝,或有血栓性疾病史的患者应禁用。②孕激素:适用于体内已有一定量雌激素水平的功血患者,补充孕激素使处于增生期或增生期过长的子宫内膜转化为分泌期,停药后内膜脱落,出现撤退性出血,即"药物性刮宫",常用炔诺酮、甲羟黄体酮或甲地黄体酮。炔诺酮首剂量 5mg,每 8 小时 1 次,2～3 日血止后每隔 3 日递减 1/3 量,直至维持量 2.5～5mg/d,持续用至血止后 21 日停药,停药后 3～7 日发生撤退性出血。③雌孕激素联合用药:联合用药的止血效果优于单一用药。出血量不多、轻度贫血的青春期和生育年龄的功血患者,可于月经的第 1 日口服短效避孕药如去氧孕烯炔雌醇片,每次 1～2 片,每 8～12 小时 1 次,止血后每 3 日递减 1/3 剂量,直至维持量(每日 1 片),共 21 日停药。

(2)调整月经周期:应用性激素止血后必须调整月经周期,常用雌激素、孕激素序贯疗法,雌激素、孕激素合并应用及后半周期疗法,一般连续使用 3 个周期:①雌、孕激素序贯疗法:即人工周期,通过模拟自然月经周期中卵巢的内分泌变化,序贯应用雌激素、孕激素,使子宫内膜发生周期性变化,引起周期性脱落。此法适用于青春期及生育年龄无排卵性功血内源性雌激素水平较低者。从撤药性出血第 5 日开始,妊马雌酮 1.25mg,每晚 1 次,连服 21 日,服雌激素 11 日起加用醋酸甲羟黄体酮,每日 10mg,连用 10 日。连用 3 个周期为 1 个疗程。②雌、孕激素合并应用:雌激素使子宫内膜再生修复,孕激素可限制雌激素引起的子宫内膜增生程度。适用于育龄期无排卵性功血内源性雌激素水平较高者。常用口服避孕药可很好地控制周期,一般自撤药性出血第 5 日起,每日 1 次,连服 21 日,连用 3 个周期为 1 个疗程。③孕激素法:适用于青春期或组织检查为增生期内膜功血。可于月经周期后半期,即撤退性出血的第 16～25 日服用甲羟黄体酮或肌内注射黄体酮,连用 10 日为 1 个周期,3 个周期为 1 个疗程。

**3.手术治疗**

(1)刮宫术:适用于急性大出血或存在子宫内膜癌的高危因素的患者。

（2）子宫内膜切除术:适用于经量多的绝经过渡期功血和经雌激素治疗无效且无生育要求的育龄期年龄功血。

（3）子宫切除术:患者经各种治疗效果不佳,并了解了所有治疗功血的可行方法后,可由患者和家属知情选择接受子宫切除。

### (二)排卵性功血

1.黄体功能不足

（1）促进卵泡发育和排卵:刺激黄体功能及应用黄体功能替代疗法。①卵泡期使用低剂量的雌激素:月经第 5 日起每日口服结合雌激素 0.625mg,连续 5～7 日。②氯米芬:可促进垂体释放 FSH 和 LH,促进卵泡发育,诱发排卵,促使正常黄体形成。月经第 5 日起每日口服氯米芬 50mg,连服 5 日。

（2）促进月经中期 LH 峰形成:在检测到卵泡成熟后,一次或分两次肌内注射 hCG5000～10000U,加强 1 小时排卵峰,不使黄体过早衰退,并提高其分泌黄体酮的功能。

（3）黄体功能刺激疗法:于基础体温上升后,开始隔日肌内注射 hCG1000～2000U,共 5 次,可延长黄体期。

（4）黄体功能替代疗法:自排卵后每日肌内注射黄体酮 10mg,共 10～14 日,以补充黄体黄体酮分泌不足。开始 hCG 可促进及支持黄体功能;黄体酮可补充黄体分泌黄体酮的不足,并使出血量减少。

2.子宫内膜不规则脱落

（1）孕激素:应用孕激素调节下丘脑垂体卵巢轴的反馈功能,使黄体及时萎缩,子宫内膜及时完整脱落,并促进黄体的功能。排卵后第 1～2 日或下次月经前 10～14 日开始,每日口服甲羟黄体酮 10mg,连服 10 日;有生育要求者可肌内注射黄体酮注射液。

（2）hCG:用法同黄体功能不足。

## 五、护理评估

### (一)健康史

评估患者年龄、月经史、婚育史、避孕措施、既往史、有无慢性病史(肝病、血液病、代谢性疾病等),重点询问有无精神紧张、营养不良、过度劳累及环境改变等因素。回顾发病经过,包括发病时间、目前流血情况、流血前有无停经史及诊治过程等。

### (二)身心状况

观察患者营养和精神状态,有无肥胖、贫血貌、出血点、紫癜等病态。妇科检查有无生殖器官器质性病变。青春期患者常因害怕影响学习,绝经过渡期的患者疑有肿瘤,生育期的患者担心影响生育、工作等而出现不同程度的焦虑、紧张、恐惧心理,影响身心健康和工作学习。

### (三)辅助检查

妇科检查可排除器质性病灶;诊断性刮宫术可止血和排除子宫内膜病变,但并非所有患者都适合诊刮;宫腔镜检查可直接观察子宫内膜情况,并可在宫腔镜直视下选择病变区进行活体组织检查,诊断价值较高;基础体温测定是测定有无排卵的简单易行方法;宫颈黏液结晶检查于经前出现羊齿植物状结晶,提示卵巢无排卵。可酌情测定血清黄体酮或尿孕二酮,以确定有无排卵。

## 六、护理诊断/合作性问题

### (一)焦虑

与担心疾病性质及治疗效果有关。

### (二)有感染的危险

与阴道不规则出血致严重贫血,机体抵抗力下降有关。

### (三)疲乏

与子宫出血导致的继发性贫血有关。

## 七、护理目标

(1)患者焦虑症状缓解,能坚持规范治疗。

(2)患者住院期间无感染发生。

(3)患者能够完成日常活动。

## 八、护理措施

### (一)一般护理

嘱患者合理安排工作和学习,适当休息,保证充分的睡眠。患者体质往往较差,应加强营养,进食含铁剂较多的食物如猪肝、瘦肉、蛋黄等,保证患者获得足够的营养。必要时补充铁剂、维生素 C、蛋白质,甚至输血。

### (二)心理护理

鼓励患者表达其内心感受,解除其思想顾虑,树立其战胜疾病的信心;也可通过看电视、听广播等方式分散患者的注意力。

### (三)病情监测

严密观察患者体温、脉搏、子宫体压痛,监测白细胞计数和分类,及早识别感染的征象;同时做好会阴护理,保持局部清洁。如有感染征象,及时与医师联系,并遵医嘱使用抗生素。监测并记录患者出入量,嘱患者保留出血期间使用的会阴垫,以便估计出血量。

### (四)治疗护理

遵医嘱应用药物,嘱患者按时、按量服用性激素药物,不得随意停服和漏服,以免因性激素使用不当引起子宫出血;药物减量必须按规定在止血后才能开始,每 3 日减量 1 次,每次减量不超过原剂量的 1/3,直至维持量;维持量服用期间,通常按停药后撤退性出血的时间,与患者上一次行经时间相应考虑;指导患者治疗期间严格遵医嘱正确用药,如出现不规则阴道流血,应及时就诊。如需手术治疗,做好术前准备、术中配合和术后护理。

## 九、护理评价

(1)患者心态平和,情绪稳定,能积极配合治疗。

(2)患者未发生感染。

(3)患者在他人的帮助下提高对生活的耐受能力。

## 十、健康指导

(1)指导患者保持身心健康,注意增加营养,适当锻炼身体,保证充足的睡眠和情绪稳定。

(2)指导患者避免剧烈活动,保持会阴部清洁,勤换内裤、卫生巾,禁止盆浴、性交。

(3)指导患者测定基础体温,协助诊断功血类型。

# 第二节　闭经

闭经为妇科常见症状,表现为无月经或月经停止。根据既往有无月经来潮分为原发性和继发性两类。原发性闭经是指年龄超过 15 岁、第二性征已发育、月经尚未来潮,或年龄超过13 岁尚无第二性征发育者;继发性闭经指正常月经周期建立后停止 6 个月,或按自身原来月经周期计算停经 3 个月以上者。继发性闭经发生率明显高于原发性闭经。青春期前、妊娠期、哺乳期及绝经后的月经不来潮均属生理现象,本节不予讨论。

## 一、病因及发病机制

正常月经的建立、维持有赖于下丘脑垂体卵巢轴的神经内分泌调节,以及子宫内膜对性激素的周期性反应,其中任何一个环节发生障碍都可导致闭经。原发性闭经较少见,一般由于遗传学原因或先天性发育缺陷引起,分为第二性征存在的原发性闭经和第二性征缺乏的原发性闭经。前者包括米勒管发育不全综合征、雄激素不敏感综合征、对抗性卵巢综合征、生殖道闭锁和真两性畸形;后者包括低促性腺激素性腺功能减退和高促性腺激素性腺功能减退。继发性闭经病因较复杂,根据控制正常月经周期的环节,按病变部位分为以下几种。

### (一)下丘脑性闭经

最常见,以功能性原因为主。

**1.精神应激**

突然或长期的精神紧张、焦虑、生活环境改变等均可引起神经内分泌障碍而导致闭经。其机制可能与应激状态下下丘脑分泌促肾上腺皮质激素释放激素和皮质激素增多,进而刺激内源性阿片肽分泌,抑制下丘脑分泌促性腺激素释放激素和垂体分泌促性腺激素有关。

**2.体重下降和神经性厌食**

1 年内体重下降 10％左右和严重的神经性厌食可出现闭经。进行性消瘦可使促性腺激素释放激素下降,使促性腺激素和雌激素水平低下。

**3.运动性闭经**

长期剧烈运动可导致闭经。肌肉/脂肪比率增加可使月经异常。另外,运动剧增后促性腺激素释放激素的释放功能受到抑制,进而使黄体生成素释放受抑制,也可引起闭经。

**4.药物性闭经**

长期应用甾体类避孕药及某些药物,如吩噻嗪衍生物、利血平等可导致闭经。其作用机制为药物抑制下丘脑分泌促性腺激素释放激素或通过抑制下丘脑多巴胺,使垂体分泌催乳激素增多。药物引起的闭经通常是可逆的,停药后 3～6 个月,月经多能自然恢复。

**5.颅咽管瘤**

较为罕见,瘤体增大可压迫下丘脑和垂体引起闭经。

### (二)垂体性闭经

垂体前叶器质性病变或功能失调可影响促性腺激素的分泌而导致闭经。

1.垂体梗死

常见的为希恩综合征,由于产后大出血导致垂体(尤其是腺垂体)促性腺激素分泌细胞缺血坏死,引起腺垂体功能低下而引起闭经。

2.垂体肿瘤

引起闭经的机制为肿瘤分泌激素抑制促性腺激素释放激素的分泌和(或)压迫分泌细胞,使促性腺激素分泌减少。如常见的催乳素细胞肿瘤可引起闭经泌乳综合征。

3.空蝶鞍综合征

蝶鞍隔因先天性发育不全、肿瘤或手术破坏,使脑脊液流入蝶鞍的垂体窝,使蝶鞍扩大,垂体受压缩小,称为空蝶鞍。当垂体柄受脑脊液压迫而使下丘脑与垂体间的门静脉循环受阻时,出现闭经和 PRL 血症。

**(三)卵巢性闭经**

卵巢分泌的性激素水平低下,子宫内膜不发生周期性变化而导致闭经。

1.卵巢早衰

女性 40 岁以前由于卵巢内卵泡耗竭或医源性损伤导致卵巢功能衰竭,称为卵巢早衰。以低雌激素及高促性腺激素为特征,表现为继发性闭经,常伴围绝经期症状。

2.卵巢功能性肿瘤

卵巢支持间质细胞瘤,产生过量雄激素抑制下丘脑垂体卵巢轴功能而闭经;卵巢颗粒卵泡膜细胞瘤,持续分泌雌激素抑制排卵,使子宫内膜持续增生而闭经。

3.多囊卵巢综合征

以长期无排卵及高雄激素血症为特征。

**(四)子宫性闭经**

月经调节功能正常,第二性征发育也往往正常,因子宫内膜受到破坏或子宫内膜对卵巢性激素不能产生正常的反应而导致闭经。

1.Asherman 综合征

为子宫性闭经最常见的原因。多因人工流产刮宫过度,或产后、流产后出血刮宫损伤子宫内膜,导致宫腔粘连而闭经。

2.手术切除子宫或放疗

破坏子宫内膜而闭经。

**(五)其他**

其他内分泌功能异常也可引起闭经,如甲状腺功能减退或亢进、肾上腺皮质功能亢进、肾上腺皮质肿瘤等。

## 二、辅助检查

生育年龄妇女闭经首先需排除妊娠。通过病史及体格检查对闭经的病因及部位有初步了解,再通过有选择的辅助检查明确诊断。

**(一)子宫功能检查**

了解子宫、子宫内膜状态及形态。

1.诊断性刮宫

适用于已婚妇女,了解宫腔深度和宽度,宫颈管或宫腔有无粘连。做子宫内膜病理学检查可了解子宫内膜对卵巢激素的反应,还可确定子宫内膜结核的诊断。

2.子宫输卵管碘油造影

了解生殖系统有无发育不良、畸形、结核及宫腔粘连等病变。

3.宫腔镜检查

了解有无宫腔粘连、可疑的结核病灶。

4.药物撤退试验

用于评估体内雌激素水平,以确定闭经程度。

(1)孕激素试验:黄体酮 20mg 肌内注射,每日 1 次,连用 5 日。停药后 3～7 日出现撤药性出血(阳性反应),提示子宫内膜已受一定雌激素影响。若无撤药性出血(阴性反应),说明患者体内雌激素水平低下,应进行雌孕激素序贯试验。

(2)雌孕激素序贯试验:每晚口服已烯雌酚 1mg,连续 20 日,最后 10 日加用甲羟黄体酮,每日 10mg,停药后 3～7 日出现撤药性出血(阳性反应),提示子宫内膜功能正常,可排除子宫性闭经,引起闭经的原因是雌激素水平低落,应进一步寻找原因。若无撤药性出血(阴性反应),提示子宫内膜有缺陷或被破坏,可诊断为子宫性闭经。

**(二)卵巢功能检查**

通过基础体温测定、宫颈黏液结晶检查、阴道脱落细胞学检查,以及血雌二醇、黄体酮、睾酮的放射免疫测定,了解排卵情况和患者体内激素水平。

**(三)垂体功能检查**

1.血尿促卵泡素、黄体生成素、催乳素放射免疫测定

催乳素＞25μg/L 称为高催乳素血症,催乳素升高者测定促甲状腺激素,促甲状腺激素升高提示甲状腺功能减退;促甲状腺激素正常,而催乳素＜100μg/L,行头颅 CT 或 MRI 检查,以排除垂体肿瘤。催乳素正常者应测定垂体促性腺激素水平,若两次测定尿促卵泡素＞40U/L 提示卵巢功能衰退;若黄体生成素＞25U/L,应高度怀疑多囊卵巢综合征;若尿促卵泡素及黄体生成素＜5U/L,提示垂体功能减退,病变可能在垂体或下丘脑。

2.垂体兴奋试验

又称促性腺激素释放激素刺激试验,了解垂体对促性腺激素释放激素的反应性。将黄体生成激素释放激素 100μg 溶于 5mL 的生理盐水中,30 秒内静脉注射完毕。于注射前及注射后 15 分钟、30 分钟、60 分钟、120 分钟分别采血测定黄体生成素含量。若注射 15～60 分钟黄体生成素较注射前高 2～4 倍,提示垂体功能正常,病变在下丘脑;若多次重复试验,黄体生成素仍无升高或升高不显著,说明垂体功能减退,如希恩综合征。垂体肿瘤者应做蝶鞍 X 线、CT 或 MRI 检查。

**(四)其他检查**

必要时可做染色体核型分析、内分泌激素测定等。

### 三、治疗要点

#### (一)增强体质,供给足够营养,保持标准体重

对应激或精神因素所致的闭经,应进行心理治疗,消除精神紧张和焦虑。对运动性闭经者应适当减少运动量。

#### (二)病因治疗

闭经因器质性疾病引起者,应针对病因进行治疗。如先天性畸形,如处女膜闭锁、阴道横隔或阴道闭锁,可行手术切开或成形术,使经血畅流。Asherman 综合征可在宫腔镜直视下,行宫颈宫腔粘连分离后放置避孕环。子宫内膜结核导致闭经者,应积极抗结核治疗。

#### (三)激素治疗

明确病因后,给予相应激素治疗,以补充机体激素不足或拮抗激素过多,达到治疗的目的。

1.性激素替代疗法

对先天性卵巢发育不全、卵巢功能早衰者可用性激素替代治疗。

(1)雌激素补充疗法:适用于无子宫者,结合雌激素每日 0.625mg 或微粒化 17β 雌二醇每日 1mg,连用 21 日,停药 1 周后重复给药。

(2)雌孕激素人工周期疗法:适用于有子宫者,上述雌激素连服 21 日,最后 10 日同时给予甲羟黄体酮每日 6～10mg。

(3)孕激素疗法:适用于体内有一定内源性雌激素水平的闭经患者,可于月经周期后半期口服甲羟黄体酮每日 6～10mg,共 10 日。

2.促进排卵

适用于有生育要求的患者。

(1)氯米芬:是最常用的促排卵药物。适用于体内有一定内源性雌激素水平的患者,自月经第 5 日起,每日 50～10mg,连用 5 日。

(2)促性腺激素:适用于对氯米芬促排卵失败者及低促性腺激素者。临床上常用的促性腺激素制剂有:①尿促性腺激素(HMG):自撤药性出血第 5 日起,每日注射尿促性腺激素 75～150U,连续 7 日。②绒毛膜促性腺激素(hCG):可与其他促排卵药物联合应用。B 超监测卵泡发育接近正常时,可大剂量肌内注射绒毛膜促性腺激素 5000～10000U 以诱发排卵,并发症为多胎妊娠和卵巢过度刺激综合征。

(3)促性腺激素释放激素(GnRH):利用其天然制品促排卵,适用于下丘脑性闭经。

3.溴隐亭

为多巴胺受体激动剂,通过与垂体多巴胺受体结合抑制垂体催乳素(PRL)的分泌,并能抑制卵巢肿瘤的生长。单纯高催乳素血症者,每日 2.5～5mg,一般在服药的第 5～6 周能使月经恢复。垂体催乳素瘤者,每日 5.0～7.5mg,敏感者服药 3 个月后肿瘤明显缩小。

4.其他激素治疗

(1)肾上腺皮质激素:适用于先天性肾上腺皮质增生症导致的闭经,可用泼尼松或地塞米松。

(2)甲状腺素:适用于甲状腺功能减退引起的闭经,可用甲状腺片。

#### 四、护理评估

##### （一）健康史

评估患者年龄、月经史（包括初潮年龄、月经周期、经期、经量、闭经时间及伴随症状）、发病前有无引起闭经的原因。已婚女性需详细询问其生育史及产后有无并发症史。

##### （二）身心状况

注意观察患者的精神状态、营养及全身发育情况，测量身高、体重、四肢与躯干比例；第二性征发育，如音调、乳房发育、阴毛及腋毛发育情况，挤压乳腺有无乳汁分泌等。卵巢及垂体性闭经可有性腺及性征发育不良，子宫性闭经可有子宫畸形、阙如，多囊卵巢综合征者有多毛、肥胖等。闭经对患者有较大的影响，患者会产生很大的心理压力，情绪低落，丧失信心，而不良的心理反应又会加重闭经。

##### （三）辅助检查

生育年龄妇女闭经应首先排除妊娠，然后区分是原发性闭经还是继发性闭经。

#### 五、护理诊断/合作性问题

##### （一）营养不良

与体重过轻有关。

##### （二）功能障碍性悲哀

与担心丧失女性形象有关。

##### （三）精神困扰

与担心疾病对自身健康、生育能力、性生活的影响有关。

#### 六、护理目标

（1）患者加强营养，体重增加。

（2）患者能主动诉说病情与忧虑。

（3）患者能接受闭经的现实，客观评价自己，并能积极配合治疗。

#### 七、护理措施

##### （一）一般护理

供给充足的营养，增强体质，合理安排工作和学习，保证足够的睡眠，劳逸结合。

##### （二）心理护理

多与患者沟通交流，使患者正确认识闭经与女性特征、生育及健康的关系，减轻其心理压力，提高自我形象的认识，鼓励患者多进行社交，保持心情舒畅，正确对待疾病。

##### （三）治疗配合

向患者说明性激素的作用、不良反应、剂量及具体用药方法等问题，指导患者正确用药。

#### 八、护理评价

（1）患者营养状况得到改善。

（2）治疗期间，患者能与病友交流病情和治疗感受。

（3）患者能主动配合治疗方案。

### 九、健康教育

指导患者以客观的态度评价自我，维持良好的情绪，积极接受正规治疗。对有明显性格缺陷的妇女，应指导并帮助她们提高对外界的适应能力，保持情绪的稳定性。

# 第三节  痛经

在月经前后或月经期出现下腹疼痛、坠胀、腰酸或其他不适，影响工作和生活质量者，称为痛经。痛经分为原发性和继发性两类，原发性痛经指生殖器官无器质性病变，继发性痛经指由于盆腔器质性疾病（如子宫内膜异位症、盆腔炎等）引起的痛经。本节只叙述原发性痛经。

### 一、病因及发病机制

原发性痛经的发生主要与月经时子宫内膜释放前列腺素增多有关，过多的前列腺素致使子宫过度收缩，血管痉挛，造成子宫缺血、缺氧状态，而产生分娩样痉挛性绞痛。此外，原发性痛经还受内分泌、遗传、环境、精神等因素的影响，疼痛的主观感受也与个体痛阈有关。无排卵的增生期子宫内膜因无黄体酮刺激，所含前列腺素浓度很低，通常不发生痛经。

### 二、临床表现

原发性痛经在青春期多见，常在初潮后 1～2 年发病；下腹痛是主要症状，疼痛多自月经来潮后开始，月经第 1 日疼痛最剧烈，持续 2～3 日后逐渐缓解。疼痛多位于下腹耻骨上，可放射至腰骶部、外阴、肛门及大腿内侧，呈痉挛性，可伴随恶心、呕吐、腹泻、头晕、乏力等症状。妇科检查多无异常发现。

### 三、辅助检查

原发性痛经可行 B 超检查和腹腔镜检查，以排除器质性病变，如子宫内膜异位症、子宫腺肌病、子宫肌瘤、盆腔粘连、盆腔感染等疾病。

### 四、治疗要点

原发性痛经的治疗避免精神过度紧张，对症治疗，以止痛、镇静为主。可使用药物解痉、止痛，并配以腹部局部热敷及进食热的饮品。

#### (一)前列腺素合成酶抑制剂

月经来潮即开始服药，连服 2～3 日。常用的药物有布洛芬，200～400mg，每日 3～4 次；或酮洛芬 50mg，每日 3 次。

#### (二)口服避孕药

通过抑制排卵减少月经血前列腺素的含量，适用于要求避孕的痛经妇女，有效率可达90％以上。

### 五、护理评估

#### (一)健康史

询问患者的年龄、月经史及婚育史，询问诱发痛经的相关因素，疼痛的时间、性质、程度及伴随的症状等。

**（二）身心状况**

妇科检查无明显器质性病变,痛经往往使患者产生怨恨自己是女性而感到痛苦的心理,表现为烦躁、易怒、紧张等情绪激动,或焦虑、抑郁、恐惧等情绪低落的心理变化。

**（三）辅助检查**

为排除器质性病变,可行 B 超检查和腹腔镜检查。

## 六、护理诊断/合作性问题

**（一）疼痛**

与子宫痉挛、精神紧张有关。

**（二）焦虑、恐惧**

与长期痛经有关。

## 七、护理目标

（1）患者痛经得到缓解。

（2）患者月经来潮前及经期无焦虑、恐惧感。

## 八、护理措施

**（一）一般护理**

增强体质,保证足够的睡眠,劳逸结合,热敷或按摩下腹部或进食热的饮料。

**（二）心理护理**

重视患者的心理护理,讲解有关痛经的生理知识,告诉患者原发性痛经不影响生育,且生育后痛经可缓解或消失,从而解除患者的焦虑、紧张、恐惧心理。

**（三）治疗护理**

指导患者遵医嘱口服避孕药、前列腺素合成酶抑制剂等药物,告知患者痛止即应停药,防止药物成瘾。

## 九、护理评价

（1）患者诉说痛经症状减轻,并能列举减轻疼痛的应对措施。

（2）患者焦虑、恐惧感减少,在生理和心理上的舒适度增加。

## 十、健康教育

（1）向患者阐明月经期可能出现的生理反应,讲解有关痛经的生理知识,指导患者放松身心,克服经期恐惧感。

（2）进行月经期的保健指导工作,如注意经期卫生,经期禁止性生活,注意保暖及充足睡眠,加强营养。经期避免进食生冷、辛辣刺激性饮食。

# 第四节　经前期综合征

经前期综合征是指妇女反复在黄体期周期性出现影响日常生活和工作的躯体、精神以及行为方面改变的综合征。严重者影响生活质量,月经来潮后,症状自然消失。

## 一、病因

引起经前期综合征的原因仍不清楚,可能是雌、孕激素比例失调,前列腺素过多,醛固酮增多,缺乏维生素 $B_6$ 以及精神因素等引起。

### (一)卵巢激素失调

以前认为雌、孕激素水平比例失调是经前期综合征的发病原因。由于孕激素水平不足,雌激素水平相对过高引起,也可能由于组织对孕激素敏感性失常所致。但近年来的研究发现,补充孕激素不能有效地缓解症状,而补充雌孕激素合剂减少性激素周期性生理性变动,能有效缓解症状。

### (二)神经递质异常

经前期综合征妇女在黄体后期循环中类阿片肽浓度异常下降,表现内源性类阿片肽撤退症状,影响精神、神经及行为方面的改变。

### (三)精神社会因素

部分患者精神症状突出,且情绪紧张时常使原有症状加重,提示社会环境与患者的精神心理因素间的相互作用参与了疾病的发生。

## 二、临床表现

### (一)症状

多见于 25～45 岁妇女,具有周期性发作的特点。症状常出现于月经前 1～2 周,月经来潮后迅速明显减轻至消失。主要症状有两大类。

1.精神行为改变

表现为精神紧张、失眠、恐惧、情绪不稳定,忧愁焦虑、疲乏,饮食、性欲改变,思想不集中,工作效率低,意外事故倾向,甚至出现犯罪行为或产生自杀意图。

2.身体症状

由于水、钠潴留使患者体重增加、运动协调功能减退。手、足、颜面水肿;腹壁及内脏水肿时感觉腹部胀满;乳房水肿时出现乳房胀痛;胃肠道黏膜水肿时有恶心、呕吐或大便稀薄。严重者出现少尿。

### (二)体征

全身检查有水肿体征。妇科检查无异常发现。

### (三)辅助检查

心脏 B 超、肝肾功能检查等,以排除其他疾病。

## 三、处理原则

临床以帮助患者调整心理状态,给予心理安慰与疏导,让精神放松等处理。严重者给予心理治疗、抗抑郁、利尿、镇静、止痛等。阿普唑仑经前用药,0.25mg,每日 2～3 次口服,用至月经来潮第 2～3 日,维生素 $B_6$ 10～20mg,每日 3 次,可改善症状。

## 四、护理评估

### (一)健康史

评估患者生理、心理方面的疾病史,既往妇科、产科等病史,排除一些潜在的因素,如甲状腺功能不全、子宫肌瘤和精神方面疾病。

### (二)身心状况

了解月经前 7～14 日,出现一种周期性的身体症状,包括乳房胀痛不适、水肿、体重增加、腹胀、疲劳、腰背疼痛、头痛等。注意与轻度精神病及心、肝、肾等疾病引起的水肿相鉴别。妇科检查常无异常。了解患者的心理方面的症状,包括紧张、焦虑、沮丧、不安、情绪起伏不定等,并评估焦虑的程度。

### (三)辅助检查

心脏 B 超、肝肾功能检查等,排除其他器质性病变。

## 五、护理诊断/合作性问题

### (一)焦虑

与黄体期体内内啡肽浓度改变有关。

### (二)体液过多

与雌、孕激素比例失调有关。

### (三)舒适的改变

与胃肠道黏膜水肿有关。

## 六、护理目标

(1)患者在月经来潮前 2 周及月经期能够消除焦虑。

(2)患者能够叙述水肿的促成因素和预防水肿的办法。

(3)患者在月经来潮前 2 周及月经期无恶心症状出现。

## 七、护理措施

### (一)心理护理

对患者进行心理安慰与疏导,帮助患者调整心理状态,认识疾病和树立自信心,使患者精神放松。

### (二)指导饮食

饮食均衡,有水肿者限制盐分、糖分、咖啡因、酒精的摄入。

### (三)加强锻炼

有氧运动如舞蹈、慢跑、游泳等对于肌肉张力具有镇定的作用。经前注意劳逸结合,避免精神紧张。

### (四)指导应对压力的技巧

教会患者做一些放松活动,如腹式呼吸、生物反馈训练、渐进性肌肉松弛等。

### (五)指导使用药物

遵医嘱指导患者经前期服用阿普唑仑、维生素 $B_6$ 等。

## 八、护理评价

(1)患者消除焦虑感,正确应对月经来潮。

(2)患者水肿减轻。

(3)患者无恶心出现。

## 九、健康教育

向患者和家属讲解可能造成经前期紧张综合征的原因、症状、目前临床常用的处理措施,指导患者记录月经周期,帮助患者获得家人的支持,指导患者放松身心、劳逸结合,适当运动,增强自我控制的能力。

# 第五节　绝经综合征

绝经综合征是指妇女绝经前后出现性激素波动或减少所致的一系列躯体及精神心理症状。绝经分为自然绝经和人工绝经。自然绝经是指卵巢内卵泡生理性耗竭所致的绝经。人工绝经是指两侧卵巢经手术切除或放射线照射等所致的绝经。人工绝经者更易发生绝经综合征。

## 一、病因及发病机制

卵巢功能衰退是引起绝经综合征的主要原因,雌激素、孕激素分泌减少,内分泌平衡状态发生变化,下丘脑和自主神经功能失调,从而产生不同程度的自主神经系统功能变化的临床症状。

### (一)雌激素

卵巢功能衰退最早的征象是卵泡对尿促卵泡素的敏感性降低。因尿促卵泡素升高对卵泡过度刺激,引起雌二醇分泌过多,致雌激素水平波动很大,甚至高于正常卵泡期水平。整个绝经过渡期雌激素不呈逐渐下降趋势,而是在卵泡生长发育停止时,雌激素水平才下降。

### (二)孕激素

在绝经过渡期,卵巢尚有排卵功能,因此仍有黄体酮分泌。因卵泡期延长,黄体功能不良,导致黄体酮分泌减少,绝经后无黄体酮分泌。

### (三)雄激素

绝经后雄激素来源于卵巢间质细胞及肾上腺,总体雄激素水平下降。

### (四)促性腺激素

绝经过渡期尿促卵泡素水平升高,呈波动型,黄体生成素仍在正常范围,尿促卵泡素/黄体生成素<1。绝经后雌激素水平下降,导致下丘脑释放促性腺激素释放激素增加,刺激垂体释放尿促卵泡素和黄体生成素增加,其中尿促卵泡素增加较黄体生成素更显著,尿促卵泡素/黄体生成素>1。

### (五)促性腺激素释放激素

绝经后促性腺激素释放激素分泌增加,并与黄体生成素相平衡。

### (六)抑制素

围绝经期妇女抑制素水平下降,较雌二醇下降早且明显,可能成为反映卵巢功能衰退更敏感的指标。

## 二、临床表现

### (一)近期症状

1.月经改变

月经紊乱是绝经过渡期的常见症状,表现为月经周期不规则、持续时间长及月经量增多。

2.血管舒缩症状

主要表现为潮热,为血管舒缩功能不稳定所致,是雌激素降低的特征性表现。其特点是反复出现短暂的面部、颈部及胸部皮肤阵阵发红,伴有发热,继之出汗,持续 1～3 分钟。该症状可持续 1～2 年,有时长达 5 年或更长,可严重影响妇女的工作、生活和睡眠,是绝经后妇女进行性激素治疗的主要原因。

3.神经精神症状

易激动、抑郁、记忆力减退、注意力不集中等。

4.自主神经失调症状

常出现心悸、眩晕、头痛、失眠、耳鸣等自主神经失调症状。

### (二)远期症状

1.泌尿生殖道症状

主要表现为泌尿生殖道萎缩,出现阴道干涩、性交困难及反复阴道炎、尿路感染。

2.骨质疏松

绝经后妇女雌激素缺乏使骨质吸收增加,导致骨质快速丢失而出骨质疏松,严重者可致骨折。

3.阿尔茨海默病

绝经后妇女比老年男性患病率高,可能与绝经后雌激素水平下降有关。

4.心血管疾病

绝经后妇女糖脂代谢异常增加,动脉粥样硬化、心肌梗死、高血压的发病风险较绝经前明显增加,可能与雌激素低下有关。

## 三、辅助检查

### (一)尿促卵泡素值及雌二醇值测定

绝经过渡期血清尿促卵泡素>10U/L,提示卵巢储备功能下降。闭经、血尿促卵泡素>40U/L 且雌二醇<10～20pg/mL,提示卵巢功能衰退。

### (二)氯米芬兴奋试验

月经第 5 日口服氯米芬,每日 50mg,共 5 日,停药第 1 日测血清尿促卵泡素>12U/L,提示卵巢储备功能降低。

## 四、治疗要点

绝经综合征采用心理和药物综合治疗,早期发现、有效预防骨质疏松、动脉硬化等老年性疾病。雌激素替代治疗仅用于因雌激素水平低下而症状严重者。

### (一)一般治疗

围绝经期神经精神症状可因神经类型不稳定或精神状态不健全而加剧,应进行心理治疗。必要时选用适量镇静剂,以助于睡眠。谷维素有助于调节自主神经功能,口服 20mg,每日 3次。围绝经期妇女应注意锻炼身体,增加日晒时间,摄入足量的蛋白质及含钙丰富的食物,预防骨质疏松。

### (二)激素补充治疗

**1.适应证**

主要用于缓解血管舒缩功能及泌尿生殖道萎缩症状,也是预防骨质疏松的有效方法。

**2.禁忌证**

以下情况禁用:乳腺癌、子宫内膜癌、生殖道异常出血、性激素依赖性恶性肿瘤、6个月内活动性血栓病、严重肝肾功能障碍等;以下情况慎用:心脏病、偏头痛、肝胆疾病史、子宫内膜癌病史、血栓性疾病史、乳腺良性疾病和乳腺癌家族史等。

**3.制剂及剂量选择**

(1)雌激素制剂:原则上应选择天然制剂。常用雌激素有:①戊酸雌二醇:每日口服0.5~2mg;②结合雌激素:每日口服0.3~0.625mg;③17β雌二醇经皮贴膜:有每周更换2次和每周更换1次剂型;④尼尔雌醇:为合成长效雌三醇衍生物,每2周服用1~2mg。

(2)孕激素制剂:常用甲羟黄体酮,每日口服2~6mg;还可选择微粒化黄体酮,每日口服100~300mg。

**4.用药途径及方案**

(1)口服:主要优点是血药浓度稳定,但对肝有一定的损害,有肝疾病或血栓栓塞性疾病者禁用。口服法的方案:①模拟自然月经周期,雌激素每周期应用21~25日,后10~14日加用孕激素,然后停药6~8日。适用于较年轻的绝经早期妇女。②雌激素+孕激素,每日同时口服雌激素及孕激素,连续性用药,不发生撤药性出血,适用于年龄较长或不愿意有月经样出血的绝经后期妇女。③单用雌激素治疗,适用于子宫已切除的妇女。

(2)胃肠道外途径:可缓解潮热,防止骨质疏松,避免肝脏首过效应,对血脂影响较小。①经阴道给药:常用药物有雌三醇栓、雌二醇阴道环及雌激素霜,主要用于治疗下泌尿生殖道低雌激素症状;②经皮肤给药:包括皮肤贴膜及涂胶,主要药物为17β雌二醇,每周使用1~2次。

**5.用药时间**

选择最小剂量且有效的短时间用药,在卵巢功能开始衰退并出现绝经症状后即可开始应用,治疗期以3~5年为宜。应定期评估,明确受益大于风险才可继续应用。停止雌激素治疗时,应缓慢减药,逐步停药,防止症状复发。

**6.不良反应及危险性**

(1)子宫出血:性激素替代治疗时的子宫异常出血,多为突破性出血,应高度重视,查明原因,必要时行诊断性刮宫,以排除子宫内膜病变。

(2)性激素不良反应:①雌激素剂量过大可引起乳房肿胀、白带增多、头痛、水肿、色素沉着等;②孕激素剂量过大可引起易怒、抑郁、乳房胀痛、水肿等,患者常不宜耐受。

(3)子宫内膜癌:长期单用雌激素,可使子宫内膜癌危险性增加。联合应用孕激素,不增加子宫内膜癌发病风险。

(4)卵巢癌:长期应用激素替代疗法,可增加卵巢癌的发病风险。

(5)乳腺癌:应用天然或接近天然的雌孕激素可使增加乳腺癌的发病风险减少,乳腺癌患者仍是激素替代疗法的禁忌证。

(6)心血管疾病及血栓性疾病:激素补充治疗对降低心血管疾病发生有益,但一般不主张激素补充治疗作为心血管疾病的二级预防。

### (三)非激素类药物

1.选择性 5 羟色胺再摄取抑制剂

帕罗西汀 20mg,每日 1 次,晨起口服,可有效改善血管舒缩症状及神经精神症状。

2.钙剂

氨基酸螯合钙胶囊,每日 1 粒,口服,可减缓骨质丢失。

3.维生素 D

适用于围绝经期妇女、缺少户外运动者,每日口服 400～500U,与钙剂合用有利于钙剂吸收。

## 五、护理评估

### (一)健康史

评估患者月经史、婚育史,既往妇科、产科等病史,排除其他潜在的因素(如子宫肌瘤、甲状腺功能不良等)。

### (二)身心状况

绝经综合征患者的症状包括围绝经期妇女易发生失眠、多虑、抑郁、易激动等情绪反应。

### (三)辅助检查

根据病情可选择血常规、尿常规、心电图及血脂检查,B 超、宫颈刮片及诊断性刮宫等一系列检查,可进一步了解病情。

## 六、护理诊断/合作性问题

### (一)自我形象紊乱

与月经紊乱、出现围绝经期综合征症状有关。

### (二)焦虑

与围绝经期内分泌改变、个性特点、精神因素等有关。

### (三)有感染的危险

与内分泌及局部组织结构改变,抵抗力低下有关。

## 七、护理目标

(1)患者能积极参与社会活动,正确评价自己。

(2)患者焦虑缓解,能坚持规范治疗。

(3)患者住院期间无感染发生。

## 八、护理措施

### (一)一般护理

对围绝经期妇女进行饮食和运动指导;增加钙质和维生素 D 的摄取,规律的运动(如散步)等可维持良好的肌张力,延缓骨质疏松的发生。

### (二)心理护理

帮助患者了解围绝经期是正常的生理过程,使其掌握必要的保健知识,消除恐惧和焦虑。

**(三)治疗护理**

帮助患者了解用药目的、药物剂量、适应证、禁忌证等。激素替代治疗必须在专业医师指导下进行,督促长期使用雌激素者接受定期随访。

**九、护理评价**

(1)患者认识到绝经是女性正常生理过程,能以乐观、积极的态度对待自己,参与社区活动。

(2)患者与家人、亲戚及朋友关系融洽,互相理解。3.围绝经期间无感染性疾病发生。

**十、健康教育**

(1)使患者及家属认识到绝经是一个生理过程,帮助患者消除因绝经变化产生的恐惧心理。

(2)宣传雌激素补充疗法的有关知识,如适应证、禁忌证、用法等。

# 第六节　多囊卵巢综合征

多囊卵巢综合征(PCOS)是最常见的妇科内分泌疾病之一。以雄激素过高的临床或生化表现、持续无排卵、卵巢多囊改变为特征,常伴有胰岛素抵抗和肥胖。

**一、病因及发病机制**

多囊卵巢综合征的病因至今尚未阐明。目前研究认为,本病可能是某些遗传基因与环境因素相互作用所致。其内分泌特征有:①雄激素过多;②雌酮过多;③黄体生成素/卵泡雌激素比值增大;④胰岛素过多。产生这些变化的可能机制包括以下三个方面。

**(一)下丘脑**

垂体卵巢轴调节功能异常由于垂体对促性腺激素释放激素敏感性增加,分泌过量黄体生成素,刺激卵巢间质、卵泡膜细胞产生过量雄激素。卵巢内高雄激素会抑制卵泡成熟,不能形成优势卵泡。卵巢中的小卵泡仍能分泌相当于早卵泡期水平的雌二醇,另外,雄烯二酮在外周组织芳香化酶的作用下转化为雌酮,形成高雌酮血症。持续分泌的雌酮和一定水平的雌二醇作用于下丘脑及垂体,对黄体生成素分泌呈正反馈,使黄体生成素分泌幅度和频率增加,呈持续高水平状态,无周期性,不形成月经中期黄体生成素峰,故无排卵发生。雌激素又对尿促卵泡素分泌呈负反馈,使尿促卵泡素水平相对降低,黄体生成素/卵泡雌激素比值增大。高水平黄体生成素又促进卵巢分泌雄激素,低水平尿促卵泡素持续刺激,使卵巢内小卵泡停止发育,无优势卵泡形成,从而形成雄激素过多、持续无排卵的恶性循环,导致卵巢多囊样改变。

**(二)胰岛素抵抗和高胰岛素血症**

外周组织对胰岛素的敏感性降低,胰岛素的生物学效能低于正常,称为胰岛素抵抗。约50%的患者存在不同程度的胰岛素抵抗及代偿性高胰岛素血症。过量胰岛素作用于垂体的胰岛素受体,可增强黄体生成素的释放并促进卵巢和肾上腺素分泌雄激素,通过抑制肝性激素结合球蛋白合成,使游离睾酮增加。

### (三)肾上腺内分泌功能异常

50％的患者存在脱氢表雄酮及脱氢表雄酮硫酸盐升高,可能与肾上腺皮质网状带P450c17α酶活性增加、肾上腺细胞对促肾上腺皮质激素敏感性增加和功能亢进有关。脱氢表雄酮硫酸盐升高提示过多的雄激素可能来自肾上腺。

## 二、病理

### (一)卵巢变化

大体检查:双侧卵巢均匀性增大,为正常妇女的 2～5 倍,灰白色,包膜增厚、坚韧。切面见卵巢白膜均匀性增厚,较正常白膜厚 2～4 倍,白膜下可见大小不等、12 个以上囊性卵泡,直径为 2～9mm。镜下见白膜增厚、硬化,皮质表层纤维化,细胞少,血管显著存在。

### (二)子宫内膜变化

因无排卵,子宫内膜长期受雌激素刺激,呈现不同程度的增生性改变,如单纯型增生、复杂型增生、不典型增生。长期持续无排卵增加子宫内膜癌发生的概率。

## 三、临床表现

多囊卵巢综合征多于青春期起病,主要临床表现为月经失调、不孕,多毛与痤疮,肥胖和黑棘皮症。

### (一)月经失调

为最主要症状。多表现为月经稀发,闭经,也可表现为不规则子宫出血,经期或经量无规律性。

### (二)不孕

生育期妇女因排卵障碍导致不孕。

### (三)多毛与痤疮

为高雄激素血症最常见的表现。出现不同程度多毛,阴毛浓密呈男性型倾向,延及肛周、腹股沟、腹中线,也有上唇细须、乳晕周围出现长毛等情况。因体内雄激素积聚刺激皮脂腺分泌旺盛,常出现油脂性皮肤和痤疮。

### (四)肥胖

50％以上患者体重指数≥25kg/m2,多表现为腹部肥胖(腰围/臀位≥0.80)。肥胖与胰岛素抵抗、雄激素过多、游离睾酮比例增加及瘦素抵抗有关。

### (五)黑棘皮症

于阴唇、颈背部、腋下、乳房下和腹股沟等处皮肤皱褶部位出现灰褐色色素沉着,呈对称性、皮肤增厚,质地柔软。

## 四、辅助检查

### (一)基础体温测定

表现为单相型基础体温曲线。

### (二)B超检查

可见卵巢增大,包膜回声增强,一侧或两侧卵巢内各有 12 个以上直径为 2～9mm 的无回声区。连续监测未见主导卵泡发育及排卵迹象。

**(三)诊断性刮宫**

在月经前数日或月经来潮 6 小时内进行刮宫,子宫内膜呈不同程度增生性改变,无分泌期变化。

**(四)腹腔镜检查**

可见卵巢增大,包膜增厚,表面光滑,灰白色。包膜下显露多个卵泡,无排卵征象,无排卵孔,无血体,无黄体。镜下取活体组织检查可确诊。

**(五)内分泌测定**

1.血清尿促卵泡素、黄体生成素

血清尿促卵泡素正常或偏低,黄体生成素升高,但无排卵前黄体生成素峰值出现。黄体生成素/尿促卵泡素比值≥2。

2.血清雄激素

睾酮水平升高,但通常不超过正常范围上限 2 倍,雄烯二酮常升高,脱氢表雄酮、硫酸脱氢表雄酮正常或轻度升高。

3.血清雌激素

雌酮升高、雌二醇正常或轻度升高,并恒定于早卵泡期水平。

4.尿 17 酮类固醇

正常或轻度升高。正常提示雄激素来源于卵巢,升高则提示肾上腺功能亢进。

5.血清催乳素

20%～35%的患者可伴有血清催乳素轻度升高。

6.其他

腹部肥胖型患者,应检测空腹血糖及口服葡萄糖耐量试验,还应检测空腹胰岛素及葡萄糖负荷后血清胰岛素。肥胖型患者可有三酰甘油升高。

## 五、治疗要点

多囊卵巢综合征的治疗原则是对抗雄激素、纠正代谢紊乱、促进排卵、肥胖者减轻体重。

**(一)调整生活方式**

对肥胖型多囊卵巢综合征患者,应控制饮食和增加运动,以降低体重,可增加胰岛素敏感性,降低胰岛素、睾酮水平,从而恢复排卵及生育功能。

**(二)药物治疗**

1.调节月经周期

定期合理应用药物,对抗雄激素作用,调整月经周期。

(1)口服避孕药:为雌孕激素联合周期疗法,孕激素通过负反馈抑制垂体黄体生成素异常高分泌,减少卵巢产生雄激素,并可直接作用于子宫内膜,抑制子宫内膜过度增生和调节月经周期;雌激素可促进肝脏产生性激素结合球蛋白,导致游离睾酮减少。常用口服短效避孕药,周期性服用,疗程一般为 3～6 个月,可重复使用,可有效抑制毛发生长和治疗痤疮。

(2)孕激素后半周期疗法:可调节月经周期并保护子宫内膜。对黄体生成素过高分泌同样有抑制作用,也可达到恢复排卵效果。

**2.降低血清雄激素水平**

(1)糖皮质激素:适用于雄激素过多为肾上腺或肾上腺和卵巢混合来源者。常用药物为地塞米松,每晚 0.25mg 口服,能有效抑制脱氢表雄酮硫酸盐浓度。

(2)环丙黄体酮:为 17α 羟黄体酮类衍生物,具有很强的抗雄激素作用,能抑制垂体促性腺激素的分泌,使体内睾酮水平降低。与炔雌醇组成口服避孕药,对降低高雄激素血症和治疗高雄激素体征有效。

(3)螺内酯:是醛固酮受体的竞争性抑制剂,可抑制卵巢和肾上腺合成雄激素,增强雌激素分解,并可在毛囊竞争雄激素受体。螺内酯剂量为每日 40～200mg,治疗多毛需用药 6～9 个月。出现月经不规则时,可与口服避孕药联合应用。

**3.改善胰岛素抵抗**

对肥胖或有胰岛素抵抗患者常用胰岛素增敏剂。常用二甲双胍,剂量为每次口服 500mg,每日 2～3 次。

**4.诱发排卵**

对于有生育要求者可在调整生活方式、抗雄激素和改善胰岛素抵抗等基础治疗后,进行促排卵治疗。常用氯米芬,氯米芬抵抗者可给予促性腺激素等。诱发排卵时易发生卵巢过度刺激综合征,需严密监测,加强预防措施。

**(三)手术治疗**

**1.腹腔镜下卵巢打孔术**

对黄体生成素和游离睾酮升高者效果较好。在腹腔镜下对多囊卵巢应用电针或激光打孔,每侧卵巢打孔 4 个为宜,并且注意打孔深度和避开卵巢门,可获得 90% 的排卵率和 70% 的妊娠率。可能出现治疗无效、盆腔粘连及卵巢功能低下。

**2.卵巢楔形切除术**

将双侧卵巢各楔形切除 1/3 可降低雄激素水平,减轻多毛症状,提高妊娠率。术后卵巢周围粘连发生率较高,临床已不常用。

## 六、护理评估

**(一)健康史**

询问患者的月经史,包括初潮年龄、月经周期、经量等,已婚者应了解婚育情况;发病前有无体重增加等。

**(二)身心状况**

观察患者的全身发育状况,有无多毛、痤疮,身体局部有无灰褐色色素沉着,腰臀围比例是否增加。青春期少女常因肥胖、多毛、痤疮影响美观而表现为烦恼、沮丧;已婚者常因不孕表现为焦虑、抑郁等情绪低落的心理变化。

**(三)辅助检查**

通过内分泌激素测定、基础体温测定、经前诊断性刮宫及腹腔镜等检查了解患者有无排卵。

## 七、护理诊断/合作性问题

**(一)营养失调**

高于机体需要量与体重过重有关。

**(二)焦虑**

与月经失调、多年不孕有关。

**(三)知识缺乏**

缺乏有关多囊卵巢综合征的相关知识。

## 八、护理目标

(1)患者体重得到控制,并逐渐趋于正常。

(2)患者能够描述自己的焦虑和应对方法。

(3)患者能陈述多囊卵巢综合征的相关知识。

## 九、护理措施

**(一)一般护理**

增强体质,加强运动,消耗体内过多的脂肪,选择纤维多的食物,达到减轻体重的目的。

**(二)心理护理**

重视患者的心理护理,治疗及护理多囊卵巢综合征患者躯体疾病的同时,应有针对性地给予患者心理干预及护理,提高其适应性,防止不良情绪的产生,从而使患者以良好的心态接受治疗。

**(三)治疗护理**

指导患者遵医嘱正确使用药物。如需行腹腔镜或卵巢楔形切除术,应做好术前准备、术中配合和术后护理。

## 十、护理评价

(1)患者体重控制良好。

(2)患者消除焦虑感。

(3)患者能了解多囊卵巢综合征的相关知识。

## 十一、健康教育

(1)向患者及其家庭成员讲解加强运动锻炼的重要性,共同商讨制订切实可行的运动计划,请家庭成员一起督促患者按计划进行运动,达到减轻体重的目的。

(2)告知患者摄取低热量、高纤维素的食物,选择新鲜的天然食物,减少热量的摄取。

# 第五章　盆底肌功能障碍性疾病的护理

## 第一节　子宫脱垂

子宫从正常位置沿阴道下降,宫颈外口达坐骨棘水平以下,甚至子宫全部脱出于阴道口外,称为子宫脱垂。

### 一、病因

#### (一)分娩损伤

为最主要的病因。在分娩过程中,特别是经阴道手术助产或第二产程延长者,其子宫韧带、盆底肌及筋膜均过度伸展,张力随之下降,甚至发生撕裂。分娩后,若产妇过早参加体力劳动,特别是重体力劳动,此时损伤的组织尚未修复好,过高的腹压又将未复旧的子宫推向阴道,从而导致子宫脱垂。

#### (二)长期腹压增加

习惯性便秘、长期慢性咳嗽、经常超重负荷(如长期站立或蹲位、肩挑、举重等)、腹腔的巨大肿瘤或大量腹腔积液等,均直接作用于子宫,迫使其向下移位,导致脱垂。

#### (三)盆底组织松弛

青年未孕女性发生子宫脱垂者,多为先天性盆底组织发育不良所致,并常伴有其他脏器(如胃)下垂等。长期哺乳及绝经妇女可因雌激素水平下降,盆底组织萎缩退化而变得薄弱,均可发生子宫脱垂。

### 二、临床分度

根据患者平卧用力向下屏气时子宫下降的程度分类,将子宫脱垂分为三度。

#### (一)Ⅰ度

轻型为宫颈外口距处女膜缘小于4cm,但未达处女膜缘;重型为宫颈外口已达处女膜缘,在阴道口可见到宫颈。

#### (二)Ⅱ度

轻型为宫颈已脱出阴道口外,但宫体仍在阴道内;重型为宫颈及部分宫体已脱出于阴道口外。

#### (三)Ⅲ度

宫颈及宫体全部脱出至阴道口外。

### 三、临床表现

#### (一)症状

Ⅰ度患者常无自觉症状,Ⅱ度和Ⅲ度患者常出现不同程度的症状。

**1.下坠感和腰骶部酸痛**

由于子宫脱垂牵拉韧带、腹膜,盆腔充血所致。常于行走、蹲位、久站和重体力劳动后加重,卧床休息可使症状减轻。

**2.块状物从阴道口脱出**

患者常于下蹲、行走、劳动、排便等腹压增加时,有块状物从阴道口脱出。块状物在卧床休息后可变小甚至消失,随着病情进展,症状逐渐加重,块状物体积增大,卧床休息后无法自行回缩,需用手回纳,体积过大时用手也难以回纳。

**3.排尿和排便异常**

合并有阴道前壁脱垂的患者常出现排尿困难、尿潴留及压力性尿失禁;合并直肠脱垂的患者常出现便秘和排便困难。

**(二)体征**

患者屏气用力时可见子宫从阴道口脱出,常合并膀胱、直肠膨出。若脱垂的子宫和阴道黏膜高度水肿,无法用手回纳,长期暴露在外受到摩擦,可引起子宫颈和阴道壁溃疡、出血,若继发感染会渗出脓性分泌物。

## 四、治疗要点

子宫脱垂的治疗为加强或恢复盆底组织及子宫周围韧带的支持作用。无症状者不需治疗,有症状者可采用保守治疗或手术治疗,合并压力性尿失禁者需进行矫治。治疗方案强调个体化。因患者多为老年人,应以安全、简单、有效为原则。

**(一)保守治疗**

**1.盆底肌肉锻炼和物理疗法**

增加盆底肌群的张力,适用于Ⅰ度和Ⅱ度子宫脱垂者,减轻压力性尿失禁症状,改善病情;对Ⅲ度子宫脱垂者术后可辅以盆底肌肉锻炼治疗;绝经后患者,适当补充雌激素,以增强盆底肌肉筋膜的张力。辅助生物反馈治疗效果优于自身锻炼。中药和针灸等有促进盆底肌张力恢复、缓解局部症状的作用。

**2.子宫托治疗**

子宫托是一种承托子宫和阴道壁,并使其维持在阴道内不脱出的工具,是治疗子宫脱垂的常用方法,其简单、安全,疗效可靠。外形有喇叭花形、球形和环形,常用的是喇叭花形。适用于各度子宫脱垂及阴道前后壁脱垂的患者。重度子宫脱垂伴盆底肌明显萎缩,以及宫颈、阴道壁有炎症和溃疡者不宜使用。

**(二)手术治疗**

目的是修复受损的盆底支持组织,并消除症状。适用于保守治疗无效及Ⅱ度、Ⅲ度子宫脱垂,或合并膀胱、直肠膨出有症状的患者。根据患者的年龄、病情及生育要求选择适合的手术方案。可选用阴道前后壁修补术、阴道前后壁修补术加主韧带缩短及宫颈部分切除术(曼彻斯特手术)、经阴道子宫全切术及阴道前后壁修补术、子宫悬吊术、阴道纵隔成形术等。

## 五、护理评估

**(一)健康史**

重点询问患者的分娩史,有无产程延长、阴道助产、盆底组织损伤等,了解产后身体恢复情况。询问有无慢性疾病史,如慢性咳嗽、便秘、盆腹腔巨大肿瘤或大量腹腔积液等。此外,应了解患者的工作性质,是否长期从事超负荷工作等。

### (二)身心状况

应评估患者有无腰背酸痛、下腹部坠胀感,有无排尿困难、排便困难及阴道块状物脱出。是否在用力下蹲、增加腹压时使上述症状加重,甚至出现尿失禁,经卧床休息后症状减轻。通过妇科检查来评估子宫脱垂的程度,有无合并宫颈、阴道壁溃疡,若有应了解溃疡面的大小、深浅及分泌物性状等;同时还应评估有无阴道前后壁脱垂和陈旧性会阴撕裂伤及程度;有无压力性尿失禁等。因为长时间的子宫脱垂造成患者行动不便,不能正常进行体力劳动,致使排尿、排便异常,均使患者感到烦躁不安;病情严重时会影响性生活,患者常出现焦虑、情绪低落;保守治疗失败会导致患者悲观失望,不愿与他人交往。

## 六、护理诊断/合作性问题

### (一)焦虑

与长期的子宫脱垂影响正常生活、工作及对手术预后忧虑有关。

### (二)疼痛

与子宫下垂牵拉盆腔内组织有关。

### (三)舒适度改变

与子宫脱垂影响行动有关。

### (四)排尿、排便异常

与阴道前后壁脱垂有关。

### (五)组织完整性受损

与宫颈、阴道前后壁脱垂,暴露在阴道口外有关。

## 七、护理目标

(1)患者焦虑情绪减轻或消失,对疾病有正确的认识。

(2)患者掌握减轻疼痛的方法,出院后疼痛消失。

(3)患者舒适度增加。

(4)患者排尿、排便异常情况得到改善。

(5)患者组织受损程度减轻或完整性恢复。

## 八、护理措施

### (一)一般护理

改善患者的全身状况,加强营养,增强体质,避免长久站立、行走,多卧床休息,积极治疗慢性咳嗽、便秘等增加腹压的原发疾病。教会患者坚持做缩肛运动,以促进盆底肌功能的恢复,每日 3 次,每次 5～15 分钟。注意保持外阴清洁,保护已脱出阴道口的组织,每日用 1∶5000 的高锰酸钾溶液坐浴,擦干后在溃疡面上涂己烯雌酚或鱼肝油软膏。

### (二)心理护理

因长期子宫脱垂会对患者的精神和肉体产生折磨,使其情绪低落、烦躁不安,故应关心、体贴患者,鼓励其说出疾苦并表示理解。积极采取措施做好患者的心理疏导,耐心向患者讲解子宫脱垂的治疗方法和预后;同时做好家属的工作,让家属理解并关心患者,协助患者早日康复。

### (三)病情监测

观察患者有无外阴部异物感及子宫脱垂的程度,注意患者阴道分泌物的颜色、气味、性状,以及是否有排尿、排便困难。

### (四)治疗护理

1.子宫托治疗的护理

教会患者放置子宫托、取出子宫托的方法及注意事项。

(1)放置子宫托:首先要选择大小合适的子宫托。放置前嘱患者排空大小便,洗净双手,蹲下并两腿分开,一手握子宫托柄,使托盘呈倾斜位进入阴道口,将托柄一边向内推、一边向阴道顶端旋转,直至托盘达宫颈,然后屏气使子宫下降,同时将托柄向上推,使托盘牢牢地吸附在宫颈上。放妥后,将托柄弯度调整朝前,正对耻骨弓后方即可。

(2)取出子宫托:手指捏住子宫托柄,上、下、左、右轻轻摇动,等负压解除后,向后外方牵拉,子宫托即从阴道滑出。

(3)注意事项:①要求放置子宫托之前阴道应具备一定水平的雌激素作用。绝经后患者因卵巢功能衰退可选用阴道雌激素霜剂,一般在放置子宫托前4~6周开始应用,最好在放托的过程中长期使用。②选择大小,以放置后不脱出又无不适感为原则进行选择。③放置时间,每日早晨起床后放置,每日晚上睡觉前取出,洗净存放于清洁杯中,备用,避免放置过久发生子宫托嵌顿,甚至压迫组织导致生殖道瘘。④保持阴道清洁,月经期、妊娠期停止使用。⑤放托后应于第 1 个月、第 3 个月、第 6 个月到医院检查 1 次,以后每 3~6 个月复查 1 次。

2.手术治疗的护理

(1)术前准备:术前 5 日开始进行阴道准备,一般选用 1∶5000 的高锰酸钾溶液或 1∶20的聚维酮碘溶液。Ⅰ度子宫脱垂患者应每日坐浴 2 次,Ⅱ度、Ⅲ度子宫脱垂的患者,尤其是有溃疡者,应行阴道冲洗后局部涂 40% 紫草油或含抗生素的软膏,并勤换内裤。为避免宫颈局部烫伤,应注意冲洗液的温度维持在 41~43℃。冲洗后戴上无菌手套将已脱出的子宫回纳于阴道内,嘱患者平卧于床上 30 分钟,同时用清洁丁字带支托下垂的子宫,防止与内裤摩擦,减少异常分泌物的产生,冲洗后应更换干净的棉质紧臀内裤。

(2)术后护理:应嘱患者卧床休息 7~10 日;留置尿管 10~14 日;每日行外阴擦洗,并注意观察阴道分泌物的量、颜色、性状;避免增加腹压的动作,如咳嗽、用力排便、下蹲等;可口服缓泻剂预防便秘;遵医嘱给予抗生素预防感染。其他护理按照一般外阴、阴道手术患者的护理。

## 九、护理评价

(1)患者能说出减轻焦虑的方法,并能积极运用。

(2)患者自述疼痛减轻或消失。

(3)患者舒适度明显增加。

(4)患者排尿、排便状态得到改善。

(5)患者对术后生活质量感到满意。

## 十、健康教育

### (一)出院指导

术后休息 3 个月,6 个月内避免重体力劳动,禁止性生活和盆浴;出院后 1 个月到门诊复查伤口愈合情况;3个月后再次门诊复查,由医师确认完全恢复后可恢复性生活。

### (二)保健指导

加强营养,增强体质,积极防治慢性咳嗽、便秘等;实行计划生育,避免多孕、多产;宣传产后护理知识,避免产后过早参加重体力劳动,鼓励做产后保健操;助产人员应正确指导产妇用腹压,避免产程延长,并保护好会阴,及时行会阴切开术,会阴撕裂者应仔细修补缝合,有手术指征者应及时行剖宫产术。

# 第二节　压力性尿失禁

尿失禁是妇女尤其是年长妇女的常见症状,压力性尿失禁是其中最常见的一种类型。压力性尿失禁(SUI)又称张力性尿失禁,是指在突然增加腹压甚至休息时,膀胱颈和尿道不能维持一定的压力,尿液不自主地从完整的膀胱和尿道溢出。产伤是造成压力性尿失禁的重要原因。根据最新调查结果显示,绝经后妇女的发生率约为 17%。随着生活水平的不断提高,本病已越来越受到人们的重视。

## 一、病因及发病机制

压力性尿失禁分为两型,90%以上的患者为解剖型压力性尿失禁,为盆底组织松弛引起。10%以下的患者为尿道括约肌障碍型,由先天发育异常所致。盆底组织松弛的原因有妊娠与阴道分娩损伤、绝经后雌激素水平降低等。压力传导理论认为,压力性尿失禁的病因在于盆底支持结构缺损而使膀胱颈/近端尿道脱出于盆底外,因此咳嗽时腹腔内压力不能被平均地传递到膀胱和近端的尿道,导致增加的膀胱内压力大于尿道压力而出现漏尿。

## 二、临床表现

病程初期患者在平日活动时无尿液外溢,多在腹压突然增加(如打喷嚏、咳嗽、大笑、跑步、提重物及便秘)时有尿液外溢,严重者在休息时也有尿液外溢。常见于 45 岁以上(尤其是有分娩损伤)的妇女。临床上分为轻、中、重三度。轻度:在咳嗽、打喷嚏时发生,每周至少发作 2次。中度:在日常活动(如快速走路、从椅子上站起)时发生;重度:站立位发生尿失禁。

## 三、辅助检查

### (一)压力试验

患者膀胱充盈时,嘱患者取截石位,用力咳嗽 8～10 次,若见尿液溢出,即压力试验阳性。

### (二)指压试验

检查者将示指、中指两指伸入阴道,置于尿道两侧,指尖位于膀胱与尿道交接处,将膀胱颈向前上方抬高,再行诱发压力试验,若无尿液溢出即为阳性。

## 四、治疗要点

### (一)非手术治疗

包括盆底肌锻炼、电刺激疗法、α 受体药物治疗及尿道周围注射药物等。

**（二）手术治疗**

包括阴道前壁修补术,尿道、膀胱颈悬吊术,其中阴道前壁修补术是首选、标准的手术治疗方法。

## 五、护理评估

**（一）健康史**

询问患者有无产程延长、阴道助产史,有无子宫脱垂及阴道手术史,有无盆腔肿物(如子宫肌瘤、卵巢肿瘤史);同时了解患者的营养状况。

**（二）身心状况**

应评估患者有无在腹压增加甚至休息时有尿液溢出。通过询问日常活动时的情况评估尿失禁的严重程度。中重度患者常因尿液不能控制而弄湿裤子,在公共场所出现难堪,日常工作和社交活动受到影响,且怕他人取笑自己而有较大的心理压力,常出现焦虑、自卑、孤独感,情绪低落。

**（三）辅助检查**

通过压力试验、指压试验等来评估患者有无压力性尿失禁及其严重程度。

## 六、护理诊断/合作性问题

**（一）焦虑**

与尿液不能控制影响日常工作、社交活动有关。

**（二）舒适度改变**

与尿液自溢有关。

**（三）皮肤完整性受损**

与溢出的尿液浸渍皮肤或护垫摩擦皮肤有关。

## 七、护理目标

(1)患者焦虑情绪减轻或消失。

(2)患者舒适度增加。

(3)患者未出现皮肤完整性受损。

## 八、护理措施

**（一）一般护理**

热情接待和引导患者就诊,协助患者做好检查前的各项准备。指导患者保持外阴清洁,勤换内裤或护垫,保持局部干燥。

**（二）心理护理**

与患者建立良好的护患关系,鼓励患者说出内心的真实感受,并表示理解。耐心向患者讲解压力性尿失禁的治疗方法,可介绍治疗成功的病例,帮助患者树立战胜疾病的信心,从而积极配合治疗。

**（三）病情监测**

嘱患者清晨多饮水,排尿间隔时间不宜过长,严格记录排尿的时间和次数。

### (四)治疗护理

**1.盆底肌锻炼**

较简单的方法是缩肛运动,可促进盆底肌张力恢复,使膀胱、尿道连接部提高,减轻尿失禁症状。要求每次收缩 5 秒后放松,反复做 15 分钟,每日 3 次。经过 3 个月以上的锻炼,部分患者的症状有所改善。

**2.电刺激疗法**

治疗前准备好治疗仪,并协助患者摆好体位,积极配合治疗。

**3.用药护理**

指导患者遵医嘱用药,并告知患者药物可能引起的不良反应。

**4.手术护理**

对进行手术治疗的患者,遵医嘱做好相应的术前准备、术后护理。

## 九、护理评价

(1)患者焦虑情绪明显减轻,能主动配合治疗。

(2)患者舒适度明显增加。

(3)患者未出现皮肤完整性受损。

## 十、健康教育

(1)重视产前检查,及早发现异常,避免发生难产。

(2)子宫脱垂伴阴道前壁脱垂者应及时就医,避免病情进一步发展。

(3)平时注意加强营养,增强体质。

(4)经常进行盆底肌锻炼。

# 第三节　生殖道瘘

生殖道瘘是指生殖道与其邻近器官之间形成的异常通道,包括尿瘘、粪瘘、子宫腹壁瘘。临床上以尿瘘最常见,故本节仅介绍尿瘘。

尿瘘是指生殖道与泌尿道之间形成的异常通道,尿液从异常通道排出,不能控制。它可发生在生殖道与泌尿道之间的任何部位,多为膀胱阴道瘘,其他还有输尿管阴道瘘、膀胱尿道阴道瘘、尿道阴道瘘、膀胱宫颈阴道瘘等。

## 一、病因

### (一)产伤

为主要原因,多由难产处理不当所致,分为坏死型和创伤型两类。坏死型尿瘘是由头盆不称、产程延长使阴道前壁、膀胱和尿道长时间被胎先露部压迫,以致局部组织缺血、坏死脱落而形成;创伤型尿瘘是由助产手术或剖宫产手术操作不当直接损伤所致。

### (二)妇科手术创伤

经腹或经阴道的手术,可因盆腔组织严重粘连或操作不仔细而误伤尿道、膀胱或输尿管,造成尿瘘。

### (三)其他

外伤、药物腐蚀、膀胱结核、生殖器放射治疗后、生殖系统晚期癌症、长期放置子宫托等均可导致尿瘘,不多见。

## 二、临床表现

### (一)漏尿

为主要症状。发生的时间与原因有关:坏死型尿瘘多在产后或手术后3～7日开始漏尿,手术直接损伤者术后立即开始漏尿。漏尿的形式与瘘孔的位置有关:膀胱阴道瘘表现为无法控制的排尿,尿液从阴道排出;瘘口极小者只在膀胱充盈时才会漏尿;高位的膀胱阴道瘘在平卧位时漏尿不止,站立位时可无漏尿;单侧输尿管阴道瘘因健侧输尿管的尿液仍可进入膀胱,在漏尿同时仍有自主排尿。

### (二)外阴皮炎

因尿液长期浸渍刺激,外阴部甚至臀部及大腿内侧常出现皮炎,继发感染后患者感到外阴瘙痒和灼痛、行动困难。

### (三)尿路感染

伴有膀胱结石者多有尿路感染,患者可出现尿频、尿痛、尿急等症状。

### (四)闭经

有些患者出现长期闭经或月经失调,可能与精神创伤有关。

## 三、辅助检查

### (一)亚甲蓝试验

用来鉴别膀胱阴道瘘、膀胱宫颈瘘及输尿管阴道瘘,并协助辨认位置不明的细小瘘孔。方法:将300mL亚甲蓝稀释液经尿道注入膀胱。若蓝色液体经阴道壁小孔流出,为膀胱阴道瘘;若蓝色液体经宫颈外口流出,为膀胱宫颈瘘;若阴道内流出清亮液体,为输尿管阴道瘘。

### (二)靛胭脂试验

适用于亚甲蓝试验阴道流出清亮液体的患者。方法:靛胭脂5mL,静脉注射,若5～10分钟见到瘘孔流出蓝色液体,则为输尿管阴道瘘。

### (三)其他检查

膀胱镜检能了解膀胱的瘘孔位置、数目、大小;肾显像、排泄性尿路造影等可协助诊断尿瘘。

## 四、治疗要点

生殖道瘘的治疗以手术治疗为主。根据瘘孔的部位及类型选择手术方式,绝大多数膀胱阴道瘘和尿道阴道瘘可经阴道手术,输尿管阴道瘘多需经腹手术。肿瘤放疗或结核所致的尿瘘应在病情稳定1年以后择期手术。分娩及妇科手术后7日内发生的尿瘘,可置导尿管或输尿管导管2～4周,部分患者即可痊愈。对年老体弱不能耐受手术的患者,可用尿收集器进行保守治疗。

## 五、护理评估

### (一)健康史

详细询问患者的分娩史,有无难产及盆腔手术史;了解既往史,如膀胱结核、生殖系统恶性肿瘤、接受放射治疗等,有无外伤及阴道用药史,是否接受过子宫托治疗。

### (二)身心状况

询问患者漏尿的时间,与体位的关系,是否为持续性漏尿,漏尿的同时有无自主排尿等,以初步评估尿瘘的类型。评估患者有无外阴瘙痒和灼痛感,有无尿频、尿急、尿痛,有无闭经及月经稀发等。通过妇科检查来评估外阴、臀部等部位皮炎的范围,有无表浅溃疡,同时明确瘘孔的大小、位置,并观察尿液从阴道流出的形式。因为漏尿,患者衣裤被尿液浸渍,气味难闻,受人歧视,表现为不愿意出门,不愿与他人交往,加之家属和周围人的不理解,患者常出现自卑、孤独、失望,精神忧郁。

### (三)辅助检查

通过亚甲蓝试验、靛胭脂试验、膀胱镜检查、肾显像检查等评估尿瘘的类型,以及瘘孔的位置、大小及数目。

## 六、护理诊断/合作性问题

### (一)皮肤完整性受损

与长期尿液刺激所致外阴皮炎有关。

### (二)社交孤立

与长期漏尿,不愿与他人交往有关。

### (三)自我形象紊乱

与长期漏尿引起精神忧郁有关。

## 七、护理目标

(1)患者受损的皮肤完整性恢复。

(2)患者逐渐恢复社交活动。

(3)患者了解漏尿引起的身体变化,树立信心,积极配合治疗。

## 八、护理措施

### (一)一般护理

鼓励患者多饮水,因多饮水可以稀释尿液、自动冲洗膀胱,从而减少酸性尿液对皮肤的刺激,缓解和预防外阴皮炎。每日饮水量不少于3000mL,必要时遵医嘱静脉补液,以保证液体的入量。分娩或妇科手术后7日内发生尿瘘的患者应置导尿管,并采取使瘘孔高于尿液面的卧位,促使小瘘孔自行愈合。注意保持外阴的清洁、干燥。

### (二)心理护理

护士应经常与患者沟通,了解其内心感受,不能因异常气味而疏远患者。告诉患者及家属本病通过手术治疗可以治愈,让患者解除思想顾虑,积极配合治疗。

### (三)病情监测

注意观察患者漏尿时的伴随症状,对已行尿瘘修补术的患者应着重观察术后愈合情况,有无继续漏尿等。

### (四)治疗护理

对需行手术治疗的患者,应遵医嘱做好术前准备和术后护理。

1.术前准备

除按一般外阴阴道手术的常规准备外,需注意:①术前 3～5 日,每日用 1：5000 的高锰酸钾溶液或 1：20 的聚维酮碘溶液坐浴;外阴有湿疹者,在坐浴后行红外线照射,干燥后局部涂氧化锌软膏,待痊愈后再行手术治疗。②老年妇女或闭经者,遵医嘱口服雌激素 1 周,促进阴道上皮增生,有利于术后伤口的愈合。③有尿路感染者先控制感染,再行手术。④遵医嘱于术前 1 日应用抗生素预防感染。

2.术后护理

术后护理是手术成功的关键因素。除常规护理外,需注意:①根据瘘孔的位置采取合适的体位,使瘘孔处于高处,以减少尿液的浸渍,促进伤口修补处的愈合。瘘孔在侧面者应取健侧卧位,膀胱阴道瘘的瘘孔在后底部者应取俯卧位。②术后常规留置尿管 7～14 日,注意固定好尿管,并保证膀胱引流通畅,发现阻塞应及时处理,防止膀胱过度充盈影响伤口的愈合。拔管前注意训练膀胱肌张力,拔管后协助患者每 1～2 小时排尿 1 次,以后逐步延长排尿时间。

## 九、护理评价

(1)患者能正常排尿外阴、臀部的皮疹消失。

(2)患者能与他人进行正常的沟通与交流。

(3)患者自我肯定,在治疗全过程中能积极配合。

## 十、健康教育

### (一)对手术成功者

出院后遵医嘱继续服用抗生素或雌激素药物;禁止性生活及重体力劳动 3 个月;妊娠后应加强产前检查并提前住院分娩,以剖宫产为宜。

### (二)对手术失败者

应指导患者保持外阴清洁的方法,尽量避免对外阴皮肤产生刺激;同时告知患者下次手术的时间,并鼓励其树立信心,再次接受手术。

# 第六章　妊娠期并发症的护理

## 第一节　自然流产

妊娠不足 28 周、胎儿体重不足 1000g 而终止者,称为流产。发生在妊娠 12 周前者,称为早期流产;发生在妊娠 12 周或之后者,称为晚期流产。流产分自然流产和人工流产。自然流产占胚胎着床总数的 31%,其中 80% 为早期流产。

### 一、病因

引起流产的原因很多,有胚胎胎儿因素(胚胎或胎儿染色体异常)、母体因素(如全身性疾病、生殖器官疾病、内分泌失调等)、母儿双方因素(血型不合)以及过多接触有害理化因素(化学物质如砷、铅、苯、甲醛、氯丁二烯、氧化乙烯等或物理因素如放射线、噪音及高温)等。胚胎或胎儿染色体异常是早期流产最常见的原因,占 50%~60%。

### 二、病理

早期流产时,胚胎多数先死亡,随后发生底蜕膜出血,造成胚胎的绒毛与蜕膜层分离,已剥离的胚胎组织如同异物,引起子宫收缩而被排出。如流产发生在妊娠 8 周以前,胎盘绒毛发育尚不成熟,与子宫蜕膜联系不牢固,此时妊娠产物多数可以完整地从子宫壁剥离而排出,故出血不多。妊娠 8~12 周时,胎盘绒毛发育茂盛,与蜕膜联系较牢固,此时若发生流产,妊娠产物往往不易完整剥离排出,常有部分组织残留宫腔而影响子宫收缩,故出血较多。晚期流产(妊娠 12 周后),胎盘已完全形成,流产时与足月分娩相似,往往先有腹痛,然后排出胎儿、胎盘。

### 三、临床表现及类型

主要症状是停经后阴道流血和腹痛。根据自然流产发展的各个不同阶段,可分为以下临床类型。

#### (一)先兆流产

指妊娠 28 周前出现少量阴道流血,少于月经量,常为暗红色或血性白带,无妊娠物排出,可伴有下腹痛或腰背痛。妇科检查:宫颈口未开,胎膜未破,妊娠产物未排出,子宫大小与停经周数相符。经休息及治疗后,若流血停止或腹痛消失,妊娠可继续进行;若流血增多或腹痛加剧,则可能发展为难免流产。

#### (二)难免流产

由先兆流产发展而来,流产已不可避免。表现为阴道流血量增多,阵发性腹痛加重。妇科检查:宫颈口已扩张,晚期难免流产还可有羊水流出或见胚胎组织或胎囊堵于宫口,子宫大小与停经周数相符或略小。

#### (三)不全流产

由难免流产发展而来,妊娠产物已部分排出体外,尚有部分残留于宫腔内,可致大出血、甚至发生失血性休克。妇科检查:宫颈口已扩张,不断有血液自宫颈口内流出,有时尚可见胎盘组织堵塞于宫颈口或部分妊娠产物已排于阴道内,而部分仍留在宫腔内。子宫小于停经周数。

### (四)完全流产

由难免流产发展而来,妊娠产物已完全排出,阴道出血逐渐停止,腹痛随之消失。妇科检查:宫颈口已关闭,子宫接近或恢复正常大小。

另外,还有三种特殊类型的流产。

### (五)稽留流产

又称过期流产,指胚胎或胎儿已死亡,滞留在宫腔内尚未自然排出者。胚胎或胎儿死亡后,子宫不再增大反而缩小,早孕反应消失。若已至妊娠中期,孕妇感觉腹部不增大甚至反而缩小,胎动消失。妇科检查:宫颈口未开,子宫较停经周数小,质地不软。

### (六)复发性流产

指同一性伴侣连续发生 3 次及 3 次以上的自然流产。复发性流产大多为早期流产,常见原因为胚胎染色体异常、免疫功能异常、黄体功能不全、甲状腺功能低下等;晚期复发性流产的常见原因为子宫解剖异常、自身免疫异常、血栓前状态等。虽然复发性流产的定义为连续 3 次或以上,但连续发生 2 次流产即应重视并予评估。

### (七)流产合并感染

流产过程中,若阴道流血时间过长、有组织残留于宫腔内或非法堕胎等,有可能引起宫腔内感染。严重时感染可扩展到盆腔、腹腔乃至全身,并发盆腔炎、腹膜炎、败血症及感染性休克等。

## 四、处理原则

流产的治疗原则因流产类型的不同而有所不同。先兆流产以保胎治疗为主;复发性流产针对病因、预防为主;妊娠不可继续者应及时终止妊娠,预防感染与休克;完全流产若无感染征象,一般不需特殊处理。

## 五、护理评估

### (一)健康史

应详细询问患者有无引起流产的病因;停经史、早孕反应情况;阴道流血的量及其持续时间;有无腹痛,腹痛的部位、性质及程度。此外,还应了解阴道有无组织排出及其性质。

### (二)身体状况

流产孕妇可因流血过多而出现休克,或因出血时间长、宫腔内组织残留而发生感染,护士应全面评估孕妇生命体征,判断流产类型,尤其注意与贫血及感染有关的征象。

### (三)心理-社会状况

流产孕妇的心理状况常常以焦虑和恐惧为特征。面对阴道流血孕妇往往不知所措,甚至将其过度严重化,同时胎儿的健康也直接影响孕妇的情绪反应,孕妇可能会表现为伤心、郁闷、烦躁不安等。

### (四)辅助检查

1.实验室检查

连续测定血 β-HCG、胎盘生乳素(HPL)、血黄体酮等,可以协助判断先兆流产的预后;血常规检查用以判断有无继发贫血或感染。

2.B超检查

可显示有无妊娠囊、胎心、胎动、妊娠物多少等,有助于鉴别流产类型,指导处理。

## 六、护理诊断/问题

### (一)有感染的危险

与阴道出血时间过长、宫腔内有组织残留等有关。

### (二)焦虑

与担心胎儿健康等因素有关。

## 七、护理目标

(1)患者体温正常,无感染征象。

(2)患者情绪稳定,能积极配合治疗。

## 八、护理措施

确诊流产后,应根据流产的不同类型进行相应处理与护理。

### (一)心理护理

先兆流产孕妇应加强心理护理,稳定孕妇情绪,增强保胎信心。需向孕妇及家属讲明保胎措施的必要性,以取得孕妇及家属的理解和配合。流产孕妇由于失去胎儿,往往会出现伤心、悲哀等情绪反应,应给予同情和理解,帮助患者及家属接受现实,顺利度过悲伤期。

### (二)一般护理

先兆流产以保胎治疗为原则,孕妇需卧床休息,避免各种刺激。

### (三)病情观察

先兆流产应严密观察病情,注意腹痛是否加重、阴道流血是否增多等;不能继续妊娠者应积极采取措施,做好终止妊娠的准备,术中术后严密监测孕妇体温、脉搏及血压,观察面色、腹痛及阴道流血情况。

### (四)对症护理

1.先兆流产

遵医嘱给予适量镇静剂、孕激素等。

2.不能继续妊娠者

做好终止妊娠的准备,协助医生完成手术,促使妊娠产物完全排出,同时开放静脉通道,做好输液、输血准备。死胎及过期流产可能伴有凝血功能障碍,应纠正后再引产或手术。

3.预防感染

应监测患者的体温、血常规及阴道流血、分泌物的性质、颜色、气味等,严格执行无菌操作规程,加强会阴部护理。指导阴道流血孕妇使用消毒会阴垫,保持会阴部清洁。发现感染征象后应及时报告医生,按医嘱进行抗感染处理。嘱患者流产后1个月来院复查,确定无禁忌证后,方可开始性生活。

### (五)健康指导

已流产孕妇情绪稳定后,可与孕妇及家属共同讨论此次流产的原因,并向他们讲解流产的相关知识,帮助他们为再次妊娠做好准备。先兆流产孕妇禁止性生活。习惯性流产孕妇在下一次妊娠确诊后应卧床休息,禁止性生活,治疗期应超过以往发生流产的妊娠月份。病因明确者,应积极对因治疗。如黄体功能不足者,应正确使用黄体酮;宫颈内口松弛者应在孕前修补,如已妊娠,可在妊娠14～18周行宫颈环扎术。

### 九、护理评价

(1)出院时患者体温正常,红细胞、白细胞计数正常,无出血、感染征象。

(2)先兆流产孕妇积极配合保胎治疗,继续妊娠。

# 第二节 输卵管妊娠

正常妊娠时,受精卵着床于子宫体腔内膜。若受精卵在子宫体腔外着床发育时,称为异位妊娠。按其发生的部位不同可分为输卵管妊娠、卵巢妊娠、腹腔妊娠、宫颈妊娠及子宫残角妊娠等,其中输卵管妊娠最常见,占异位妊娠的95％左右。故本节仅阐述输卵管妊娠。输卵管妊娠因其发生部位不同又可分为间质部、峡部、壶腹部和伞部妊娠。以壶腹部妊娠多见,其次为峡部,伞部和间质部少见。

### 一、病因

引起输卵管妊娠最常见的原因是慢性输卵管炎,其次为输卵管手术、输卵管发育不良或功能异常、宫内节育器、内分泌失调、受精卵游走、输卵管周围肿瘤、子宫内膜异位症等。

### 二、病理

#### (一)输卵管的变化

由于输卵管管腔狭窄,管壁薄,蜕膜变化不完全,不利于孕卵的生长发育,输卵管妊娠常出现以下结局:

1.输卵管妊娠流产

多见于输卵管壶腹部妊娠,发病多在妊娠8～12周。如为完全流产,出血一般不多;如为不全流产,则导致反复出血,形成输卵管周围血肿及盆腔血肿,量多时血液流入腹腔,出现腹膜刺激征,甚至引起休克。

2.输卵管妊娠破裂

多见于输卵管峡部妊娠,发病多在妊娠6周左右。囊胚生长时绒毛侵蚀管壁的肌层及浆膜,以至穿破浆膜,形成输卵管妊娠破裂。短期内即可发生大量腹腔内出血使孕妇陷于休克,亦可反复出血,形成盆腔及腹腔血肿。

3.陈旧性宫外孕

输卵管妊娠流产或破裂,胚胎死亡,若反复内出血形成的盆腔血肿日久不消散,血肿机化变硬并与周围组织粘连,临床上称为陈旧性宫外孕。

4.继发性腹腔妊娠

输卵管妊娠流产或破裂,胚胎排入腹腔内或阔韧带内,偶尔有重新种植生长而存活者,可形成继发性腹腔妊娠。

（二）子宫的变化

输卵管妊娠时，月经停止来潮，子宫增大变软，但小于停经月份，子宫内膜呈现蜕膜样变。有时蜕膜可完整剥离，随阴道流血排出三角形蜕膜管型；有时则呈碎片排出。排出的组织见不到绒毛，组织学检查无滋养细胞。

## 三、临床表现

输卵管妊娠的临床表现与受精卵着床的部位、有无流产或破裂以及流血时间长短、出血量多少等有关。

（一）症状

1.停经

除输卵管间质部妊娠停经时间较长外，多有 6～8 周停经。有些患者因月经过期，误将不规则的阴道流血视为月经而自诉无停经史，应询问其前次月经时间。

2.腹痛

是输卵管妊娠患者就诊的主要症状。输卵管妊娠未发生流产或破裂前，常表现为一侧下腹隐痛或酸胀感。输卵管妊娠流产或破裂时，患者突感一侧下腹撕裂样疼痛。随后，血液由下腹部流向全腹，疼痛亦遍及全腹；当血液积聚于直肠子宫陷凹处，可出现肛门坠胀感。

3.阴道流血

胚胎死亡后，常有不规则阴道流血，色暗红或深褐，量少呈点滴状。少数患者阴道流血量较多，类似月经。阴道流血可伴有蜕膜管型或蜕膜碎片排出，系子宫蜕膜剥离所致。阴道流血常在病灶除去后方能停止。

4.昏厥与休克

急性大量内出血及剧烈腹痛可引起昏厥或休克。内出血愈多愈急，症状出现也愈迅速愈严重，但与阴道流血量不成正比。

5.腹部包块

当输卵管妊娠流产或破裂后所形成的血肿时间过久，可因血液凝固，逐渐机化变硬并与周围器官粘连而形成包块。

（二）体征

1.一般情况

观察患者的体温、脉搏、血压、面色等。休克时体温略低，脉搏加快，血压下降；腹腔内血液吸收时体温略升高，但不超过 38℃；失血多时可呈贫血貌。

2.腹部检查

输卵管妊娠流产或破裂者，下腹部有明显压痛和反跳痛，尤以患侧为甚，轻度腹肌紧张；出血多时，叩诊有移动性浊音；如出血时间较长，形成血凝块，在下腹可触及软性肿块。

3.盆腔检查

输卵管妊娠未发生流产或破裂者，除子宫略大较软外，可能触及胀大的输卵管并有轻度压痛。输卵管妊娠流产或破裂者，阴道后穹隆饱满，有触痛。将宫颈轻轻上抬或左右摇动时引起剧烈疼痛，称宫颈举痛或摇摆痛，是输卵管妊娠的主要体征之一。子宫稍大而软，腹腔内出血多时子宫呈漂浮感。

## 四、治疗原则

以手术为主,其次是药物治疗。

## 五、护理评估

### (一)健康史

仔细询问月经史,准确推断停经时间。注意不要将不规则阴道流血误认为末次月经,或因月经仅过期几天,不认为是停经。此外,对不孕、放置宫内节育器、绝育术、输卵管复通术、盆腔炎等高危因素予以高度重视。

### (二)身体状况

输卵管妊娠未流产或破裂前,症状体征不明显。流产或破裂后腹腔内出血较多时,可出现面色苍白,四肢湿冷,脉搏细弱,血压下降等休克表现。体温一般正常,休克时略低,腹腔内血液吸收时体温略升高,不超过 38℃。下腹明显压痛、反跳痛,患侧为重,叩诊可有移动性浊音,血液凝固后可触及包块。

### (三)心理－社会状况

输卵管妊娠流产或破裂后,腹腔内急性大量出血及剧烈腹痛,以及妊娠终止的现实都会使孕妇出现较激烈的情绪反应,表现出哭泣、自责、无助、抑郁和恐惧等行为。

### (四)辅助检查

1.阴道后穹隆穿刺

是一种简单可靠的诊断方法,适用于疑有腹腔内出血的患者。抽出暗红色不凝血为阳性,说明腹腔内有积血。穿刺阴性不能否定输卵管妊娠的存在。

2.妊娠试验

测血 β－HCG 含量是早期诊断异位妊娠的重要方法。异位妊娠患者 HCG 水平比宫内妊娠低且增长缓慢。

3.超声检查

B 超检查有助于诊断异位妊娠。阴道 B 超较腹部 B 超准确。若结合临床表现及 β－HCG 测定等,能提高诊断的准确性。

4.腹腔镜检查

适用于输卵管妊娠尚未流产或破裂的早期患者和诊断有困难者。腹腔内大量出血或伴有休克者,禁做腹腔镜。早期异位妊娠患者,可见一侧输卵管肿大,表面紫蓝色,腹腔内无出血或有少量出血。

5.子宫内膜病理检查

现很少依靠诊断性刮宫协助诊断。诊刮仅适用于阴道流血较多者,用于鉴别宫内妊娠流产。将宫腔排出物或刮出物做病理检查,切片中见到绒毛,可诊断为宫内妊娠,仅见蜕膜未见绒毛者有助于诊断异位妊娠。

## 六、护理诊断/问题

### (一)潜在并发症

失血性休克。

（二）焦虑/恐惧

与担心手术及影响今后生育有关。

## 七、护理目标

（1）患者休克症状得以及时发现并缓解。

（2）患者焦虑恐惧感减轻，积极配合治疗。

## 八、护理措施

输卵管妊娠以手术治疗为主，未破裂并有生育要求者可保守治疗。

### （一）心理护理

给手术治疗的患者提供心理支持：护士于术前简洁明了地向患者及家属讲明手术的必要性，并以亲切的态度和切实的行动赢得患者及家属的信任，保持周围环境安静、有序，减少和消除患者的紧张、恐惧心理，协助患者接受手术治疗方案。术后应帮助患者以正常的心态接受此次妊娠失败的现实，向他们讲述异位妊娠的有关知识，一方面减少因害怕再次异位妊娠而抵触妊娠的不良情绪，另一方面可以提高患者的自我保健意识。

### （二）一般护理

1.休息

保守治疗的患者应卧床休息，避免增加腹压，减少异位妊娠破裂的机会。患者卧床期间，提供相应的生活护理。

2.饮食

指导患者摄取足够的营养物质，尤其是富含铁的食物，如动物肝脏、鱼肉、豆类、绿叶蔬菜及黑木耳等，以促进血红蛋白合成，增强抵抗力。

3.采血

协助正确留取血标本，以监测治疗效果。

### （三）病情观察

1.保守治疗时

需密切观察患者的一般情况、生命体征，并重视患者的主诉，尤应注意阴道流血量与腹腔内出血量不成比例的情况。告诉患者病情发展的一些指征，如出血增多、腹痛加剧、肛门坠胀感明显等，以便医患均能及时发现，及时处理。

2.使用化疗药物时

常用氨甲蝶呤，常见不良反应有消化道反应、白细胞下降或轻微肝功能异常、药物性皮疹、脱发等。一般采用全身用药，也可局部用药。用药期间，应采用 B 超和 β－HCG 严密监护，注意观察病情变化及药物的不良反应。

### （四）对症护理

1.手术治疗

腹腔镜是近年治疗异位妊娠的主要方法，在严密监测患者生命体征的同时，配合医生积极纠正休克，做好术前准备。严重内出血并休克者，立即开放静脉通道，交叉配血，并按急诊手术要求迅速做好术前准备。

**2.保守治疗**

近年来用化疗药物、中药等方法治疗输卵管妊娠效果良好,在治疗中若有严重内出血征象、可疑输卵管间质部妊娠或胚胎继续生长时,应及时通知医生并做好手术前准备。

**(五)健康指导**

输卵管妊娠的预后在于防止输卵管的损伤和感染,护士应做好健康指导工作,防止发生盆腔感染。教育患者保持良好的卫生习惯,勤洗浴、勤换衣,性伴侣稳定。不吸烟、不喝酒,注意孕前检查,积极医治妇科疾病,正确掌握受孕时机,以降低宫外孕发病率。发生盆腔炎后须立即彻底治疗,以免延误病情。另外,由于输卵管妊娠者中约有 10% 的再发生率和 50%～60% 的不孕率。因此,护士需告诫患者,下次妊娠时要及时就医,并且不宜轻易终止妊娠。

## 九、护理评价

(1)患者通过积极治疗,未出现失血性休克或休克被纠正。

(2)患者能以平和的心态接受此次妊娠失败的现实。

# 第三节　妊娠期高血压

妊娠期高血压疾病是妊娠与血压升高并存的一组疾病,是妊娠期特有疾病。发生率5%～12%。该组疾病严重影响母婴健康,是孕产妇和围产儿病死率升高的主要原因,包括妊娠期高血压、子痫前期、子痫,以及慢性高血压并发子痫前期和慢性高血压合并妊娠。

## 一、病因

妊娠期高血压疾病的病因尚不清,可能与子宫螺旋小动脉重铸不足、母胎之间免疫机制异常、血管内皮细胞受损、遗传、营养不足及胰岛素拮抗等因素有关。高危因素有:①初产妇;②年龄≥40 岁;③抗磷脂抗体阳性;④有慢性高血压、肾炎、糖尿病等病史;⑤营养不良;⑥肥胖,初次孕检 BMI≥35;⑦多胎妊娠;⑧有妊娠期高血压疾病史及家族史等。

## 二、病理

本病的基本病理生理变化是全身小血管痉挛。全身各系统各脏器也因血管痉挛缺血,使血液灌注减少,而导致脏器功能受损,严重时脑、心血管、肝、肾、胎盘及血液等脏器功能障碍,出现脑水肿、脑出血、心肌缺血、肺水肿、心力衰竭、肝细胞坏死、肝包膜下血肿、肾衰竭、胎盘功能减退、胎儿生长受限、胎儿窘迫、DIC 等并发症,对母儿造成极大危害,甚至死亡。

## 三、分类及临床表现

**(一)妊娠期高血压**

妊娠期首次出现,收缩压≥140mmHg 和(或)舒张压≥90mmHg,并于产后 12 周恢复正常;尿蛋白(一);少数患者可伴有上腹部不适或血小板减少。产后方可确诊。

**(二)子痫前期**

**1.轻度**

妊娠 20 周后出现收缩压≥140mmHg 和(或)舒张压≥90mmHg;尿蛋白≥0.3g/24h 或随

机尿蛋白（＋）。

2.重度

血压和尿蛋白持续升高，发生母体脏器功能不全或胎儿并发症。出现下述任一不良情况可诊断。①血压持续升高：收缩压≥160mmHg 和（或）舒张压≥110mmHg；②蛋白尿≥5.0g/24h 或随机蛋白尿≥（＋＋＋）；③持续性头痛或视觉障碍或其他脑神经症状；④持续性上腹部疼痛，肝包膜下血肿或肝破裂症状；⑤肝脏功能异常：肝酶 ALT 或 AST 水平升高；⑥肾脏功能异常：少尿（24 小时尿量＜400mL 或每小时尿量＜17mL）或血肌酐＞106$\mu$mol/L；⑦低蛋白血症伴胸腔积液或腹腔积液；⑧血液系统异常：血小板呈持续性下降并低于 $100\times10^9$/L；血管内溶血、贫血、黄疸或血 LDH 升高；⑨心力衰竭、肺水肿；⑩胎儿生长受限或羊水过少；　早发型即妊娠 34 周以前发病。

**（三）子痫**

子痫前期基础上发生不能用其他原因解释的抽搐。

子痫发生前可有不断加重的重度子痫前期，但也可发生于血压升高不显著、无蛋白尿病例。产前子痫较多，发生于产后者约占 25％。子痫抽搐进展迅速，前驱症状短暂，表现为眼球固定，瞳孔放大，瞬即头扭向一侧，牙关紧闭，继而口角及面部肌肉颤动、口吐白沫、深昏迷。随之深部肌肉僵硬，很快发展成典型的全身高张阵挛惊厥、有节律的肌肉收缩和紧张，持续 1～1.5分钟，其间呼吸暂停；此后抽搐停止，呼吸恢复，但患者仍昏迷，最后意识恢复，但困惑、烦躁、易激惹。在抽搐过程中易发生唇舌咬伤、摔伤甚至骨折等多种创伤，昏迷时呕吐可造成窒息或吸入性肺炎。

**（四）慢性高血压并发子痫前期**

高血压孕妇妊娠前无尿蛋白，若妊娠后出现尿蛋白≥0.3g/24h；或妊娠前有蛋白尿，妊娠后尿蛋白明显增加或血压进一步升高或血小板＜$100\times10^9$/L。

**（五）妊娠合并慢性高血压**

妊娠 20 周前收缩压≥140mmHg 或舒张压≥90mmHg（除外滋养细胞疾病），妊娠期无明显加重；或妊娠 20 周后首次诊断高血压并持续到产后 12 周后。

## 四、治疗原则

妊娠期高血压疾病基本的治疗原则为休息、镇静、解痉，有指征地降压、利尿，密切监测母儿情况，适时终止妊娠。应根据病情轻重个体化治疗：妊娠期高血压应休息、镇静、监测母胎情况，酌情降压；子痫前期应镇静，解痉，有指征地降压、利尿，密切监测母胎情况，适时终止妊娠；子痫应控制抽搐，病情稳定后终止妊娠。常用药物有：

**（一）解痉药**

首选硫酸镁。硫酸镁有预防和控制子痫发作的作用，适用于先兆子痫和子痫。

**（二）镇静药**

镇静剂兼有镇静和抗惊厥作用，硫酸镁无效或有禁忌时可选用地西泮、冬眠合剂。分娩期慎用，以免抑制胎儿神经系统。

**（三）降压药**

不作为常规，收缩压≥160mmHg 和（或）舒张压≥110mmHg 的孕妇必须降压，妊娠前已降压治疗的孕妇应继续治疗。选用的药物以不影响心搏出量、肾血流量及子宫胎盘灌注量为宜。常用药物有肼屈嗪、卡托普利等。

**(四)利尿药**

不作为常规。仅用于全身性水肿、急性心力衰竭、肺水肿、脑水肿、血容量过高且伴有潜在脑水肿者。用药时严密监测水、电解质平衡及药物不良反应。常用呋塞米、甘露醇。

## 五、护理评估

**(一)健康史**

详细询问患者年龄、孕产史等;询问有无慢性高血压、肾炎、糖尿病等病史;有无妊娠期高血压疾病史及家族史;此次妊娠经过,是否多胎,出现异常的时间及治疗经过等。特别注意有无头痛、胸闷、眼花、上腹不适等症状。

**(二)身体状况**

1.症状

妊娠期高血压及轻度子痫前期可伴有上腹部不适;重度子痫前期可出现持续性头痛、眼花、恶心、呕吐、上腹疼痛等自觉症状,应高度重视,防止子痫发作;子痫是最重阶段,出现典型的抽搐发作与昏迷,应特别注意发作状态、频率、持续及间隔时间、神智情况及有无唇舌咬伤、摔伤、窒息及吸入性肺炎等。

2.体征

血压升高。收缩压≥140mmHg和(或)舒张压≥90mmHg定义为高血压。若血压较基础血压升高30/15mmHg但低于140/90mmHg时,不作为诊断依据,但须严密观察。注意同一手臂至少测量2次,首次发现血压升高应间隔4小时复测。严重高血压时[收缩压≥160mmHg和(或)舒张压≥110mmHg],属重度子痫前期,应密切观察。

**(三)心理—社会状况**

孕妇的心理状态与病情的严重程度密切相关。妊娠期高血压孕妇由于身体上未感明显不适,心理上往往易忽略,不予重视。随着病情的发展,当血压明显升高,出现自觉症状时,孕妇紧张、焦虑、恐惧的心理也会随之加重。此外,孕妇的心理状态还与孕妇对疾病的认识以及其支持系统的认知与帮助有关。

**(四)辅助检查**

1.尿常规检查

根据尿蛋白定量确定病情严重程度,应取中段尿,避免混入白带和羊水。由于蛋白尿的出现及量反映肾小管功能受损程度,应给予高度重视。高危孕妇每次产检均应测尿蛋白。

2.妊娠期高血压常规检查

①血常规;②尿常规;③肝功能、血脂;④肾功能、尿酸;⑤凝血功能;⑥心电图;⑦胎心监测;⑧B超检查胎儿、胎盘、羊水。

3.子痫前期、子痫

诊治过程中酌情增加以下项目:①眼底检查;②凝血功能系列(血浆凝血酶原时间、凝血酶时间、部分活化凝血活酶时间、血浆纤维蛋白原等);③B超检查肝、胆、胰、脾、肾等;④电解质;⑤动脉血气分析;⑥心脏彩超及心功能测定;⑦脐动脉血流指数、子宫动脉等血流变化、头颅

CT 或 MRI 检查。

## 六、护理诊断/问题

### (一)焦虑

与担心自身及胎儿健康有关。

### (二)有受伤的危险

与发生抽搐有关。

### (三)有窒息的危险

与发生子痫昏迷状况有关。

### (四)潜在并发症

脑出血、胎盘早剥、肾衰竭等。

## 七、护理目标

(1)患者焦虑感减轻,情绪稳定。

(2)患者病情控制良好,未发生子痫及并发症。

(3)患者呼吸道通畅,未发生窒息。

(4)患者不发生抽搐,不出现任何并发症。

## 八、护理措施

### (一)心理护理

孕妇精神放松、心情愉快,有助于抑制妊娠期高血压疾病的发展。因此应帮助妊娠期高血压孕妇合理安排工作和生活,既不紧张劳累,也不单调郁闷。

### (二)一般护理

1.妊娠期高血压孕妇

可在家休息,保证充分的睡眠(8～10 小时/日)。取侧卧位,避免平卧位。需摄入足够的蛋白质(100g/d 以上)、蔬菜,补充维生素、铁和钙剂。适当限制脂肪。食盐不必严格限制。

2.子痫前期孕妇

需住院治疗,取侧卧位,不建议绝对卧床。注意休息并保证充足睡眠,保证蛋白质和热量,不建议限制食盐摄入。保持病室安静,避免声光刺激等。

### (三)病情观察

1.加强评估和监测

该病病情复杂、变化快,分娩和产后生理变化及各种不良刺激均可能加重病情。因此,产前、产时、产后密切监测十分重要。

(1)基本检查:了解有无头痛、胸闷、眼花、上腹部疼痛等症状。检查血压、血尿常规,注意体重指数、尿量、胎动、胎心监护。

(2)孕妇特殊检查:眼底检查、凝血指标、心肝肾功能、血脂、尿酸及电解质等。

(3)胎儿特殊检查:B 超和胎心监护监测胎儿状况和脐动脉血流等。根据病情决定检查频度和内容,以掌握病情变化,及时处理。

2.妊娠期高血压

根据病情需要增加产前检查次数,加强母儿监测,密切注意病情变化,防止发展为重症。

督促孕妇每天数胎动,监测体重,及时发现异常。

3.子痫前期

需随时询问孕妇有无头痛、头晕、目眩、上腹不适等症状。注意胎动、胎心以及子宫敏感性(肌张力)有无改变。每日测体重及血压,每日或隔日测尿蛋白,必要时查肝肾功能、二氧化碳结合力等项目,定期监测胎儿发育和胎盘功能等。

**(四)对症护理**

1.用药护理

硫酸镁是目前治疗子痫前期和子痫的首选药物,应明确其用法、毒性反应及注意事项。

(1)用药方法:可肌内注射或静脉用药。①肌内注射,体内浓度下降缓慢,作用时间长,但局部刺激性强,注射时应使用长针头深部肌内注射,也可加利多卡因以缓解疼痛刺激,注射后用棉球或创可贴覆盖针孔,防止注射部位感染。必要时局部按揉或热敷,促进药物吸收。②静脉用药,可静脉滴注或推注,作用快,持续时间短。临床多两种方式互补使用,以维持有效血药浓度。

(2)毒性反应:硫酸镁的治疗浓度和中毒浓度相近,因此,治疗时应严密观察其毒性反应,并严格控制硫酸镁的入量。硫酸镁的滴注速度以 1g/h 为宜,不超过 2g/h。每日用量 15~20g。硫酸镁过量会使呼吸及心肌收缩功能受到抑制,危及生命。中毒现象首先表现为膝反射减弱或消失,随着血镁浓度的增加可出现全身肌张力减退及呼吸抑制,严重者心跳突然停止。

(3)注意事项:在用药前及用药过程中除监测孕妇的血压外,还应检测以下指标:①膝反射必须存在;②呼吸不少于 16 次/分;③尿量不少于 400mL/24h,或 17mL/h。尿少提示排泄功能受抑制,镁离子易蓄积而发生中毒。

由于钙离子可与镁离子争夺神经细胞上的同一受体,阻止镁离子的继续结合,故应随时备好 10%的葡萄糖酸钙注射液,以便出现中毒反应时及时解毒。10%葡萄糖酸钙 10mL 缓慢静脉推注,必要时可每小时重复一次,直至呼吸、排尿和神经抑制恢复正常,但 24 小时内不超过 8 次。

2.子痫患者的护理

子痫为妊娠期高血压疾病的最严重阶段,直接关系到母儿安危。正确处理极为重要。

(1)协助医生控制抽搐:患者一旦发生抽搐,应尽快控制。硫酸镁为首选药物,甘露醇能减轻脑水肿,降低颅内压,抽搐难以控制可用人工冬眠。

(2)专人护理、防止受伤:子痫发生后,首先应保持呼吸道通畅,立即给氧,用开口器或于上、下磨牙间放置一缠好纱布的压舌板,用舌钳固定舌以防唇舌咬伤或舌后坠的发生。患者取头低侧卧位,以防黏液吸入呼吸道或舌头阻塞呼吸道,也可避免仰卧位低血压综合征。必要时吸痰以免窒息。患者昏迷或未完全清醒时,禁饮食和口服药,防止误吸致吸入性肺炎。

(3)减少刺激,以免诱发抽搐:将患者安置于单人暗室,保持绝对安静,避免声、光刺激;一切治疗活动和护理操作尽量轻柔且相对集中,避免干扰患者。

(4)严密监护:密切注意血压、脉搏、呼吸、体温及尿量(留置尿管),记出入量。及时进行必要的血、尿化验和特殊检查,及早发现脑出血、肺水肿、急性肾衰竭等并发症。

(5)为终止妊娠做好准备:子痫多在抽搐发作后自然临产,应严密观察及时发现产兆,做好抢救母子的准备。如经治疗病情得以控制仍未临产者,应在孕妇清醒后 24～48 小时内引产,或子痫在抽搐控制后 6～12 小时,考虑终止妊娠。护士应做好终止妊娠的准备。

3.妊娠高血压疾病产时产后护理

(1)经阴道分娩需加强监护:第一产程,应密切监测患者的血压、脉搏、尿量、胎心、子宫收缩情况以及有无自觉症状;血压升高时及时与医生联系。第二产程,应尽量缩短产程,避免产妇用力,初产妇可会阴切开、阴道助产。第三产程,必须预防产后出血,在胎儿娩出前肩后立即静推缩宫素(禁用麦角新碱),及时娩出胎盘并按摩宫底,观察血压变化,重视患者主诉。

(2)监测血压:胎儿娩出后即测血压,稳定后方可回病房。产后 48 小时内至少 4 小时观察一次血压。

(3)继续硫酸镁的治疗和护理:产后 5 天仍可能发生子痫,故不可放松治疗和护理。产前未发生抽搐者,产后 48 小时亦有发生的可能,应继续硫酸镁的治疗。使用大量硫酸镁的孕妇,产后易发生宫缩乏力,应严密观察子宫复旧情况,严防产后出血。

**(五)健康指导**

1.加强孕期健康教育

使孕妇及家属了解妊娠期高血压疾病的相关知识及其对母儿的危害,促使孕妇定期做产前检查,以便及时发现,及时治疗。

2.指导孕妇合理饮食

减少过量脂肪和盐的摄入,增加蛋白质、维生素以及富含铁、钙、锌的食物,低钙饮食(摄入量<600mg/d)的孕妇建议补钙,口服至少 1g/d。3.孕妇足够的休息和愉快的心情也有助于本病的预防。妊娠期应适度锻炼,合理安排休息,以保持健康。

## 九、护理评价

(1)患者能表达内心的感受,无焦虑恐惧感。

(2)患者病情控制良好,未受到损伤。

(3)患者呼吸正常。

(4)患者未出现任何并发症或并发症被纠正。

# 第四节　前置胎盘

正常胎盘附着于子宫体部的后壁、前壁或侧壁。妊娠 28 周后若胎盘附着于子宫下段,甚至胎盘下缘达到或覆盖子宫颈内口,位置低于胎儿的先露部,称为前置胎盘。前置胎盘多见于经产妇尤其是多产妇,是妊娠晚期出血的主要原因之一,若处理不当可危及母儿生命。

## 一、病因

前置胎盘的发生可能与子宫体部内膜病变、胎盘面积过大、胎盘异常、受精卵滋养层发育迟缓等因素有关。

## 二、分类

按胎盘边缘与子宫颈内口的关系,前置胎盘可分为三种类型。

### (一)完全性前置胎盘

子宫颈内口全部为胎盘组织所覆盖,又称中央性前置胎盘。

### (二)部分性前置胎盘

子宫颈内口部分为胎盘组织所覆盖。

### (三)边缘性前置胎盘

胎盘附着子宫下段,边缘不超越子宫颈内口。

胎盘边缘与子宫颈内口的关系随着子宫颈的消失和子宫颈口的扩张而改变,分类也随之改变。通常以处理前的最后一次检查结果来确定其类型。

## 三、临床表现

前置胎盘的主要症状为无诱因、无痛性反复阴道流血。出血原因是妊娠晚期或临产后子宫下段逐渐伸展,子宫颈管消失或子宫颈口扩张,而附着于子宫下段或子宫颈内口的胎盘不能相应伸展,以致前置部分的胎盘自其附着处剥离,使血窦破裂而出血。

### (一)症状

妊娠晚期或临产时,发生无诱因、无痛性、反复阴道流血是前置胎盘的主要症状。初次出血的时间早晚、出血量、发生次数与其类型有关。完全性前置胎盘初次出血时间早,约在妊娠28周,反复出血的次数频繁,量较多,有时一次大出血即可导致患者休克、危及母婴生命;边缘性前置胎盘出血较迟,多在妊娠37～40周或临产后,出血量较少;部分性前置胎盘介于二者之间。由于出血,可继发贫血或感染。

### (二)体征

一般情况与出血量多少有关,大量出血时可有贫血或休克征象。腹部检查:腹软,子宫大小与停经周数相符;因子宫下段有胎盘占据,先露不易入盆而高浮,易并发胎位异常,如臀位等。前置胎盘附着于子宫前壁时,可在耻骨联合上方听到胎盘杂音。

## 四、处理原则

处理原则是:止血、纠正贫血、预防感染。根据妊娠周数、全身情况等综合分析决定处理方案,多以剖宫产术结束分娩,孕周小、出血少者采取期待疗法。

## 五、护理评估

### (一)健康史

除个人健康史外,尤其注意有无剖宫产史、人工流产史及子宫内膜炎等前置胎盘的易发因素;孕28周后是否出现无诱因、无痛性反复阴道流血,并详细记录具体经过及处理。

### (二)身体状况

取决于出血量的多少。多伴有不同程度的贫血,大量出血时可伴有休克症状。

### (三)心理－社会状况

孕妇及其家属可因突然阴道流血而感到恐惧或焦虑,既担心孕妇的健康,更担心胎儿的安危,可能觉得恐慌、紧张、手足无措等。

### (四)辅助检查

1.B超检查

根据胎盘边缘与子宫颈内口的关系可明确前置胎盘的类型。同时可了解胎儿情况。B超诊断前置胎盘时须注意妊娠周数。妊娠中期胎盘占据宫腔一半的面积,胎盘接近宫颈内口的机会较多,至妊娠晚期胎盘占宫腔的面积减少到1/3或1/4;同时子宫下段形成增加了宫颈内口与胎盘边缘之间的距离,故原似在子宫下段的胎盘可随子宫体上移而变为正常位置胎盘。因此不要过早做前置胎盘的诊断,应定期随访。

2.产后检查胎盘及胎膜

疑前置胎盘者,可于产后检查胎盘胎膜。若前置部分的胎盘母体面见黑紫色血块附着,或胎膜破口距胎盘边缘距离<7cm,则为前置胎盘。

## 六、护理诊断/问题

### (一)潜在并发症

失血性休克。

### (二)焦虑/恐惧

与担心自身及胎儿生命安全有关。

### (三)有感染的危险

与前置胎盘剥离面靠近子宫颈口,细菌易经阴道上行感染有关。

## 七、护理目标

(1)孕妇不出现失血性休克或休克被纠正。

(2)孕妇恐惧程度减轻或消除。

(3)产妇产后未发生产后感染

## 八、护理措施

### (一)心理护理

向患者及其家属介绍本病的基本情况,耐心细致地解答患者提出的问题,让患者及家属正视现状。为患者提供良好的休养环境,保持病室安静、清洁、安全,以降低患者对本病的恐惧程度。提供心理安慰,给予情绪支持,允许家属陪伴。

### (二)一般护理

1.休息及监测

患者需住院观察,绝对卧床休息,以左侧卧位为主,间断吸氧,每日3次,每次1h,以提高胎儿血氧供应。避免各种刺激,以减少出血机会。行腹部检查时动作要轻柔,禁做阴道检查及肛查。

2.纠正贫血

除口服硫酸亚铁、输血等措施外,加强饮食营养指导,建议患者多食高蛋白以及含铁丰富的食物,如动物肝脏、绿叶蔬菜以及豆类等。一方面有助于纠正贫血,另一方面还可增强机体抵抗力,同时也促进胎儿发育。

3.会阴部护理

及时更换会阴垫,保持会阴部清洁、干燥。

### (三)病情观察

严密观察并记录生命体征,阴道流血的量、色、流血时间等,监测胎儿宫内状态。发现异常及时报告医生并配合处理。

### (四)对症护理

**1.期待疗法**

适于妊娠小于36周,阴道流血量少,全身情况良好,胎儿存活者。在期待治疗过程中,应用宫缩抑制剂以赢得时间,用地塞米松促胎肺成熟,用广谱抗生素预防感染。期待治疗至36周,各项指标提示胎儿肺成熟,可适时终止妊娠。阴道分娩适用于边缘性前置胎盘、胎先露为头位、临产后产程进展顺利并估计能在短时间内结束分娩者。胎儿娩出后,及早使用宫缩剂,以预防产后大出血。

**2.剖宫产术**

前置胎盘出现大出血、全身情况差;期待疗法中发生大出血或出血量虽少,但妊娠已近足月或已临产者,应迅速采取剖宫产术结束分娩,既能提高胎儿存活率又能迅速减少或制止出血,是处理前置胎盘的主要手段。护士需立即安排孕妇去枕侧卧位,开放静脉,配血,做好输血准备。抢救休克的同时,按腹部手术患者进行术前准备。做好母儿生命体征监护及抢救准备。

**3.急救处理**

对于大出血休克者,迅速建立静脉通道,吸氧,备同型血,遵医嘱输液输血,并立即做好剖宫产术的术前准备。若在基层医院,大出血无法处理时,应先输液输血,在消毒条件下用无菌纱布填塞阴道、腹部加压包扎暂时压迫止血,迅速转送到上级医院治疗。

### (五)健康指导

**1.注意经期卫生**

避免多产、多次刮宫、引产,减少子宫内膜损伤或子宫内膜炎。对妊娠期出血,无论量多少均应就医,做到及时诊断,及时正确处理。

**2.加强孕期管理与宣教**

指导定期产前检查。出院后注意休息,保持外阴清洁。加强营养,给高蛋白、高纤维素饮食,多食含铁丰富的食物,以纠正贫血,增强抵抗力,预防出血和感染的发生。

## 九、护理评价

(1)患者未出现失血性休克

(2)患者能表达内心感受,无恐惧感。

(3)患者未发生感染。

# 第五节　胎盘早剥

妊娠20周以后或分娩期,正常位置的胎盘在胎儿娩出前,部分或全部从子宫壁剥离,称为胎盘早剥。胎盘早剥是妊娠晚期严重并发症之一,往往起病急、进展快,若处理不及时,可危及母儿生命。

## 一、病因

与以下因素有关：①孕妇有血管病变，如妊娠期高血压疾病、慢性高血压及肾炎等；②机械性因素，如腹部受撞击、挤压、脐带过短或行外转胎位术等；③宫腔压力骤减，如羊水过多时羊水流出过快，或双胎妊娠第一胎娩出过速；④子宫静脉压突然升高等。

## 二、病理

胎盘早剥的主要病理变化是底蜕膜出血，形成血肿，使胎盘自附着处剥离。如剥离面小，血液很快凝固，临床可无症状；如剥离面大，继续出血，形成胎盘后血肿。如果胎盘边缘仍附着于子宫壁上，或胎膜与子宫壁未剥离，血液不向外流而积聚在胎盘与子宫壁之间，为隐性出血或内出血。当胎盘后血肿使胎盘剥离面不断扩大，血液冲开胎盘边缘及胎膜，沿胎膜与宫壁间经宫颈向外流出，为显性出血或外出血。当内出血过多时，血液也可冲开胎盘边缘与胎膜，向宫颈口外流出，形成混合性出血。

内出血严重时，血液向子宫肌层内浸润，引起肌纤维分离、断裂、变性，此时子宫表面出现紫蓝色瘀斑，尤其在胎盘附着处更明显，称子宫胎盘卒中，又称为库弗莱尔子宫。严重的胎盘早剥可能发生凝血功能障碍，剥离处的胎盘绒毛和蜕膜释放大量组织凝血活酶，进入母体循环后激活凝血系统，发生弥散性血管内凝血（DIC）。

## 三、临床表现及分类

### （一）Ⅰ度

多见于分娩期，胎盘剥离面积小，常无腹痛或腹痛轻微。子宫软，大小与孕周相符，胎位清楚，胎心正常。产后检查见胎盘母体面有凝血块及压迹即可诊断。

### （二）Ⅱ度

剥离面为胎盘面积 1/3 左右。表现为突发持续性腹痛、腰酸或腰背痛，疼痛程度与胎盘后积血量成正比。无阴道流血或流血量不多。子宫大于妊娠周数，宫底随胎盘后血肿的增大而升高。前壁胎盘附着处压痛明显，宫缩有间歇，胎位可扪及，胎儿存活。

### （三）Ⅲ度

剥离面超过胎盘面积 1/2。可出现恶心呕吐、面色苍白、血压下降等休克症状，且休克程度大多与阴道流血量不成正比。子宫硬如板状，宫缩间歇不能松弛，胎位不清，胎心消失。若无凝血功能障碍属于Ⅲa，有凝血功能障碍属于Ⅲb。

## 四、治疗原则

治疗原则：纠正休克、及时终止妊娠、积极防治各种并发症。

## 五、护理评估

### （一）健康史

患者在妊娠晚期或临产时突然发生腹部剧痛，有急性贫血或休克征象，应引起高度重视。护士需结合有无妊娠期高血压疾病或高血压病史、胎盘早剥史（复发率约 10%）、慢性肾炎史、仰卧位低血压综合征史及外伤史等，进行全面评估。

### （二）身体状况

胎盘早剥的临床特点是妊娠晚期突然发生的腹部持续性疼痛，阴道出血可有可无，量可多可少。病情严重程度取决于胎盘剥离面积的大小。

### (三)心理－社会状况

因入院时情况危急,患者及其家属常常感到高度紧张和恐惧。

### (四)辅助检查

#### 1.B超检查

胎盘与子宫壁之间出现边缘不清的液性低回声区,胎盘异常增厚或胎盘边缘"圆形"裂开。可见胎儿宫内状况(有无胎动和胎心搏动),并可排除前置胎盘。

#### 2.实验室检查

血液检查,主要了解贫血程度及凝血功能。Ⅱ度及Ⅲ度患者应检测肾功能及二氧化碳结合力,并做DIC筛选试验,包括血小板计数、凝血酶原时间、血纤维蛋白原测定。

## 六、护理诊断/问题

### (一)疼痛

与胎盘后有积血刺激子宫平滑肌收缩有关。

### (二)恐惧

与胎盘早剥起病急、进展快,危及母儿生命有关。

### (三)预感性悲哀

与死产、切除子宫有关。

### (四)潜在并发症

失血性休克、弥散性血管内凝血、急性肾衰竭等。

## 七、护理目标

(1)患者疼痛减轻或消失。

(2)患者恐惧感减轻,情绪稳定。

(3)患者能接受现实,并积极配合治疗。

(4)患者病情得到控制,未出现DIC等严重并发症。

## 八、护理措施

### (一)心理护理

在采取快速、积极的抢救及护理措施的同时,向患者及家属讲述相关知识,给予心理上的支持,使其能有效配合各项治疗及护理措施。

### (二)病情观察

严密监测生命体征;注意腹痛的性质、宫底高度、宫缩情况;注意阴道流血量;有无皮下、黏膜或注射部位出血、子宫出血不凝等表现,及时发现DIC早期征象;正确记出入量,注意有无少尿、无尿等急性肾衰竭表现;注意胎心、胎动,密切监测胎儿宫内情况。一旦发现异常,及时报告医生并配合处理。

### (三)对症护理

#### 1.做好终止妊娠准备

一旦确诊,应及时终止妊娠。根据孕妇一般情况、胎盘早剥类型、出血量多少决定分娩方式,做好相应配合及新生儿抢救的准备。

2.预防产后出血

及时给予宫缩剂、配合按摩子宫,必要时按医嘱做好子宫切除的术前准备。未发生产后出血者,仍应加强生命体征观察,预防晚期产后出血。

3.产褥期护理

产褥期应加强营养,纠正贫血。保持会阴清洁,防止感染。根据产妇身体情况给予母乳喂养指导。死产者及时采取退乳措施。

**(四)健康指导**

做好孕期保健,加强产前检查。及时防治妊娠期高血压疾病、高血压、慢性肾病等;妊娠晚期避免仰卧位及腹部外伤;对合并高血压病、慢性肾炎等高危妊娠应加强管理,积极配合治疗。

## 九、护理评价

(1)患者疼痛消失。

(2)患者分娩顺利,新生儿正常。

(3)患者未出现各种并发症。

# 第六节　早产

早产是指妊娠满 28 周至不满 37 足周之间分娩者。此时娩出的新生儿称早产儿,出生体重＜2500g,各器官发育不成熟。据统计,围生儿死亡中与早产有关者占 75%,因此防治早产是降低围生儿病死率的重要环节之一。

## 一、分类及病因

### (一)自发性早产

最常见的类型,约占 45%。发病机制主要有:黄体酮撤退;缩宫素作用;蜕膜活化。高危因素有:早产史、妊娠间隔时间短于 18 个月或超过 5 年、孕早期有先兆流产、宫内感染、细菌性阴道病、牙周病、吸烟(每日超过 10 支)、酗酒、孕期高强度劳动、贫困和低教育人群、子宫过度膨隆(羊水过多、多胎)和胎盘因素(前置胎盘、胎盘早剥)等,某些免疫调节基因异常也与早产有关。

### (二)未足月胎膜早破早产

病因及高危因素有:PPROM 史、体重指数＜19.8kg/m2、营养不良、吸烟、宫颈机能不全、子宫畸形、宫内感染、细菌性阴道病、子宫过度膨胀、辅助生殖技术受孕等。

### (三)治疗性早产

因母体或胎儿原因不能继续妊娠,在不足 37 周时引产或剖宫产终止妊娠,称治疗性早产。常见指征有:子痫前期、胎儿窘迫、胎儿生长受限、羊水过多或过少、前置胎盘、胎盘早剥及其他妊娠并发症等。

## 二、临床表现

早产的临床表现主要是子宫收缩,最初为不规则宫缩,并常伴有少许阴道流血或血性分泌物,以后发展为规则宫缩,间隔 5～10 分钟,持续 30 秒以上,与足月临产相似,胎膜早破的发生率较足月临产多。早产分先兆早产与早产临产两个阶段。先兆早产指有规则或不规则宫缩,伴宫颈管进行性缩短。早产临产指有规律宫缩(20 分钟≥4 次,或 60 分钟≥8 次),伴有进行性改变;宫颈扩张 1cm 以上;宫颈展平≥80%。

### 三、治疗原则

若胎膜未破,孕妇条件允许时,尽量保胎至 34 周。若胎膜已破,早产不可避免时,应尽可能预防新生儿并发症,提高早产儿存活率。

### 四、护理措施

#### (一)心理护理

孕妇常会不自觉地把一些相关的事情与早产联系起来而产生自责感。有不良产史的孕妇,由于本次妊娠结果的不可预知,常会产生恐惧、焦虑情绪。护士应积极给予安慰,同时争取其丈夫、家人的配合,以良好心态迎接早产儿。

#### (二)一般护理

应做好孕期保健工作,指导孕妇加强营养,保持平静的心情;定期产前检查,积极治疗泌尿道、生殖道感染;避免诱发宫缩的活动,如抬举重物、性生活,慎做肛查和阴道检查等;高危孕妇多卧床休息,左侧卧位为宜,以增加子宫血液循环量,改善胎儿供氧;宫颈内口松弛者应于孕14～18 周行子宫内口缝合术。

#### (三)对症护理

1.先兆早产

应抑制宫缩、积极治疗并发症。常用抑制宫缩的药物有:

(1)β－肾上腺素受体激动剂:可降低子宫肌肉对刺激物的应激性,使子宫肌肉松弛,抑制子宫收缩。不良反应为心跳加快、血压下降、血糖增高、恶心、出汗、头痛等。常用利托君静脉滴注。

(2)硫酸镁:镁离子直接作用于肌细胞,使平滑肌松弛,抑制子宫收缩。一般采用 25% 硫酸镁 16mL 加于 5% 葡萄糖液 100～250mL 中,在 30～60 分钟内缓慢静脉滴注,直至宫缩停止。注意事项见先兆子痫。

(3)钙通道阻滞剂:阻止钙离子进入细胞内而抑制宫缩。常用药物硝苯地平,已用硫酸镁者慎用,以防血压急剧下降。

(4)前列腺素合成酶抑制剂:常用药物吲哚美辛。此类药物可通过胎盘,大剂量长期使用可致胎儿肺动脉高压、肾功能受损及羊水减少等,目前临床已少用。

在保胎过程中,每天行胎心监护,教会患者自数胎动,胎心率或胎动有异常时,及时采取应对措施。对妊娠不足 35 周的早产者,遵医嘱给孕妇糖皮质激素如地塞米松、倍他米松等促胎肺成熟,减少新生儿呼吸窘迫综合征的发生。

2.早产临产

应尽早决定合理的分娩方式。如臀位、横位,估计胎儿成熟度低,而产程又需较长时间者,可选用剖宫产术结束分娩。经阴道分娩者,应考虑使用产钳和会阴切开术以缩短产程,从而减少分娩过程中对胎头的压迫。同时,充分做好早产儿保暖和复苏的准备。临产后慎用镇静剂,避免发生新生儿呼吸抑制的情况。产程中应给孕妇吸氧;新生儿出生后,立即结扎脐带,防止过多母血进入胎儿循环造成循环系统负荷过重。

**(四)健康指导**

如孕妇以往有流产、早产史或本次妊娠期有阴道流血史,尽早告之注意事项,使其及时就医,必要时提前住院观察。

# 第七节　过期妊娠

凡月经周期规则,妊娠达到或超过 42 周(≥294 日)尚未分娩者,称过期妊娠。其发生率占妊娠总数的 3%~15%。过期妊娠是胎儿窘迫、胎粪吸入综合征、过熟综合征、新生儿窒息、围生儿死亡的重要原因。

## 一、病理

### (一)胎盘

过期妊娠的胎盘病理有两种类型。一种是胎盘功能正常,另一种是胎盘功能减退。

### (二)羊水

正常妊娠 38 周后,羊水量随妊娠推迟逐渐减少,妊娠 42 周后羊水迅速减少,约 30% 减至 300mL 以下;羊水粪染率明显增高,是足月妊娠的 2~3 倍,若同时伴有羊水过少,羊水粪染率达 71%。

### (三)胎儿

过期妊娠胎儿生长模式与胎盘功能有关,可分以下 3 种:胎盘功能正常者,胎儿继续生长,约 25% 成为巨大胎儿;胎盘功能减退者,胎盘血流灌注不足,胎儿缺氧及营养缺乏,出现胎儿过熟综合征,容貌似"小老人";胎儿生长受限,小样儿可与过期妊娠并存,后者更增加胎儿的危险性。

## 二、对母儿的影响

### (一)对围生儿的影响

除上述胎儿过熟综合征、巨大儿及胎儿生长受限外,胎儿窘迫、胎粪吸入综合征、新生儿窒息等围生儿发病率及病死率明显增高。

### (二)对母体的影响

产程延长和难产率增高,使手术产率及母体产伤明显增加。

## 三、辅助检查

### (一)胎动计数

是孕妇自我监护胎儿宫内安危最简便可靠的方法。教会孕妇胎动计数。正常胎动每小时 3~5 次,≥30 次/12 小时为正常,如果胎动计数≤10 次/12 小时或逐日下降 50% 不恢复,提示胎儿宫内缺氧,应及时采取措施。

**(二)E/C 比值测定**

尿雌三醇与肌酐(E/C)比值<10,表明胎盘功能减退。

**(三)胎儿电子监护仪检查**

NST 为无反应型者需做 OCT,反复出现胎心晚期减速,提示胎盘功能减退,胎儿宫内缺氧。**(四)B 超检查**

B 超可监测胎儿大小、胎方位、羊水量等,协助了解胎盘功能。超声多普勒血流仪检查胎儿脐动脉血流速度,判断胎盘功能与胎儿安危。

**(五)羊膜镜检查**

观察羊水颜色,了解有无羊水胎粪污染。

### 四、治疗原则

力求避免过期妊娠的发生。妊娠 41 周后,即应考虑终止妊娠。根据胎盘功能、胎儿大小、宫颈成熟度等综合分析,选择适当的分娩方式。剖宫产指征可适当放宽。

### 五、护理措施

**(一)心理护理**

向孕妇及家属介绍过期妊娠的相关知识,了解继续妊娠的危害,解释终止妊娠的必要性,使其能积极配合治疗,增强信心,有效促进产程的进展。

**(二)一般护理**

孕妇取左侧卧位,间断吸氧。教会孕妇自测胎动计数,出现异常及时通知医护人员。连续监测胎心,了解有无胎儿宫内缺氧;观察是否破膜,一旦破膜,注意羊水流出的量、颜色及性状。

**(三)对症护理**

*1.产科护理*

遵医嘱正确使用缩宫素引产,专人看护,调整滴速至有效宫缩。产程过程中密切观察孕妇宫缩及胎先露下降情况,勤听胎心,及早发现胎儿窘迫,协助医生及时处理。有手术指征需行剖宫产时,及时做好术前准备。

*2.加强新生儿护理*

按高危儿护理。胎儿娩出前做好抢救新生儿准备,胎儿娩出后立即协助医生在直接喉镜指引下行气管插管吸出气管内容物,减少胎粪吸入综合征的发生。严密观察新生儿,如发现窒息、脱水、低血容量及代谢性酸中毒等并发症,及时通知医生并协助处理。

**(四)健康指导**

加强孕期宣教,使孕妇及家属认识过期妊娠的危害;强调定期产前检查,适时结束分娩;积极预防过期妊娠,孕妇从妊娠 39 周起,每天用湿布热敷乳房,并轻轻按摩,可刺激垂体后叶分泌催产素,减少过期妊娠的发生;妊娠超过 41 周仍无分娩先兆者,可考虑引产。


# 第八节　多胎妊娠


一次妊娠宫腔内有两个或两个以上胎儿时称为多胎妊娠,以双胎妊娠多见。近年来因辅助生殖技术的广泛开展,多胎妊娠的发生率明显增加。多胎妊娠使妊娠期母儿并发症增多,故属高危妊娠范畴。本节仅讨论双胎妊娠。

## 一、双胎类型及特点

### (一)双卵双胎

两个卵子分别受精形成的双胎妊娠称为双卵双胎,约占双胎妊娠的 70%。其发生与应用促排卵药物、遗传及多胚胎宫腔内移植有关。两个胎儿的遗传基因不完全相同,其性别、血型、容貌可相同或不相同。双卵双胎各自形成自己的胎盘和胎囊,血液循环各自独立。

### (二)单卵双胎

由一个受精卵分裂形成的双胎妊娠称为单卵双胎,约占双胎妊娠的 30%。形成原因不明。两个胎儿遗传基因相同,故性别、血型及容貌等均相同。

## 二、临床表现

### (一)症状

妊娠早期早孕反应较重,妊娠中晚期因子宫增大明显,横膈抬高,可引起呼吸困难,胃部受压,食欲下降、摄入减少。孕妇易感到疲劳,腰背部疼痛症状较单胎妊娠明显。孕妇自诉多处有胎动,而非固定于某一处。

### (二)体征

宫底高度大于正常孕周,腹部可触及两个胎头、多个肢体,胎动的部位不固定。在腹部的不同部位可听到两个速率不一的胎心音,相差>10 次/分。过度增大的子宫压迫下腔静脉,常引起下肢水肿、静脉曲张等。

## 三、辅助检查

B 超检查在妊娠 35 天后可见两个妊娠囊,孕 6 周后可见两个原始心管搏动。还可筛查胎儿结构畸形,确定两个胎儿的胎位。

## 四、处理原则

妊娠期加强营养及产前监护,预防早产、防治妊娠期并发症;分娩期注意产程进展及胎心变化;产褥期注意防治产后出血。

## 五、护理措施

### (一)心理护理

帮助孕妇完成两次角色转变,接受即将成为两个孩子母亲的事实。告知双胎妊娠虽属高危妊娠,但不必过分担心母儿的安危,说明保持心情愉快,积极配合治疗的重要性。指导家属准备双份新生儿用物。

### (二)一般护理

1.加强营养

注意补充铁、钙、叶酸等,防治贫血和妊娠期高血压疾病的发生。多食新鲜的蔬菜和水果,防止便秘。

2.注意休息

中期妊娠后注意休息,避免房事,取左侧卧位,增加子宫、胎盘的血供。休息时可抬高下肢减轻水肿及静脉曲张。防止跌伤。

### (三)对症护理

**1.严密观察产程和胎心率变化**

如发现有宫缩乏力或产程延长,及时处理。

**2.产程处理**

第一个胎儿娩出后,立即断脐,协助扶正第二个胎儿的胎位,使保持纵产式,等待自然分娩。通常在 20 分钟左右,第二个胎儿自然娩出。如等待 15 分钟仍无宫缩,则可协助人工破膜或遵医嘱静脉滴注缩宫素促进宫缩。产程中应严密观察,及时发现脐带脱垂或胎盘早剥等并发症。

**3.预防产后出血**

第二个胎儿娩出后应立即肌内注射或静脉滴注缩宫素,腹部放置沙袋,并以腹带紧裹腹部,防止腹压骤降引起休克。

**4.双胎妊娠如系早产**

产后应加强对早产儿的观察和护理。

### (四)健康教育

指导孕妇注意休息,加强营养,注意阴道流血量和子宫复旧情况,防止产后出血。并指导产妇正确进行母乳喂养,选择有效的避孕措施。

# 第九节　羊水量异常

## 一、羊水过多

### (一)病因

及分类妊娠期间羊水量超过 2000mL,称为羊水过多。发生率为 0.5%~1%。羊水过多分急性羊水过多与慢性羊水过多。羊水过多的发生可能与胎儿畸形、多胎妊娠、妊娠并发症及母儿血型不合等因素有关。

### (二)临床表现

**1.急性羊水过多**

较少见,多发生在妊娠 20~24 周。羊水急速增多,子宫于数日内明显增大,产生一系列压迫症状。孕妇感腹部胀痛,行动不便,表情痛苦,因横膈抬高,出现呼吸困难,甚至发绀,不能平卧。腹部检查:腹壁皮肤紧绷发亮,严重者皮肤变薄,皮下静脉清晰可见。巨大子宫压迫下腔静脉,影响静脉回流,出现下肢及外阴部水肿及静脉曲张。子宫明显大于妊娠月份,胎位不清,胎心遥远或听不清。

**2.慢性羊水过多**

较多见,多发生在妊娠晚期。数周内羊水缓慢增多,症状较缓和,孕妇多能适应,仅感腹部增大较快,临床上无明显不适或仅出现轻微压迫症状,如胸闷、气急,但能忍受。子宫大于孕月,腹壁皮肤发亮、变薄。触诊时感子宫张力大,有液体震颤感,胎位不清,胎心音遥远。

### （三）辅助检查

**1.B 超检查**

能了解羊水量和胎儿有无畸形等,是羊水过多的重要辅助检查方法。当羊水最大暗区深度(AFV)>7cm,或羊水指数(AFI)>18cm 时可诊断为羊水过多。

**2.甲胎蛋白(AFP)测定**

母血、羊水中 AFP 明显增高提示胎儿畸形。胎儿神经管畸形(无脑儿、脊柱裂)、上消化道闭锁等羊水 AFP 呈进行性增加。

**3.其他**

行葡萄糖耐量试验以排除妊娠期糖尿病,检查孕妇 Rh、ABO 血型,排除母儿血型不合等。

### （四）治疗原则

处理取决于胎儿有无畸形、孕周及孕妇自觉症状严重程度。胎儿畸形或染色体异常者,一经确诊,应及时终止妊娠;胎儿正常者,根据羊水过多的程度及孕周决定处理方法。

### （五）护理措施

**1.心理护理**

加强与孕妇的交流,提供情感支持,帮助其积极参与治疗,缓解压迫症状。当孕妇由于胎儿畸形引产后,应帮助孕妇及家属正确看待此次妊娠失败,减轻对下次妊娠的担心和恐惧。

**2.一般护理**

嘱孕妇卧床休息,左侧卧位,改善胎盘血供;若呼吸困难可取半卧位,下肢水肿可抬高下肢;低盐饮食,多食新鲜蔬菜、水果,防止便秘;避免增加腹压的活动,以防胎膜早破。

**3.对症护理**

(1)经腹壁穿刺放羊水时:术前讲解穿刺过程,做好心理安抚;嘱孕妇排空膀胱,取平卧位或半卧位,注意严格无菌操作,防止感染;穿刺时,B 超监测下定位,避开胎盘部位,放羊水时,速度不宜过快,每小时约 500mL,一次放羊水量不超过 1500mL;放液过程中注意观察孕妇生命体征,监测胎心,预防早产及胎盘早剥;放羊水后,腹部应放置沙袋以防血压骤降。

(2)分娩期处理:临产后,可行人工破膜,注意羊水流出速度要慢,边放水边用腹带束紧腹部,警惕脐带脱垂和胎盘早剥的发生;观察羊水的颜色、性状和量,注意预防产后出血。

**4.健康指导**

加强孕期卫生宣教,积极治疗糖尿病等原发疾病,预防羊水过多的发生;定期产前检查,及早发现羊水过多。

## 二、羊水过少

### （一）病因

及分类妊娠晚期羊水量少于 300mL 者称为羊水过少。发生率为 0.4%～4%。羊水过少严重影响围生儿预后,羊水量少于 50mL,围生儿病死率高达 88%,应高度重视。其发生原因有:胎儿畸形,胎盘功能减退,羊膜病变,胎膜早破,孕妇脱水,血容量不足或服用某些药物(如利尿剂、吲哚美辛)等。

### （二）临床表现

羊水过少的临床症状多不典型。孕妇于胎动时感腹痛,胎盘功能减退时常有胎动减少。

检查见宫高腹围较同期妊娠小,合并胎儿生长受限更明显,有子宫紧裹胎儿感。子宫敏感,轻微刺激可引发宫缩,临产后阵痛明显,且宫缩多不协调。阴道检查时,发现前羊膜囊不明显,胎膜紧贴胎儿先露部,人工破膜时羊水量极少。

### (三)辅助检查

#### 1.B超检查

妊娠晚期羊水最大暗区深度(AFV)≤2cm,或羊水指数(AFI)≤5cm时可诊断为羊水过少。

#### 2.胎心电子监护仪检查

羊水过少时可使脐带及胎盘受压,使胎儿储备能力减低,NST呈无反应型,一旦子宫收缩脐带受压加重,可出现胎心变异减速和晚期减速。

### (四)治疗原则

处理取决于胎儿有无畸形、宫内状况及孕周。

### (五)护理措施

#### 1.一般护理

注意休息,左侧卧位,改善胎盘血液供应;间断吸氧;要求孕妇自我监测胎动计数。

#### 2.病情观察

定期测宫高、腹围及体重;勤听胎心,了解胎儿宫内情况;可做NST进行胎盘功能检查及胎儿储备功能检查;及早发现异常,及时处理;一旦决定剖宫产,应积极配合做好术前准备。

#### 3.对症护理

(1)胎儿正常、未足月时:可经羊膜腔灌注生理盐水解除脐带受压,提高围生儿存活率。要求严格无菌操作,B超定位后行羊膜腔穿刺,以每分钟10~15mL速度输入37℃0.9%氯化钠注射液200~300mL;穿刺术后遵医嘱使用宫缩抑制剂预防早产。

(2)胎儿正常、已足月:应及时终止妊娠。合并胎盘功能不良、胎儿窘迫或破膜时羊水少且胎粪严重污染,估计短时间不能结束分娩,应行剖宫产术,可显著降低围生儿病死率。胎儿贮备力尚好,无明显宫内缺氧,人工破膜后密切观察产程进展,连续监测胎心变化,观察羊水性状。

(3)做好新生儿抢救准备:准备好吸痰器、气管插管及氧气等,随时配合抢救新生儿。

(4)胎儿畸形:应尽早终止妊娠。多选经腹羊膜腔穿刺注入依沙吖啶引产。

#### 4.健康指导

加强卫生宣教,强调产前检查的重要性,做好产前筛查工作。产后注意休息,保持情绪稳定。

# 第十节　心脏病

妊娠合并心脏病是孕产妇死亡的主要原因之一。在妊娠合并心脏病患者中,先天性心脏病占35%~50%,位居第一位,其次是风湿性心脏病。在妊娠期、分娩期及产褥期均可能使心脏病患者的心脏负担加重而诱发心力衰竭。此外,由于诊断水平的提高,妊娠期高血压疾病性心脏病、围生期心肌病、病毒性心肌炎、各种心律失常、贫血性心脏病等临床也较常见。

## 一、妊娠、分娩及产褥期对心脏病孕产妇的影响

由于妊娠、分娩及产褥期特殊的血流动力学变化,对有心脏病的孕产妇会产生不利的影响,表现为:

### (一)妊娠期

血容量增加和心脏位置的改变,使心脏负担加重。

1.血容量增加

妊娠期孕妇的总血容量较非孕期增加,至孕 32～34 周达高峰。血容量增加引起心排出量增加和心率加快。妊娠早期以心排出量增加为主,妊娠中晚期需增加心率以适应血容量增多。

2.心脏位置移位

妊娠晚期子宫增大,膈肌上升使心脏向上、向左前移位,导致大血管扭曲,使心脏负荷进一步加重,易使患心脏病的孕妇发生心力衰竭而危及生命。

### (二)分娩期

分娩期为心脏负担最重的时期。子宫收缩增加周围循环阻力,每次宫缩时有 250～500mL 的液体被挤入体循环,因此,全身血容量增加;每次宫缩时心排出血量约增加 24%,同时有血压增高、脉压增宽及中心静脉压升高。第二产程时由于产妇屏气用力动作使肺循环压力增加,腹腔压力增高,内脏血液向心脏回流增加,此时,心脏前后负荷显著加重。第三产程,胎儿娩出后,腹腔内压力骤减,大量血液流向内脏,回心血量减少;胎盘娩出后,胎盘循环停止,回心血量增加,造成血流动力学急剧变化。此时,妊娠合并心脏病的孕妇极易诱发心力衰竭。

### (三)产褥期

产后 3 日内仍是心脏负担较重的时期。除子宫收缩使一部分血液进入体循环外,孕期组织间潴留的液体也开始回到体循环,体循环血量仍有一定程度的增加。而妊娠期出现的一系列心血管变化,在产褥期尚不能立即恢复到孕前状态。心脏病孕妇此时仍应警惕心力衰竭的发生。

综上所述,妊娠 32～34 周、分娩期及产褥期的最初 3 日内,容易发生心力衰竭,是心脏病孕产妇最危险的时期。

## 二、心脏病对妊娠、分娩的影响

心脏病不影响患者受孕。但当孕妇发生心力衰竭时,可因缺氧引起子宫收缩,发生早产或引起胎儿宫内发育迟缓和胎儿窘迫,甚至胎死宫内。

心脏病变较轻,心功能Ⅰ～Ⅱ级,无心力衰竭病史,且无其他并发症者,在密切监护下可以妊娠,必要时给予治疗。但有下列情况者一般不宜妊娠:心脏病变较重,心功能Ⅲ～Ⅳ级、既往有心力衰竭病史、肺动脉高压、严重心律失常、先天性心脏病(法洛四联征等)、围生期心肌病遗留有心脏扩大、并发细菌性心内膜炎、风湿热活动期等,因患者在孕期极易诱发心力衰竭和严重感染而死亡。

## 三、治疗原则

心脏病孕产妇的主要死亡原因是心力衰竭和感染。对妊娠合并心脏病的孕妇应加强孕期

保健,预防心力衰竭,控制感染,适时终止妊娠。

## 四、护理评估

### (一)健康史

**1.心脏病史**

了解孕妇的心脏病史,如心脏疾病的类型、是否影响其日常活动,活动后有无呼吸困难、心悸和胸闷,夜间睡眠能否平卧,既往有无心力衰竭或心脏手术史等。

**2.诱发心力衰竭的因素**

评估孕产妇有无呼吸道感染、过度疲劳、贫血以及妊娠期高血压疾病、产后出血和产褥感染等诱发心力衰竭的因素。

**3.生育史**

了解既往妊娠和分娩过程是否顺利,有无死胎、死产和新生儿死亡史。孕妇对本次妊娠的适应及产前检查情况等。

### (二)身体状况

**1.评估与心脏病有关的症状和体征**

(1)症状:心慌、气短、乏力、活动后加重等。

(2)体征:①舒张期杂音;②Ⅲ级以上收缩期杂音;③严重心律失常;④心脏扩大。

**2.评估早期心力衰竭的表现**

早期心力衰竭的征象:

(1)轻微活动后立即出现胸闷、心悸、气短。

(2)休息时心率每分钟超过 110 次,呼吸每分钟超过 20 次。

(3)夜间常因胸闷而坐起呼吸,或到窗口呼吸新鲜空气。

(4)肺底部出现少量持续性湿啰音,咳嗽后不消失。对存在诱发心力衰竭因素的孕产妇,要及时识别心力衰竭指征。

**3.评估心功能状态**

根据患者的活动能力划分为 4 级。

(1)Ⅰ级:一般体力活动不受限制(无症状)。

(2)Ⅱ级:一般体力活动稍受到限制,休息时无自觉症状。

(3)Ⅲ级:心脏病患者体力活动明显受制,休息时无不适,轻微日常活动即感不适、心悸,呼吸困难或既往有心力衰竭病史者。

(4)Ⅳ级:不能进行任何体力活动,休息状态下即出现心力衰竭症状,体力活动后加重。

### (三)心理-社会状况

妊娠合并心脏病的孕妇,随着妊娠的进展,心脏负担逐渐加重。由于缺乏相关知识,孕产妇及家属的心理负担较重,甚至产生恐惧心理而不能合作。

### (四)辅助检查

**1.心电图检查**

提示各种严重的心律失常,如心房颤动、Ⅲ度房室传导阻滞、ST 段改变、T 波异常等。

2.X 线检查

显示有心脏扩大,尤其个别心腔的扩大。

3.超声心动图

准确反映心腔大小、心脏瓣膜结构及功能情况的变化。

4.B 超和胎儿电子监护仪检查

预测宫内胎儿储备能力,评估胎儿健康。

## 五、护理诊断

### (一)潜在并发症

心力衰竭、感染。

### (二)活动无耐力

与妊娠增加心脏负荷、心排出量下降有关。

### (三)有感染的危险

与心脏病患者缺氧、抵抗力下降有关。

### (四)焦虑/恐惧

与担心自身及胎儿生命安全有关。

## 六、护理目标

(1)患者心脏负荷有所减轻,能适当增加活动。

(2)患者不出现发热、白细胞升高等感染征象。

(3)患者能表达内心感受,焦虑恐惧感减轻。

(4)患者不出现心力衰竭等并发症。

## 七、护理措施

### (一)心理护理

1.促进家庭成员适应孕妇造成的压力

协助并提高孕妇的自我照顾能力,完善家庭支持系统。指导孕妇及家属掌握妊娠合并心脏病的相关知识,使其了解孕妇的身心状况,妊娠的进展情况,监护胎儿的方法以及产时、产后的治疗护理方法,以减轻孕妇及家人的心理焦虑。

2.给予生理及情绪支持,降低产妇及家属焦虑

护理人员维持环境安静,并陪伴产妇,给予支持及鼓励,及时提供信息,协助产妇及家属了解产程进展情况,并取得配合,减轻其焦虑感,保持情绪平稳,维护家庭关系和谐。

### (二)一般护理

1.休息与活动

心脏病孕妇要保证每天至少 10 小时的睡眠,中午休息 2 小时。休息时应采取左侧卧位,略抬高床头。避免过度劳累及情绪激动。

2.饮食与营养

指导孕妇摄入高蛋白、高维生素和含铁丰富的食物,少食多餐,不宜过饱,控制孕期体重增加不超过 12kg。妊娠 16 周后限制钠盐摄入,每天量不超过 4～5g。多食蔬菜水果,预防便秘,避免排便时过度用力加重心脏负荷。

### (三)病情观察

**1.妊娠期**

定时产前检查,确定妊娠时即应开始产前检查,一般孕20周内每2周检查1次,孕20周后每周1次,也可按病情确定产前检查的时间及次数。对不宜妊娠者,应在妊娠12周前行人工流产。妊娠超过12周者应密切监护,积极预防心力衰竭至妊娠末期。对于顽固性心力衰竭的孕妇应与心内科医师联系,在严密监护下行剖宫产术终止妊娠。

**2.分娩期**

(1)心功能Ⅰ~Ⅱ级,胎儿不大,胎位正常,宫颈条件良好者,在严密监护下可经阴道分娩。临产时,严密观察产程进展、子宫收缩、胎头下降及胎儿宫内情况。鼓励产妇取左侧卧位,必要时给予吸氧。第一产程,每15分钟测产妇血压、脉搏、呼吸、心率各1次,每30分钟测胎心率1次;第二产程每10分钟测1次,或使用监护仪持续监护。宫缩时产妇不宜用力,向产妇说明减轻疼痛的必要性和方法,指导产妇呼吸技巧,减轻不适感。宫口开全后需行产钳术或胎头吸引术缩短产程,同时做好抢救新生儿的准备。胎儿娩出后,产妇腹部立即放置1kg沙袋,持续24小时,防止腹压骤降诱发心力衰竭。遵医嘱给予药物治疗并注意用药后观察。

(2)心功能Ⅲ~Ⅳ级,胎儿偏大,宫颈条件不佳,合并有其他并发症者,因剖宫产可减少孕妇长时间子宫收缩而引起的血流动力学改变,减轻心脏负担,可选择剖宫产术终止妊娠。

**3.产褥期**

产后最初3天内也是发生心力衰竭的危险期,仍必须严密观察产妇的心率、脉搏、呼吸及心功能状态,及早发现心力衰竭。遵医嘱给予广谱抗生素预防感染,持续至产后1周,无感染征象时停药。

### (四)对症护理

**1.非妊娠期指导**

心功能Ⅰ级、Ⅱ级者可以妊娠,但需严密监护;对于心脏病较重,心功能Ⅲ级以上者或有心力衰竭史者,不宜妊娠。对不宜妊娠者,指导患者采取有效措施严格避孕。

**2.加强孕期保健**

定期产前检查或家庭访视,早期发现诱发心力衰竭的各种潜在危险因素。重点评估心脏功能情况及胎儿宫内情况。若心功能Ⅲ级或以上,有心力衰竭者,均应立即入院治疗。心功能Ⅰ~Ⅱ级者,应在妊娠36~38周入院待产。

**3.预防治疗诱发心力衰竭的诱因**

预防上呼吸道感染,纠正贫血,治疗心律失常。防治妊娠期高血压疾病和其他并发症。

**4.急救处理**

如发现孕产妇出现早期心力衰竭或心力衰竭的征象,立即帮助其取坐位,双腿下垂,减少回心血量,减轻心脏负担;及时给予高流量面罩或加压输氧,一般将50%酒精置于氧气的滤瓶中,随氧气吸入,以增加气体交换面积;报告内科医师及产科医师共同救治;遵医嘱使用洋地黄类药物、快速利尿剂、镇静剂等;实行专人护理,行心电监护及胎儿电子监护。

心脏病孕妇的主要死亡原因是心力衰竭和严重感染。因此,需加强产前检查,适时终止妊娠,及时发现并纠正心力衰竭。

**(五)健康指导**

(1)孕前咨询确定心脏病患者能否适宜妊娠,不宜妊娠者应严格避孕。

(2)注意休息、保暖,避免劳累及上呼吸道感染,保持心功能状态稳定。

(3)根据产妇的心功能状态,正确指导心功能Ⅲ级或以上不宜哺乳的患者退奶,指导其家属做好新生儿的护理。

(4)产后根据病情,定期复查。

(5)指导计划生育,对不宜再妊娠需做绝育且心功能良好者,应于产后1周做绝育手术。如有心力衰竭,待控制后行绝育手术。未做绝育手术者要采取有效措施,严格避孕。

**八、护理评价**

(1)孕产妇心力衰竭和胎儿窘迫是否得到预防或及时纠正。

(2)孕产妇心功能是否改善,活动耐力是否增加。

(3)产妇感染是否得到预防或及时处理。

(4)孕产妇和家属焦虑是否缓解。

# 第十一节　糖尿病

妊娠合并糖尿病包括两种类型,一种为妊娠前已有糖尿病的患者,称糖尿病合并妊娠;另一种为妊娠前糖代谢正常,妊娠期才出现或发现糖尿病,又称妊娠期糖尿病(GDM)。糖尿病孕妇中80%以上为GDM,我国发生率为1%～5%,近年有明显增高趋势。妊娠合并糖尿病属高危妊娠,母婴病死率较高,必须引起重视。

**一、妊娠、分娩对糖尿病的影响**

**(一)诱发或加重糖尿病**

妊娠可使原有糖尿病患者的病情加重,使隐性糖尿病显性化,使既往无糖尿病的孕妇发生GDM。

**(二)低血糖**

由于妊娠期糖代谢的复杂变化,若未能及时调整胰岛素用量,部分患者可能会出现低血糖、低血糖性昏迷等。孕早期空腹血糖较低,应用胰岛素治疗的孕妇如果未及时调整胰岛素用量,部分患者可能会出现低血糖。随妊娠进展,抗胰岛素样物质增加,胰岛素用量需要不断增加。

**(三)酮症酸中毒**

分娩过程中体力消耗较大,若未及时调整胰岛素用量,部分患者可能会出现血糖过低,严重者甚至导致低血糖昏迷及酮症酸中毒。

**二、糖尿病对妊娠、分娩的影响**

糖尿病对母儿的影响及其程度取决于糖尿病病情及血糖控制水平。病情较重或血糖控制不良者,对母儿影响大,母儿近、远期并发症仍较高。

**（一）对孕妇的影响**

（1）糖尿病患者因代谢紊乱，卵巢功能障碍，易月经不调及不孕。

（2）高血糖可使胚胎发育异常甚至胚胎死亡，易流产和早产。

（3）妊娠期高血压疾病发生率高，当并发肾脏疾病时，其发生率高达50％以上。因糖尿病可导致血管病变，小血管内皮细胞增厚，管腔狭窄，组织供血不足，孕妇及围生儿预后较差。

（4）糖尿病患者易导致羊水过多，而羊水过多又可增加胎膜早破和早产的发生率。

（5）难产的发生率高：与孕妇糖利用障碍和巨大儿有关。

**（二）对胎儿的影响**

**1.巨大儿发生率高**

孕妇血糖高，胎儿长期处于高胰岛素血症环境中，促进胎儿在宫内过度生长。

**2.胎儿畸形发生率高**

孕妇的高血糖、酮症酸中毒、缺氧或与糖尿病药物毒性有关。

**（三）对新生儿的影响**

**1.新生儿呼吸窘迫综合征（RDS）发生率增高**

与胎儿肺泡表面活性物质产生减少、胎儿肺成熟延迟有关。

**2.新生儿低血糖**

与新生儿出生后仍存在高胰岛素血症有关。

## 三、治疗原则

**（一）孕期的处理**

内科与产科密切合作，从糖尿病知识宣教、饮食治疗、运动治疗、自我监测、胰岛素治疗等方面入手，尽可能将孕妇的血糖控制在正常或接近正常范围内。同时定期进行产前监测，及时发现异常，及时处理。

**（二）围生期处理**

适时终止妊娠，选择合适的分娩方式，积极预防产褥期感染、新生儿低血糖及产妇低血糖。

## 四、护理评估

**（一）健康史**

（1）了解孕妇有无糖尿病史或糖尿病家族史。

（2）了解有无不明原因反复流产、死胎、巨大儿或分娩足月新生儿呼吸窘迫综合征史，了解有无胎儿畸形、新生儿死亡等不良孕产史等。

（3）本次妊娠经过、病情控制及目前用药情况；有无胎儿偏大或羊水过多等潜在高危因素。同时，注意了解有无肾、心血管系统及视网膜病变等并发症情况。

**（二）身体状况**

**1.孕妇有无糖代谢紊乱症候群**

即三多一少症状（多饮、多食、多尿、体重下降）。有无皮肤瘙痒，尤其外阴瘙痒。因高血糖可导致眼房水、晶体渗透压改变而引起眼屈光改变，患病孕妇可出现视力模糊。

**2.孕妇有无并发症**

如低血糖、高血糖、妊娠期高血压疾病、酮症酸中毒、感染等。确定胎儿宫内发育情况，注意有无巨大儿或胎儿生长受限。分娩期重点评估孕妇有无低血糖及酮症酸中毒症状,如心悸、出汗、面色苍白、饥饿感或出现恶心、呕吐、视力模糊、呼吸快且有烂苹果味等。

### (三)心理-社会状况

孕妇及家人对疾病知识的了解程度、认知态度,有无焦虑、恐惧心理,社会及家庭支持系统是否完善。

### (四)辅助检查

**1.血糖测定**

两次或两次以上空腹血糖≥58mmol/L者。

**2.糖筛查试验**

用于 GDM 筛查,建议孕妇于妊娠 24～28 周进行。方法:葡萄糖 50g 溶于 200mL 水中,5 分钟内服完,服后 1 小时测血糖≥78mmol/L 为糖筛查异常;如血糖≥112mmol/L 的孕妇,则 GDM 可能性大。对糖筛查异常的孕妇需进一步查空腹血糖,如异常即可确诊;如正常需进行葡萄糖耐量试验(OGTT)。

**3.OGTT**

禁食 12 小时后,口服葡萄糖 75g。GDM 诊断标准为:空腹血糖 56mmol/L,1 小时后血糖 103mmol/L,2 小时后血糖 86mmol/L,3 小时后血糖 67mmol/L,若其中有 2 项达到或超过正常值,即可诊断为 GDM。

**4.其他检查**

肝肾功能检查,24 小时尿蛋白定量,尿酮体及眼底等相关检查。

**5.胎儿监护**

B 超、胎儿电子监护仪、胎盘功能检查和羊水 L/S 比值测定,了解胎儿发育、宫内安危状况和胎儿成熟度。

## 五、护理诊断

### (一)营养失调

低于或高于机体需要量,与血糖代谢异常有关。

### (二)知识缺乏

缺乏饮食控制的相关知识。

### (三)有胎儿受伤的危险

与血糖控制不良导致胎盘功能低下、巨大儿、畸形儿有关。

### (四)有感染的危险

与糖尿病对感染的抵抗力下降有关。

## 六、护理措施

### (一)心理护理

妊娠期与孕妇及家属讨论如何面对糖尿病对母儿健康的威胁,鼓励他们说出内心的感受,帮助其以积极向上的方式应对压力。分娩期陪伴产妇,提供产程进展的信息,使其顺利渡过。产褥期协助产妇、家属与新生儿尽快建立亲子关系。指导轻症者进行母乳喂养。对此次怀孕失败者,为其提供环境和机会疏导情绪。

## (二)一般护理

糖尿病妇女于妊娠前应判断糖尿病的程度,确定妊娠的可能性。允许妊娠者,需在内科、产科密切监护下,尽可能将孕妇血糖控制在正常或接近正常范围内,并选择正确的分娩方式,以防止并发症的发生。

### 1.饮食治疗

糖尿病的基础治疗是控制饮食。由于妊娠的特殊需要,孕妇必须摄入足够的热量和蛋白质,既要保证胎儿发育所需的营养,又要避免发生危害胎儿的餐后高血糖或饥饿酮症。糖尿病孕妇饮食中糖类占总热量的 $40\%\sim50\%$,蛋白质占 $20\%\sim30\%$,脂肪占 $30\%\sim40\%$。还应少食多餐。同时,遵医嘱每日应补充钙剂 $10\sim12g$、叶酸 $5mg$、铁剂 $15mg$。

### 2.运动治疗

通过适当运动达到降低血糖、提高对胰岛素的敏感性、体重增加控制在正常范围的目的。运动方式可有:极轻度运动(如散步)、轻度运动(如中速步行)。

### 3.胰岛素应用

因磺胺类及双胍类降糖药均能通过胎盘,对胎儿产生毒性反应,因此孕妇不宜口服降糖药物治疗。对通过饮食治疗不能控制的妊娠期糖尿病患者,胰岛素是其主要的治疗药物,以皮下注射为主。显性糖尿病患者应在孕前即改为胰岛素治疗。

### 4.终止妊娠

选择终止妊娠的时间、分娩方式,并预防产后母婴低血糖等。孕 35 周左右住院监测,一般 $37\sim38$ 周终止妊娠。有病理情况者均应择期行剖宫产术。

### 5.新生儿处理

无论体重大小均按早产儿护理。新生儿出生时取脐血检测血糖,并在 30 分钟后定时滴服 $25\%$ 葡萄糖液,以防止低血糖,同时注意预防低血钙、高胆红素血症及 NRDS 发生。多数新生儿在出生后 6 小时内血糖值可恢复正常。糖尿病产妇,即使接受胰岛素治疗,哺乳也不会对新生儿产生不良反应,可以母乳喂养。

## (三)病情观察

### 1.妊娠期监护

(1)孕妇监护:对孕妇进行严密的内分泌及产科监护,使血糖值接近正常水平。①血糖监测:临床上常用血糖值和糖化血红蛋白作为监测指标。②肾功能监测及眼底检查:每次产前检查应做尿常规检查,用于监测尿酮体和尿蛋白。每月 1 次肾功能测定及眼底检查,预防并发症的发生。

(2)胎儿监护:为了及时发现胎儿畸形、智力障碍、死胎,必须监护胎儿健康状况。①定期行 B 超检查,确定有无胎儿畸形、监测胎头双顶径、羊水量、胎盘成熟度等。胎儿超声心动图是产前诊断胎儿心脏结构异常的重要方法。②妊娠 28 周以后,为预防胎死宫内,指导孕妇掌握自我监护胎动的方法。③自妊娠 32 周开始,每周 1 次无激惹试验(NST)检查,36 周后每周 2 次,了解胎儿宫内储备能力。④连续动态测定孕妇尿 E3 及血中 HPL 值可及时判定胎盘功能。

2.分娩期监护

严密监测血糖、尿糖和尿酮体,预防低血糖。阴道分娩者,鼓励产妇左侧卧位,改善胎盘血液供应。密切监护胎儿状况,产程时间不超过 12 小时,如产程大于 16 小时易发生酮症酸中毒。糖尿病孕妇在分娩过程中,仍需维持身心舒适,给予支持以减缓分娩压力。

3.产褥期监护

(1)产妇监护:产后由于胎盘的娩出,抗胰岛素激素迅速下降。因此,分娩后 24 小时内胰岛素减至原用量的 1/2,48 小时减少到原用量的 1/3,产后需重新评估糖尿病的情况。

(2)新生儿监护:观察新生儿有无出现低血糖、呼吸窘迫综合征及其他并发症的症状。发现异常情况,及时报告医师。

**(四)对症护理**

1.为了保护母亲的健康与安全,减少胎儿畸形的发生

糖尿病妇女应当避孕,显性糖尿病妇女在妊娠前应由内分泌科医师和产科医师共同研究,确定糖尿病的病情程度,先将血糖严格控制在正常范围内后再妊娠。

2.糖尿病孕产妇

较一般妇女更易感染,应采取措施预防感染。

3.出现酮症酸中毒症状

遵医嘱输液、给药,配合抢救,测中心静脉压,根据中心静脉压调节输液速度及输液量。

4.如出现低血糖症状

遵医嘱喂食糖水,抽血做有关化验及静脉注射 50% 葡萄糖 60～100mL 等。

**(五)健康指导**

1.指导孕妇正确控制血糖

提高自我监护和自我护理能力,与家人共同制订健康教育计划,使其了解有关糖尿病的一般知识、妊娠合并糖尿病的特点及危害、饮食指导、运动指导、血糖自我监测及结果的意义。向护理对象讲解妊娠合并糖尿病的危害,预防各种感染,缓解心理压力的方法,发生高血糖及低血糖的症状及紧急处理步骤,鼓励孕妇外出携带糖尿病识别卡及糖果,避免发生不良后果。

2.指导产妇定期接受产科和内科复查

尤其 GDM 患者应重新确诊,如产后正常也需每 3 年复查血糖 1 次。

3.产后应长期避孕

最好不用药物及宫内避孕器具。

## 七、护理评价

(1)孕产妇是否学会控制血糖的方法,营养失调是否得到纠正。

(2)新生儿产伤或呼吸窘迫综合征是否发生或得到及时处理。

(3)孕产妇是否发生酮症酸中毒、低血糖或感染等并发症。

(4)孕产妇和家属情绪是否平稳,焦虑是否缓解。

# 第十二节　贫血

## 一、疾病概要

贫血是较常见的妊娠并发症。由于妊娠期血液系统的生理变化,血液呈稀释状态,出现"生理性贫血"。WHO最近资料表明,50%以上孕妇合并贫血,而缺铁性贫血则最为常见,占妊娠期贫血的95%。

妊娠妇女由于血容量增加需铁650～750mg,胎儿生长发育需铁250～350mg,仅妊娠期约需铁1000mg。因此,每日需从食物中摄取至少4mg铁。妊娠晚期铁的最大吸收率虽已达40%,但仍不能满足需求,如不及时给予补充铁剂,则易造成贫血。贫血与妊娠的相互影响表现为:

### (一)对母体的影响

贫血使母体耐受力差,孕妇易产生疲倦感,而长期倦怠感会影响孕妇在妊娠期的心理适应。重度贫血可导致贫血性心脏病、妊娠期高血压疾病性心脏病、产后出血、失血性休克、产褥感染等并发症的发生,危及产妇生命。

### (二)对胎儿的影响

因孕妇骨髓和胎儿竞争摄取母体血清铁的过程中,一般以胎儿组织占优势,并且铁通过胎盘的转运为单向性运输,因此胎儿缺铁程度不会太严重。当母体缺铁严重时,会影响骨髓造血功能致重度贫血,胎儿生长发育所需的营养物质及氧缺乏,造成胎儿生长受限、胎儿窘迫早产、死胎或死产等不良后果。

## 二、护理评估

### (一)健康史

了解孕妇有无月经过多或消化道疾病引起的慢性失血性病史,有无因不良饮食习惯或胃肠道功能紊乱导致的营养不良病史。

### (二)身体状况

1.症状

疲乏、困倦和软弱无力是贫血最常见和最早出现的症状。严重贫血者可表现为头晕、乏力、耳鸣、心悸、气短、面色苍白、倦怠、食欲缺乏、腹胀、腹泻等症状,甚至出现贫血性心脏病、妊娠期高血压疾病性心脏病、胎儿生长受限、胎儿窘迫、早产、死胎、死产等并发症的相应的症状。

2.体征

皮肤黏膜苍白是贫血的主要特征,以睑结膜、口唇和甲床较明显。另外,可能出现皮肤毛发干燥、脱发、指甲脆薄、口腔炎和舌炎等,部分孕妇出现脾脏轻度肿大。

### (三)心理-社会状况

重点评估孕妇因长期疲倦或知识缺乏而引起的倦怠心理。同时评估孕妇及家人对缺铁性贫血疾病的认知情况,以及家庭、社会支持系统是否完善等。

**（四）辅助检查**

1.血常规

外周血涂片呈小细胞低色素性贫血。血红蛋白＜100g/L，红细胞比容＜0.30 或红细胞计数＜$35×10^{12}$/L，则可诊断为妊娠期贫血。因妊娠所致的生理性贫血，血红蛋白在 100～110g/L 之间。

2.血清铁测定

孕妇血清铁＜65$\mu$mol/L 为缺铁性贫血。

3.B超和胎儿电子监护仪检查

了解胎儿宫内情况。

## 三、护理诊断

**（一）活动无耐力**

与组织缺氧有关。

**（二）潜在的并发症**

胎儿窘迫、产后出血、产褥感染。

**（三）焦虑**

与担心母儿安全有关。

## 四、护理措施

**（一）心理护理**

通过建立良好的用餐环境，菜式的多样化及色、香、味等帮助孕妇改变偏食、厌食的不良习惯。对孕妇在治疗配合上的进步给予赞扬，增强其对治疗的信心。

**（二）一般护理**

1.妊娠期

（1）饮食指导：选择多样化的高铁、高蛋白、高维生素 C 食物，纠正偏食，进食动物肝脏、瘦肉、家禽、蛋类、胡萝卜等。食物中如蔬菜、谷类、茶叶的磷酸盐、植酸、丹宁酸等可影响铁的吸收，因此，应注意食物的搭配，避免影响机体对铁的吸收。

（2）充分休息：贫血孕妇应注意充分休息。血红蛋白在 70g/L 以下者应全休，避免机体增加耗氧量。行动要注意安全，避免疲乏、头晕而发生意外。

2.产褥期

（1）哺乳方式：劝导严重贫血的产妇不宜哺乳，要退奶，应注意避免用对肝有损害的雌激素退奶。同时教会产妇及家属人工喂养的方法。

（2）充分休息：避免劳累，并注意避孕。

**（三）病情观察**

（1）初次产前检查时常规检查血红蛋白、红细胞总数，及时发现病情并诊治。产时复查，了解贫血程度。

（2）分娩期观察子宫收缩、出血量，防治产后出血，以免加重贫血。

### (四)对症护理

1.正确使用铁剂

妊娠 4 个月后遵医嘱补充铁剂。首选口服硫酸亚铁,200～600mg/日,同时服稀盐酸、维生素 C,促进铁的吸收。服用铁剂可产生恶心、呕吐等不良反应,宜饭后或餐中服用,服后产生黑便,应告知患者。如口服疗效差、不能耐受或病情较重时,可遵医嘱深部肌内注射铁剂。

2.分娩期

(1)临产前遵医嘱给予卡巴克络(安络血)、维生素 $K_1$ 及维生素 C 治疗,并配鲜血备用。

(2)接近预产期或短期内行剖宫产术者,宜少量多次输血,以浓缩红细胞为最好,输血时避免因加重心脏负担诱发急性左心衰竭。同时积极预防产后出血和产褥感染。

(3)配合医师缩短第二产程,减少产妇的体力消耗。

### (五)健康指导

加强孕期营养,合理饮食,进食富含铁和维生素 C 的食物,避免偏食。指导补充铁剂的方法和注意事项。定期产后随访。

## 五、护理评价

(1)妊娠分娩经过顺利,母婴健康。

(2)孕产妇能够积极地应对缺铁性贫血对身心的影响,掌握自我保健措施。

# 第七章　异常分娩症状的护理

## 第一节　产力异常

产力异常主要是指子宫收缩力异常。临床上分为子宫收缩乏力(简称宫缩乏力)和子宫收缩过强(简称宫缩过强)两类,每类又分为协调性与不协调性两种。临床上以协调性宫缩乏力多见。

### 一、子宫收缩乏力

#### (一)病因

##### 1.产道与胎儿因素

头盆不称或胎位异常时,胎先露不能紧贴子宫下段和压迫宫颈部,因而不能刺激子宫阴道神经丛引起有力的反射性子宫收缩,是导致继发性子宫收缩乏力最常见的原因。

##### 2.子宫因素

多胎妊娠、羊水过多、巨大胎儿等可使子宫肌纤维过度伸展,失去弹性;经产妇或子宫的急慢性炎症可使子宫肌纤维变性;子宫肌瘤、子宫发育不良、子宫畸形等均能引起子宫收缩乏力。

##### 3.精神因素

多见于初产妇,尤其是35岁以上的高龄初产妇,对分娩产生强烈的恐惧心理,致大脑皮层功能紊乱而影响子宫收缩力。

##### 4.药物影响

妊娠末期,尤其是临产后不适当地使用大剂量镇静剂、镇痛剂及麻醉剂,如哌替啶、苯巴比妥、硫酸镁等,使子宫收缩受到抑制。

##### 5.内分泌失调

产妇体内激素分泌紊乱影响子宫正常收缩。

##### 6.其他因素

营养不良、贫血和其他慢性全身性疾病所致体质虚弱者;临产后进食与睡眠不足、过多的体力消耗;过早使用腹压;前置胎盘影响胎先露下降;直肠、膀胱充盈等均可致宫缩乏力。

#### (二)分类及临床表现

##### 1.协调性子宫收缩乏力

其特点是子宫收缩具有正常的节律性、对称性和极性,但收缩力弱,持续时间短而间歇期长,宫缩<2次/10min。即使宫缩最强时,宫体隆起亦不明显,用手压子宫底部肌壁仍有凹陷,宫内压力低,故又称低张性宫缩乏力。产妇随着产程延长可出现脱水、酸中毒、电解质紊乱、肠胀气、尿潴留等。

**2.不协调性子宫收缩乏力**

其特点是子宫收缩失去正常的节律性、对称性和极性。宫缩的兴奋点来自子宫下段的一处或多处,宫缩时宫底部不强,而是子宫下段强,宫缩间歇期子宫壁不能完全松弛。宫腔内压力处于持续性高涨状态,故又称高张性宫缩乏力。这种宫缩属于无效宫缩。产妇自觉下腹持续疼痛、拒按、紧张、烦躁不安、呻吟不止,产程进展异常。由于宫腔内压力增高,胎盘循环障碍,易出现胎儿窘迫。

**3.产程异常**

无论何种宫缩乏力,均可使宫口扩张及胎先露下降缓慢甚至停滞,从而使产程进展受阻,主要表现为以下几种:

(1)潜伏期延长:从临产规律宫缩开始至宫口扩张 3cm,称潜伏期。初产妇潜伏期约需 8 小时,最大时限 16 小时,超过 16 小时称潜伏期延长。

(2)活跃期延长:从宫口扩张 3cm 开始至宫口开全,称活跃期。初产妇约需 4 小时,最大时限 8 小时,超过 8 小时称活跃期延长。

(3)活跃期停滞:进入活跃期后,宫口不再扩张达 2 小时以上,称活跃期停滞。

(4)第二产程延长:第二产程初产妇超过 2 小时,经产妇超过 1 小时尚未分娩,称第二产程延长。

(5)第二产程停滞:第二产程中胎头下降无进展达 1 小时,称第二产程停滞。

(6)胎头下降延缓:活跃期晚期及第二产程,胎头下降速度初产妇每小时少于 1cm、经产妇每小时少于 2cm,称胎头下降延缓。

(7)胎头下降停滞:活跃期晚期胎头停留在原处不再下降达 1 小时以上,称胎头下降停滞。

(8)滞产:总产程超过 24 小时称滞产。

**(三)治疗原则**

**1.有明显头盆不称者**

行剖宫产术。

**2.协调性宫缩乏力者**

改善产妇全身状况,加强宫缩,若产程仍无进展或出现胎儿宫内窘迫,应行剖宫产术或阴道助产术。

**3.不协调性宫缩乏力者**

调节子宫收缩,恢复正常宫缩的节律性和极性。

**(四)护理评估**

**1.健康史**

通过详细询问病史,了解患者年龄,孕产史;既往有无慢性全身性疾病及子宫病变;本次妊娠有无并发症;产妇心理状态;骨盆大小、胎儿情况以及临产后是否使用大量镇静剂或止痛剂等。

**2.身体状况**

(1)评估子宫收缩、宫口扩张、胎先露下降的情况,全面了解产程的进展。因宫缩乏力,产程进展缓慢,致产程延长。产程延长可引起产妇衰竭、产道损伤、产后感染和产后出血;产程延长也可引起胎儿窘迫,甚至胎死宫内、新生儿窒息或死亡。

(2)协调性宫缩乏力多属于继发性宫缩乏力,即产程早期宫缩正常,于第一产程活跃期后期或第二产程时宫缩减弱。常见于中骨盆与骨盆出口平面狭窄,胎先露部下降受阻,持续性枕横位或枕后位等。

(3)不协调性宫缩乏力多属于原发性宫缩乏力,即产程一开始就出现宫缩乏力,产科检查下腹部有压痛,胎位触不清,胎心不规律,宫口扩张早期缓慢或停滞,潜伏期延长,胎先露部下降延缓或停滞。

3.心理—社会状况

产妇及家属由于产程延长而焦虑、恐惧,对阴道分娩失去信心,请求医护人员帮助,希望尽快结束分娩。

4.辅助检查

(1)监测宫缩:用胎儿电子监护仪监测宫缩的节律性、强度和频率,了解胎心变化情况。

(2)实验室检查:尿液检查可出现酮体阳性;血液生化检查可出现电解质紊乱。

**(五)护理诊断**

1.疲乏

与产程延长、产妇体力过度消耗有关。

2.焦虑

与产妇担心自身和胎儿安危,害怕手术有关。

3.有体液不足的危险

与产程延长、过度疲乏影响摄入有关。

4.潜在并发症

产后出血。

**(六)护理目标**

(1)产妇自诉疲劳感减轻,能保持良好的体力和宫缩。

(2)产妇情绪稳定,安全度过分娩期。

(3)产妇体液问题得到纠正,保持水、电解质平衡。

(4)产后出血能被预防或及时被发现和处理。

**(七)护理措施**

1.心理护理

应对产妇进行产前教育,进入产程后重视消除产妇不必要的思想顾虑和恐惧心理,使产妇了解分娩是生理过程,增强其对分娩的信心。

2.一般护理

分娩前鼓励产妇多进食,必要时经静脉补充营养,避免过多使用镇静药物,注意检查有无头盆不称。注意及时排空膀胱和直肠,必要时可导尿和灌肠。

3.病情观察

(1)严密观察产程进展:观察宫缩的频率、强弱;勤听胎心音;检查宫口扩张及胎先露下降的程度;是否破膜、羊水性状;注意有无头盆不称。

(2)观察产妇一般情况:定时测生命体征,观察产妇精神状况,注意有无酸中毒。检查膀胱是否充盈,有无肠胀气等。发现异常及时报告医师。

4.对症护理

(1)协调性宫缩乏力患者的护理:检查有无头盆不称与胎位异常。若头盆不称或胎位异常不能经阴道分娩者,应及时行剖宫产术;若无头盆不称和胎位异常,估计能经阴道分娩者,应采取下列措施加强宫缩:①针刺穴位:通常针刺合谷、三阴交、关元等穴位,有增强宫缩的效果。②刺激乳头:可加强宫缩。③人工破膜:宫口扩张≥3cm、无头盆不称、胎头已衔接而产程延缓者,可行人工破膜。④静脉滴注缩宫素:原则是以最小浓度获得最佳宫缩。常规将缩宫素2.5U加于0.9%生理盐水500mL内静脉滴注,滴速调至4~5滴/min,再根据宫缩强弱逐步调节滴速至宫缩持续40~60秒,宫缩间歇2~3分钟。最大给药剂量通常不超过60滴/min。缩宫素静脉滴注过程中,应有专人护理,严密观察宫缩、胎心、血压及产程进展等状况。

(2)不协调性宫缩乏力患者的护理:遵医嘱给予镇静剂,使宫缩恢复协调性。在宫缩恢复协调性之前禁用缩宫素。经上述处理,若宫缩仍无好转,或出现胎儿窘迫,应行剖宫产术;若不协调性宫缩被纠正,但宫缩仍较弱,则按照协调性宫缩乏力处理。

5.健康指导

(1)做好产前宣教,使孕产妇了解精神因素在分娩过程中的重要性。定期产前检查,尽早发现病理妊娠及异常胎位,并及时处理。

(2)临产前后鼓励产妇多进饮食,保证睡眠。指导产妇及时排空大小便,避免直肠、膀胱充盈影响宫缩。临产后勿过多使用镇静剂、镇痛剂,以免抑制宫缩。

**(八)护理评价**

(1)解决了宫缩乏力的问题,使产妇产力恢复正常。

(2)产妇情绪稳定,积极配合医师处理。

(3)产妇无水、电解质失衡与酸中毒问题,且舒适感增加。

(4)产妇产后子宫收缩良好,阴道流血量少,生命体征正常。

# 二、子宫收缩过强

## (一)病因

(1)多发生于经产妇,主要原因为其软产道阻力变小而导致急产。

(2)缩宫素使用不当,如剂量过大,或个体对缩宫素较敏感等。

(3)分娩时发生胎先露下降受阻或胎盘早剥血液浸润子宫肌层。

(4)产妇精神过度紧张或过度疲劳。

(5)医护人员多次粗暴地进行阴道内操作。

## (二)分类及临床表现

1.协调性子宫收缩过强

其特点为子宫收缩具有正常的节律性、对称性和极性,仅子宫收缩力过强、过频,宫缩≥5次/10分钟。此种宫缩在产道无阻力时,可使宫口迅速开全,分娩在短时间内结束。总产程<3小时结束分娩,称为急产,以经产妇多见。急产时因宫缩过强过频,影响子宫胎盘血液循环,易发生胎儿窘迫和新生儿窒息;产程进展过快,可导致产妇软产道损伤,产褥感染机会增加;胎

儿娩出过快易发生新生儿颅内出血或坠地外伤。若产道梗阻或瘢痕子宫,宫缩过强时可能出现病理缩复环,甚至导致子宫破裂。

2.不协调性子宫收缩过强

(1)强直性子宫收缩:其特点为子宫强烈收缩,失去节律性、对称性和极性,宫缩无间歇。产妇出现持续而剧烈的腹痛,烦躁不安,拒按。胎位触不清,胎心听不清。有时可出现病理缩复环,伴有血尿,如不及时处理可发生子宫破裂。

(2)子宫痉挛性狭窄环:其特点是子宫局部肌肉出现痉挛性不协调性收缩,形成一狭窄环,持续不放松。狭窄环可发生在宫颈、宫体的任何部分,多在子宫上下段交界处,也可在胎体某一狭窄部,以胎颈、胎腰处常见。此环与病理缩复环不同,其特点是不随宫缩上升。

**(三)治疗原则**

1.协调性宫缩过强者

若产道无阻力时,提前做好接产准备,减缓分娩速度,尽可能避免母儿损伤;若产道梗阻并出现病理性缩复环时,应立即行剖宫产术。

2.不协调性宫缩过强者

一旦确诊应停止阴道内操作,并迅速抑制宫缩。若合并产道梗阻,应立即行剖宫产术。

**(四)护理评估**

1.健康史

了解既往有无急产史,本次妊娠胎儿及骨盆是否异常,临产后是否进行过粗暴的产科检查或不适当地使用过缩宫素。

2.身体状况

评估子宫收缩、宫口扩张、胎先露下降的情况,全面了解产程的进展。

3.心理—社会状况

因宫缩过频过强,产妇疼痛难忍,常出现精神过度紧张、烦躁、恐惧,担心自身和胎儿的安全情况。

4.辅助检查

用胎儿电子监护仪监测宫缩及胎心音的变化。

**(五)护理诊断**

1.疼痛

与过强过频的子宫收缩有关。

2.有受伤的危险(母儿双方)

与急产、手术产有关。

3.潜在并发症

子宫破裂。

**(六)护理目标**

(1)产妇能应用减轻疼痛的技巧,疼痛减轻。

(2)分娩顺利,产妇未受伤,新生儿健康。

(3)产妇未发生子宫破裂等并发症。

**（七）护理措施**

**1.心理护理**

向产妇耐心解释疼痛的原因，说明各种处理的必要性及可靠性，消除其紧张、恐惧感，增加其安全感。

**2.一般护理**

嘱产妇疼痛时不要大声喊叫，宫缩间歇时注意休息，保证良好的体力与精力。鼓励其多进食，督促产妇及时排空直肠和膀胱。

**3.病情观察**

严密观察宫缩的频率及其强度，勤听胎心音；检查宫口扩张及胎先露下降的程度；注意有无破膜及羊水性状，有无胎头水肿；定时测生命体征，仔细观察产妇腹部有无病理性缩复环，子宫下段有无压痛，有无血尿，发现异常及时报告医师。

**4.对症护理**

（1）协调性子宫收缩过强患者的护理：出现子宫收缩过强时，鼓励产妇做深呼吸，嘱其勿向下屏气，并给予背部按摩，以减缓分娩速度。若为急产，迅速做好接产及抢救新生儿窒息的准备。产后仔细检查软产道，如有撕裂应及时缝合。

（2）不协调性子宫收缩过强患者的护理：①强直性子宫收缩：一旦确诊，应及时给予宫缩抑制剂，如25％硫酸镁20mL加于5％葡萄糖液20mL内缓慢静脉推注（不少于5分钟）；若合并产道梗阻，应立即行剖宫产术。②子宫痉挛性狭窄环：若无胎儿窘迫征象，给予产妇镇静剂消除异常宫缩，当宫缩恢复正常时，可行阴道助产或等待自然分娩；若子宫痉挛性狭窄环不能缓解，宫口未开全，胎先露部较高，或出现胎儿窘迫时，应立即行剖宫产术。

**5.健康指导**

（1）有急产史的孕妇，应嘱其提前2周住院待产，以防院外分娩引起意外。

（2）临产后慎用缩宫药物及其他促进宫缩的处理方法。

（3）如新生儿发生意外，多给予产妇安慰，解除悲伤，为今后生育提供具体指导。

**（八）护理评价**

（1）产妇能应用减轻疼痛的技巧，舒适感增加。

（2）产妇分娩经过顺利，无分娩并发症，母子平安。

（3）产妇未发生子宫破裂等并发症。

# 第二节　产道异常

产道是胎儿经阴道娩出的通道，包括骨产道和软产道两部分。产道异常可使胎儿娩出受阻，致使分娩发生困难。临床上以骨产道异常较为常见。

## 一、骨产道异常

骨产道异常又称狭窄骨盆，是指骨盆的径线过短或形态异常，致使骨盆腔小于胎儿先露部可通过的限度,阻碍胎儿先露部下降,影响产程顺利进展。

**(一)病因**

多因先天性骨盆发育不良,既往患有佝偻病、结核病以及骨质软化症与外伤引起。

**(二)分类及临床表现**

1.骨盆入口平面狭窄

入口平面呈横扁圆形,其前后径短,骶耻外径<18cm,对角径<11.5cm,入口前后径<10cm。常见于扁平骨盆。影响胎头入盆或衔接。

2.中骨盆平面及出口平面狭窄

坐骨棘间径<10cm,坐骨结节间径<8cm,耻骨弓角度<90°。常见于漏斗骨盆。影响胎头俯屈、内旋转,易发生持续性枕横位或枕后位。

3.骨盆三个平面均狭窄

骨盆外形属女性骨盆,但各平面径线均小于正常值 2cm 或以上,又称均小骨盆。多见于身材矮小、体型匀称的妇女。

4.畸形骨盆

骨盆失去正常形态及对称性,如骨软化症骨盆及偏斜骨盆,临床上较少见。

**(三)治疗原则**

明确骨盆狭窄的类型和程度,了解胎位、胎心、胎儿大小,宫缩及宫口扩张情况,胎先露下降程度等,结合产妇年龄、产次、既往分娩史等进行综合判断,选择合理分娩方式。

**(四)护理评估**

1.健康史

询问产妇有无佝偻病、骨软化症、脊柱和髋关节结核以及外伤史。若为经产妇,应了解既往有无难产和新生儿产伤等异常分娩史。

2.身体状况

(1)一般检查:重点观察产妇的身高、体形和步态。若产妇身高<145cm,警惕均小骨盆;跛行者,警惕偏斜形骨盆。注意检查产妇脊柱弯曲度、米氏菱形窝是否对称。

(2)腹部检查:①观察腹形:观察产妇有无悬垂腹或尖腹。②胎儿大小、胎位的检查:测量宫底高度和腹围,估计胎儿大小;有无胎位异常,如臀先露、肩先露、持续性枕后位。③跨耻征检查:估计头盆是否相称。检查方法:产妇排空膀胱后仰卧,两腿伸直,检查者将手放在产妇的耻骨联合上方,将浮动的胎头向骨盆腔方向推压。若胎头低于耻骨联合平面,为跨耻征阴性,表示胎头可以入盆,头盆相称;若胎头与耻骨联合在同一平面,为跨耻征可疑阳性,表示头盆可能不称;若胎头高于耻骨联合平面,为跨耻征阳性,表示头盆明显不称。初产妇预产期前两周或经产妇临产后胎头尚未入盆时做此项检查有一定临床意义。

(3)骨盆测量包括骨盆外测量和骨盆内测量,判断骨盆狭窄的类型及程度。

3.心理一社会状况

产妇与家属临产前对狭窄骨盆的危害认识不够,思想准备不充分,临产后表现为紧张、焦虑及恐惧的心理。

4.辅助检查

B超测量胎儿各径线,估计胎儿大小,帮助判断胎儿能否通过骨产道。

**(五)护理诊断**

1.焦虑

与害怕手术、担心母儿安危有关。

2.有感染的危险

与胎膜早破、产程延长、手术操作有关。

3.有受伤的危险

与难产、手术产有关。

4.潜在并发症

子宫破裂。

**(六)护理目标**

(1)产妇情绪稳定,积极配合医师处理。

(2)产妇的感染征象获得预防和控制。

(3)母儿不出现产伤。

(4)护士通过观察能及时发现难产及子宫破裂的先兆,并配合医师处理,使病情得以控制,不出现各种并发症。

**(七)护理措施**

1.心理护理

(1)提供有关资料,说明骨盆狭窄对母儿的影响,提高产妇对骨盆狭窄造成危害的认识。

(2)向产妇解释病情,详细讲解有关阴道助产术或剖宫产术的必要性及可靠性,增加其安全感,消除其恐惧心理。

(3)多与产妇接触,与产妇建立良好的护患关系。教会产妇放松术,使其心情舒畅,对分娩充满信心。

2.一般护理

(1)饮食:充分供给营养和水,必要时静脉滴注葡萄糖液,补充电解质、维生素C,以保证良好精力与体力。

(2)休息

嘱产妇卧床休息,少做肛查,勿灌肠,避免胎膜破裂。若胎膜已破,胎头先露未衔接或胎位异常者应嘱其抬高臀部,采取头低足高卧位,防止脐带脱垂。

3.病情观察

对于骨盆入口平面狭窄、胎头跨耻征可疑阳性者,应在严密监护下试产。试产时应有专人守护,密切观察宫缩及胎心音变化,检查宫口扩张及胎先露下降的程度,评估产程进展。若发现有不协调性子宫收缩,胎头下降受阻,产妇腹部呈葫芦形,立即报告医师,并遵医嘱使用宫缩抑制剂,防止子宫发生破裂。

4.对症护理

(1)骨盆入口平面狭窄:有轻度头盆不称者,协助试产;明显头盆不称、跨耻征阳性者,应做好剖宫产的术前准备。

（2）中骨盆平面狭窄：宫口开全后，若胎头双顶径仍在坐骨棘水平以上者，应做好剖宫产的术前准备；若胎头双顶径已达坐骨棘水平以下，应做好会阴侧切术、阴道助产术的准备，同时做好新生儿窒息抢救的准备工作。

（3）骨盆出口平面狭窄　出口平面明显狭窄者不宜试产。若出口横径与后矢状径之和＞15cm，胎儿体重＜3500g者，多数可经阴道分娩；若胎儿体重＞3500g，或伴胎位异常者，应做好剖宫产的术前准备。

（4）骨盆三个平面均狭窄　若胎儿不大，胎位正常，头盆相称，宫缩好，可以试产；若胎儿较大，明显头盆不称，尽早做好剖宫产术前准备。

（5）畸形骨盆　若畸形严重，明显头盆不称，须行剖宫产术。

5.健康指导

（1）注意多晒太阳，补充鱼肝油、钙剂，防止佝偻病的发生；加强营养，勿与结核患者接触，防止结核病的发生；避免患脊髓灰质炎、外伤等。

（2）加强产前检查，发现有骨盆狭窄者嘱适当提前来医院待产，避免在家分娩造成滞产。

**（八）护理评价**

（1）产妇心情平静，能复述狭窄骨盆对分娩的影响。

（2）产妇定期做产前检查，对阴道助产术或剖宫产术有足够的思想准备。

（3）新生儿健康，无颅内出血、产伤等。

（4）产妇生命体征正常，未出现子宫破裂、生殖道瘘等并发症。

## 二、软产道异常

**（一）病因**

多因先天性外阴、阴道发育不良或炎症、既往手术、外伤所致。

**（二）分类及临床表现**

1.外阴异常

外阴坚韧、水肿、瘢痕。

2.阴道异常

阴道纵隔、阴道横隔；阴道瘢痕；阴道肿瘤。

3.宫颈异常

宫颈外口粘连；宫颈坚韧；宫颈瘢痕；宫颈水肿；宫颈肌瘤、宫颈癌。

**（三）治疗原则**

妊娠早期行常规妇科检查，了解软产道有无异常，尽早处理。临产后根据软产道异常阻碍分娩的程度，选择适当分娩方式。

**（四）护理评估**

1.健康史

了解产妇年龄，分娩史，既往有无妇科手术、感染史及阴道内用药史等。

2.身体状况

（1）产程进展慢：软产道异常主要阻碍胎儿先露部下降和影响宫口扩张，导致产程延长。

（2）妇科检查：评估软产道有无异常，如外阴异常、阴道异常、宫颈异常。

3.心理—社会状况

产妇对软产道异常的原因认识不够，故而有羞耻感、焦虑感。由于产程延长，害怕手术及担心自身与胎儿安危，产妇心情尤为紧张、恐惧。

**（五）护理诊断**

1.焦虑

与产程延长、担心难产及胎儿安全有关。

2.有新生儿受伤的危险

与产程延长及手术产有关。

3.组织完整性受损

与外阴、阴道、宫颈不同程度的裂伤有关。

**（六）护理目标**

（1）产妇焦虑程度减轻。

（2）新生儿健康，未受损伤。

（3）产妇未发生软产道损伤或仅有轻度损伤。

**（七）护理措施**

1.心理护理

向产妇及家属说明软产道异常对母儿的影响，及时告知他们产程进展状况，建立医患之间的信任，缓解和消除其焦虑的心理，能自愿接受各项检查及处理。

2.一般护理

临产前后鼓励产妇多进食、多休息，宫缩痛时不高声喊叫，以保证良好体力与精力。及时排空大小便，避免引起宫缩乏力。产后多巡视病房，随时解决产妇的生活需要。加强会阴护理，协助指导母乳喂养。

3.病情观察

临产后密切观察胎心音、宫缩、胎先露下降及宫口扩张情况，发现异常及时报告医师。

4.对症护理

（1）胎儿窘迫时，遵医嘱吸氧、用药，增加胎儿对缺氧的耐受性及纠正酸中毒等处理。

（2）外阴水肿影响组织弹性，可用 50％硫酸镁湿热敷。临产后仍有严重水肿时可在严格消毒下，用针多点穿刺放液，分娩时协助医师行会阴切开术，产后加强局部护理，严防伤口感染。

（3）外阴坚韧、阴道瘢痕较轻者，做好会阴侧切缝合术及阴道助产术的准备工作。

（4）阴道横隔较薄者，协助医师在直视下将横隔作"X"形切开，待胎儿娩出后，再用肠线将切缘间断缝合。

（5）宫颈水肿者用 1％普鲁卡因或阿托品宫颈注射，或用手上推宫颈，使宫颈逐渐扩张越过胎头，常可经阴道分娩。

（6）各种严重的软产道异常，明显阻碍胎先露下降者，应做好剖宫产术前准备以及新生儿窒息抢救准备工作。术后保持外阴清洁卫生，遵医嘱用抗生素防治感染。

5.健康指导

(1)在妊娠早期常规行妇科检查,发现软产道异常及时处理,避免分娩时阻碍产程进展。

(2)严格掌握阴道助产术的指征,防治产褥感染。

**(八)护理评价**

(1)产妇心情平静,能复述狭窄骨盆对分娩的影响。

(2)产妇定期做产前检查,对阴道助产术或剖宫产术有足够的思想准备。

(3)新生儿健康,无颅内出血、产伤等。

(4)产妇生命体征正常,未出现子宫破裂、生殖道瘘等并发症。

# 第三节　胎儿异常

胎儿异常包括胎位异常和胎儿发育异常。正常胎位为枕前位,常见胎位异常有持续性枕后位、枕横位和臀位,其中臀位是最常见的异常胎位。胎儿发育异常有巨大胎儿和脑积水。

## 一、病因

### (一)胎位异常

多因头盆不称所致。

### (二)胎儿发育异常

巨大胎儿常见于过期妊娠、父母体形高大、孕妇合并糖尿病;胎儿畸形多因孕妇在孕早期受到病毒感染、药物影响或接触放射线所致。

## 二、分类及临床表现

### (一)持续性枕后位、枕横位

产妇自觉肛门坠胀及排便感,宫口尚未开全而过早屏气用力,易导致宫颈水肿,常有第二产程延长。

### (二)臀位

产妇自觉肋下或上腹部有圆而硬的胎头。易发生胎膜早破、脐带脱垂、宫颈裂伤。经阴道分娩者,因胎头娩出困难,易发生新生儿窒息、产伤甚至死亡。

### (三)巨大儿

胎儿体重≥4000g者称为巨大胎儿。孕妇自觉腹部增大迅速,且有沉重感,伴有腹部及肋两侧胀痛,妊娠后期可出现呼吸困难等压迫症状。

### (四)脑积水

胎儿脑室内外潴留有大量脑脊液,使头颅体积增大,颅缝明显增宽,囟门显著增大。胎儿常合并脊柱裂、足内翻等畸形。

## 三、治疗原则

加强产前检查,妊娠期纠正异常胎位;临产后综合具体情况,以对母儿损伤最小的方式结束分娩为原则,选择阴道助产或剖宫产;胎儿畸形者,及时终止妊娠。产后预防感染和出血。

### 四、护理评估

#### (一)健康史

了解产妇骨盆有无异常。既往孕产史中,有无异常胎位、难产、死产及手术产史。

#### (二)身体状况

1.持续性枕后位、枕横位

胎先露部为头,在分娩过程中,胎头枕骨持续不能转向前方,位于母体骨盆后方或侧方,胎心在脐下偏外侧听诊最清楚。

2.臀位

腹部触诊在宫底部触及圆而硬的胎头,在耻骨联合上方触及软而宽的胎臀,胎心在脐左上方或脐右上方听诊最清楚。

3.巨大儿

腹部触诊可见宫高、腹围大于妊娠月份,胎体大,先露高浮;胎心音听诊位置较正常稍高。

4.脑积水

腹部检查明显头盆不称,感胎头胎体比例不相称。肛门检查或阴道检查见胎头较大,颅缝囟门较宽,颅骨软而薄,触压有乒乓球样弹性感。

#### (三)心理-社会状况

胎位异常或巨大儿的产妇需行剖宫产术,多表现为对手术的恐惧和紧张。胎儿畸形者,产妇及家属常出现沮丧、自卑、自责的心理。

#### (四)辅助检查

1.B超检查

可确定胎位及胎儿发育情况。

2.实验室检查

测定孕妇血清或羊水中甲胎蛋白含量,有助于胎儿畸形的诊断。

### 五、护理诊断

#### (一)焦虑

与担心难产、胎儿安全、害怕手术产有关。

#### (二)有新生儿受伤的危险

与产程延长、胎头受压过久及手术助产有关。

#### (三)有感染的危险

与产程延长、多次阴道检查及手术产有关。

### 六、护理目标

(1)产妇情绪稳定,焦虑感减轻。

(2)新生儿正常。

(3)产妇体温正常,伤口无感染征象。

### 七、护理措施

#### (一)心理护理

鼓励产妇诉说担心与焦虑,以稳定情绪。对不能自然分娩者,向其解释有关阴道助产术或剖宫产术的必要性及可靠性,消除其恐惧感,增加其安全感。鼓励家属陪伴分娩,给产妇精神安慰,消除紧张、焦虑的心理。

### (二)一般护理

鼓励产妇进食与休息,必要时按医嘱静脉补液,维持电解质平衡,以保持产妇良好的营养状况。

### (三)病情观察

观察产妇全身情况及精神状况。严密观察宫缩、胎心音变化及产程进展。仔细辨别胎方位,检查有无胎膜早破、脐带脱垂、胎儿窘迫、宫颈水肿等并发症。如发现异常及时报告医生并协助处理。

### (四)对症护理

1.持续性枕后位、枕横位

指导产妇朝向胎背对侧侧卧,以利于胎头枕部转向前方。嘱产妇不要过早屏气用力,以防止宫颈水肿。做好阴道助产术或剖宫产术前准备,并配合医师结束分娩。

2.臀位

(1)协助矫正臀位:妊娠 30 周后仍为臀先露者,应协助矫正胎位。常用矫正胎位的方法有:①胸膝卧位:让孕妇排空膀胱、松解裤带,做胸膝卧位姿势(如图 9-4),每日 2 次,每次 15 分钟,1 周后复查;②激光照射或艾灸至阴穴;③外转胎位术:应用上述方法矫正无效时,于妊娠 32~34 周时可行外转胎位术,应由技术熟练的医师完成。

(2)协助剖宫产术:对臀位合并骨盆狭窄、软产道异常、高龄初产妇、有难产史、胎儿体重＞3500g、胎儿窘迫等,均应做好剖宫产术的术前准备工作。

(3)协助阴道分娩:胎足脱出而宫口未开全者,应消毒外阴,协助"堵"住阴道口至宫口开全,协助臀位牵引助产,防止软产道裂伤。

3.巨大儿

行剖宫产术者,护士应做好剖宫产术的术前准备工作;行阴道助产术者,应做好阴道助产术及抢救新生儿的准备工作。操作时动作轻柔准确,避免新生儿产伤。产后协助检查软产道,有裂伤者及时缝合。术后遵医嘱使用缩宫素及抗生素,预防产后出血及感染。

4.脑积水

临产后以保护母体为原则。脑积水者,根据宫口扩张程度,协助行颅缝穿刺术并放出脑脊液,等待自然分娩。

### (五)健康指导

(1)定期产前检查,发现胎位异常及时矫正并提前住院待产。

(2)加强孕期保健,注意合理饮食与休息,孕早期避免病毒感染,避免接触有害物质。家族中有胎儿畸形分娩史者,孕早期应行产前诊断。发现畸形尽早终止妊娠。

(3)注意产时母儿监护,并为产妇提供产褥期保健、新生儿喂养、避孕和下次妊娠指导。

# 第八章　分娩期并发症的护理

## 第一节　产后出血

产后出血是指胎儿娩出后 24 小时内出血量超过 500mL,剖宫产时超过 1000mL,是分娩期的严重并发症,是引起我国产妇死亡的首要原因。

**一、病因**

产后出血的主要原因有:子宫收缩乏力、胎盘因素、软产道裂伤及凝血功能障碍。

**(一)子宫收缩乏力**

是产后出血最常见的原因。任何影响子宫收缩的因素,均可导致子宫收缩乏力性产后出血,常见因素有:

**1.全身因素**

产妇过度紧张、恐惧;体质虚弱或合并急慢性全身性疾病等。

**2.子宫因素**

子宫肌纤维过度伸展(如多胎妊娠、巨大胎儿、羊水过多);子宫病变(如子宫肌瘤、子宫畸形等);子宫肌壁损伤(如剖宫产史、产次过多、子宫肌瘤剔除术等)。

**3.产科因素**

产程过长使产妇体力消耗过多;前置胎盘、胎盘早剥、妊娠期高血压疾病、宫腔感染等,可引起子宫肌纤维水肿或渗血,影响子宫收缩。

**4.药物因素**

临产后过多使用镇静剂、麻醉剂或宫缩抑制剂。

**(二)胎盘因素**

**1.胎盘部分残留**

指部分胎盘小叶、副胎盘或部分胎膜残留于子宫腔,影响子宫收缩导致出血。

**2.胎盘滞留**

胎儿娩出后 30 分钟胎盘仍未从母体排出,称为胎盘滞留。常见原因是:胎盘剥离不全、膀胱充盈、胎盘嵌顿。滞留的胎盘影响子宫收缩,使胎盘剥离创面的血管无法关闭而导致产后出血。

**3.胎盘植入**

指胎盘绒毛在其附着部位与子宫肌层紧密连接。部分性植入因一部分胎盘已剥离,血窦开放而发生致命性出血。完全性植入因胎盘未剥离故出血不多。

**(三)软产道损伤**

分娩时因阴道助产、巨大胎儿、急产、软产道组织弹性差等原因导致软产道撕裂伤引起产后出血。

### (四)凝血功能障碍

较少见,但后果严重。再生障碍性贫血、原发性血小板减少、白血病、肝脏疾病、胎盘早剥、死胎、羊水栓塞、重度子痫前期等均可能引起凝血功能障碍而发生产后大出血。

## 二、临床表现

### (一)阴道流血

不同原因引起的产后出血,出血特点不相同。胎儿娩出后立即出现阴道流血,色鲜红,应考虑软产道裂伤;胎儿娩出数分钟后,出现阴道流血,色暗红,应考虑胎盘因素;胎盘娩出后阴道流血较多,子宫轮廓不清楚,宫底升高,质地较软,应考虑子宫收缩乏力或胎盘、胎膜残留;胎儿娩出后阴道持续流血,血液不凝固,还可见全身其他部位瘀斑、瘀点等,应考虑凝血功能障碍;产后阴道流血不多,但失血症状明显,有肛门坠痛,应考虑阴道血肿。

### (二)低血压表现

头昏、面色苍白、烦躁不安、皮肤湿冷、脉搏细数、血压下降、脉压缩小等。

## 三、治疗原则

针对发生产后出血的原因,迅速止血;及时补充血容量,纠正失血性休克;防治感染。

## 四、护理评估

### (一)健康史

收集与产后出血有关的病史,了解患者孕前有无原发性凝血功能障碍性疾病、重症肝炎、子宫肌瘤、多次人工流产史及产后出血史等。本次妊娠产妇有无妊娠期高血压疾病、前置胎盘、胎盘早剥、多胎妊娠、羊水过多等,有无产程过长、急产、过度疲劳、精神过度紧张;产妇是否过多使用镇静剂、麻醉剂等。

### (二)身体状况

评估出血量及由于产后出血所导致的症状和体征的严重程度。仔细评估产妇有无血压下降、脉搏增快及细弱等异常表现,有无失血性休克早期的表现,如面色苍白、出冷汗、呼吸急促、心慌、头晕、懒言、表情淡漠、烦躁不安等。

### (三)心理-社会状况

发生产后出血,尤其是大出血引起失血性休克时,产妇会感到紧张、害怕、恐惧,担心会有生命危险。

估测失血量的方法:

1.称重法

简便易行,最常用。浸有血的敷料或纸巾的重量(g),减去原重量(g),除以血比重1.05,即得失血量(mL)。

2.面积法

血液浸湿的纱布面积以 $1cm^2$ 约为 $1mL$ 计算。

3.容积法

容器收集的血液放入量杯中测量失血量。

**4.休克指数(SI)**

休克指数＝脉率/收缩压(mmHg),指数越大,失血量越多。

### (四)辅助检查

血常规、出凝血时间、凝血酶原时间、纤维蛋白原测定等。

## 五、护理诊断

### (一)潜在并发症

失血性休克。

### (二)有感染的危险

与出血后抵抗力低下及手术操作有关。

### (三)恐惧

与阴道大出血威胁生命有关。

## 六、护理目标

(1)产妇阴道出血得到及时控制,血容量尽快得到恢复,血压、脉搏、尿量正常。

(2)产妇无感染症状。

(3)产妇心理及生理上的舒适感增加,恐惧感减轻或消失。

## 七、护理措施

### (一)预防产后出血

**1.产前预防**

具有高危因素的孕妇,加强孕期保健,提前入院治疗;有凝血功能障碍的应积极治疗后妊娠,及时终止不宜继续的妊娠。

**2.产时预防**

密切观察产程进展;防止产程延长;合理保护会阴;正确助娩胎盘,胎盘未剥离前,不可过早牵拉脐带或按摩、挤压子宫,胎盘娩出后仔细检查胎盘、胎膜是否完整;阴道流血多要查明原因,及时处理。

**3.产后预防**

产后应在产房观察2小时,密切监测生命体征、子宫收缩情况、宫底高度、阴道流血及伤口情况等,发现异常及时报告医生,积极处理;产后指导产妇早期哺乳,新生儿的吸吮行为可反射性刺激子宫收缩,减少产后出血。

### (二)心理护理

护理人员主动关心产妇,建立良好的护患关系,满足产妇及其家属生理和心理的需要,减轻产妇心理压力,增加安全感。同时,指导家属给予产妇关怀和支持,增加产妇战胜疾病的信心。

### (三)一般护理

提供安静舒适的休息环境,保证充足的睡眠;病情稳定后鼓励产妇下床活动。积极纠正贫血,给予高热量、高蛋白、高维生素、富含铁质的食物,及时指导和协助产妇进行母乳喂养。保持会阴清洁干燥,每日用0.5%聚维酮碘擦洗会阴2次,指导其及时更换会阴垫。

**(四)对症护理**

配合医生针对病因采取止血措施,同时注意补充血容量、抗休克及防治感染。

1.针对病因止血

(1)子宫收缩乏力:加强子宫收缩能迅速止血。①按摩子宫:胎盘娩出后采用经腹壁双手按摩子宫法或腹壁－阴道双手压迫子宫法,均匀有节律地按摩子宫,直至宫缩恢复正常。②应用宫缩剂:缩宫素 10U 直接宫体注射,或加入 0.9％氯化钠注射液 500mL 中静脉滴注;米索前列醇 200μg 舌下含化。③宫腔纱条填塞:用卵圆钳将无菌纱条自宫底由内向外填紧宫腔,压迫止血,24 小时后取出,取出前先静脉滴注缩宫素 10U,并给予抗生素预防感染。④经上述处理仍出血不止,为抢救产妇生命采用手术止血。手术方法有:B－Lynch 缝合、结扎盆腔血管、髂内动脉或子宫动脉栓塞、切除子宫。

(2)胎盘因素:怀疑有胎盘滞留,应立即做宫腔检查。若胎盘已剥离而未娩出者,可协助产妇排空膀胱,然后牵拉脐带,按压宫底协助胎盘娩出;若为子宫狭窄环所致胎盘嵌顿,要配合使用麻醉,待狭窄环松解后用手取出胎盘。胎盘部分剥离者,可以徒手伸入宫腔,协助胎盘完全剥离后,取出胎盘;胎盘部分残留,徒手不能取出时,可用大刮匙刮取残留组织。如剥离胎盘困难怀疑胎盘植入者,停止剥离,根据出血情况及胎盘剥离面积行保守治疗或子宫切除。

(3)软产道裂伤:按解剖层次逐层正确缝合裂口,彻底止血;如有血肿形成应切开血肿、清除积血后再缝合止血。

(4)凝血功能障碍:积极止血,治疗原发病;尽快输血、血浆、补充血小板、凝血因子、凝血酶原复合物等;若并发 DIC,按 DIC 处理。

2.防治休克

有休克征象者,在止血的同时,迅速建立静脉通道,输血、输液,补充血容量,纠正休克。协助患者保持平卧位,给予吸氧,注意保暖,严密观察和记录患者的意识状态、皮肤颜色、呼吸、脉搏、血压和尿量。

3.防治感染

严格无菌操作,并遵医嘱应用抗生素防治感染。

**(五)健康指导**

与产妇和家属一起制订产后康复计划,指导产妇合理饮食,遵医嘱服用抗贫血药物,纠正失血引起的贫血;注意休息,适度活动,促进产妇康复。指导母乳喂养,以促进子宫收缩,减少产后出血。指导产妇观察产后子宫复旧、恶露及伤口情况,如有异常及时就诊。

## 八、护理评价

(1)产妇生命体征平稳,贫血得以纠正,全身状况得以改善。

(2)产妇出院时无感染征象。

# 第二节　子宫破裂

子宫破裂是指子宫体部或子宫下段在妊娠晚期或分娩期发生破裂,是威胁胎儿及产妇生命的严重并发症之一。

## 一、病因

### (一)子宫瘢痕

是近年来导致子宫破裂的常见原因。因子宫肌瘤剔除术、剖宫产术后等使子宫肌壁上形成瘢痕,在妊娠晚期或分娩期可导致子宫破裂。

### (二)梗阻性难产

由于骨盆狭窄、头盆不称、软产道异常、胎儿畸形、胎位异常、巨大儿等原因使胎先露下降受阻导致子宫破裂。

### (三)产科手术损伤及外伤

多发生于因阴道施术不当或过于粗暴,如毁胎术、臀位牵引术或产钳术等造成子宫破裂。腹部外力作用也是导致子宫破裂的原因之一。

### (四)宫缩剂使用不当

子宫收缩药物适应证掌握不当、剂量过大、速度过快、子宫对宫缩剂过于敏感、缺乏监护等,均可引起子宫强烈收缩,导致子宫破裂。

## 二、分类

(1)根据破裂原因,分为自然破裂和创伤性破裂。

(2)根据破裂程度,分为完全性破裂和不完全性破裂。

(3)根据破裂部位,分为子宫体部破裂和子宫下段破裂。

## 三、临床表现

子宫破裂多发生于分娩期和妊娠晚期,其中分娩期最多见。多数子宫破裂是一个渐进发展的过程,可分为先兆子宫破裂和子宫破裂两个阶段。

### (一)先兆子宫破裂

产妇常有梗阻性难产因素。表现为:①子宫强直性或痉挛性收缩,产妇下腹剧痛难忍,烦躁不安,呼吸、脉搏加快,少量阴道流血;②因子宫收缩过强,而胎先露下降受阻,子宫体部肌肉增厚变短,子宫下段肌肉变薄拉长,在两者之间形成明显环状凹陷,逐渐上升达脐部或脐上,称为病理性缩复环,是先兆子宫破裂的典型体征;③因宫缩过强,胎儿触不清,胎心改变或听不清;④膀胱受压,可出现血尿和排尿困难。

### (二)子宫破裂

#### 1.不完全性子宫破裂

子宫肌层全部或部分断裂,而浆膜层完整,宫腔与腹腔不相通,胎儿及其附属物仍在宫腔内,称为不完全性子宫破裂。破口处有压痛,若破口累及子宫血管,可形成阔韧带血肿,甚至导致急性大出血,查体在宫体的一侧可触及逐渐增大且有压痛的包块,胎心多异常。

#### 2.完全性子宫破裂

子宫肌壁全层断裂,宫腔与腹腔相通,称为完全性子宫破裂。产妇表现为在先兆子宫破裂的基础上,突感腹部撕裂样剧痛,宫缩骤然停止,腹痛也随之暂缓。随着羊水、胎体及血液进入腹腔,刺激腹膜,又出现全腹持续性疼痛,产妇同时出现低血容量休克的征象。查体:全腹压痛、反跳痛,腹壁下可清楚地扪及胎体,子宫缩小位于侧方,胎动、胎心音消失。阴道可有鲜血流出,阴道检查宫口缩小,胎先露部升高,若破口位置较低可触及裂口。因子宫体部瘢痕引起的破裂多为完全性破裂,且先兆破裂症状多不典型。

## 四、治疗原则

### (一)先兆子宫破裂

应立即抑制宫缩(如肌内注射哌替啶 100mg 或乙醚全身麻醉等),同时立即行剖宫产终止妊娠。

### (二)子宫破裂

一旦确诊,无论胎儿是否存活,都应积极控制休克、尽快手术治疗。手术方式根据产妇状态,子宫破裂的时间、部位、程度、破口情况及有无感染等选择。术中、术后给予大剂量抗生素控制感染。

## 五、护理评估

### (一)健康史

询问孕产次,了解既往子宫手术史、骨盆测量情况、此次妊娠胎儿发育情况、有无胎位不正或头盆不称等;分娩过程中有无滥用宫缩剂、是否阴道助产;妊娠晚期腹部是否受到外力撞击等。

### (二)身体状况

评估宫缩的强度、持续时间、间歇时间,有无病理性缩复环出现;了解腹痛的部位、程度、性质;有无休克症状;有无排尿困难及血尿;是否存在胎儿宫内窘迫征象;宫颈口是否缩小,胎先露是否上移,有无触及子宫破口。

### (三)心理-社会状况

评估产妇的精神状态,产妇是否感到自身及胎儿的生命受到严重威胁而烦躁不安、恐惧、焦虑等。

### (四)辅助检查

血常规、尿常规、B超、腹腔穿刺等检查可协助诊断。

## 六、护理诊断

### (一)疼痛

与子宫强直性收缩或子宫破裂后血液刺激腹膜有关。

### (二)组织灌注量不足

与子宫破裂后大出血有关。

### (三)预感性悲哀

与切除子宫及胎儿死亡有关。

### (四)有感染的危险

与子宫破裂及大出血有关。

## 七、护理目标

(1)产妇疼痛减轻。

(2)产妇低血容量得到纠正和控制。

(3)产妇情绪得到调整,哀伤程度减低。

(4)产妇感染得到控制或无感染征象。

## 八、护理措施

### (一)预防子宫破裂

(1)建立健全的三级保健网,宣传围生期保健知识,加强产前检查。

(2)有胎位异常、头盆不称、子宫手术史或剖宫产史等的孕妇,应提前住院待产。

(3)严格掌握子宫收缩剂的使用指征和方法,避免滥用;避免不恰当的助产。

### (二)先兆子宫破裂患者的护理措施

(1)密切观察产程进展,及时发现导致难产的诱因,注意胎心变化。

(2)待产时出现宫缩过强及下腹部压痛或腹部出现病理性缩复环时,停止使用子宫收缩剂及一切操作,立即报告医师,同时监测产妇的生命体征,按医嘱给予宫缩抑制剂、吸氧并尽快做好剖宫产的术前准备。

### (三)子宫破裂患者的护理措施

(1)迅速做好术前准备;同时积极进行抗休克处理;补充电解质及碱性药物,纠正酸中毒。

(2)术中、术后按医嘱应用大剂量抗生素预防感染。

(3)严密观察并记录生命体征、出入量;评估失血量以指导治疗护理方案。

### (四)提供心理支持

(1)向产妇及家属解释子宫破裂的治疗计划及再次妊娠的影响;若无子女应指导其采用避孕措施2年后再孕;告知产妇再次妊娠时的注意事项。

(2)对胎儿已死亡的产妇,要帮助其度过悲伤阶段,允许其表现悲伤情绪,倾听产妇诉说内心感受。

(3)提供舒适的环境,在生活上给予更多关照,促进产妇身心康复。

(4)为产妇提供产褥期休养计划,帮助产妇尽快调整情绪,适应现实生活。

## 九、护理评价

(1)产妇血容量得到及时补充,手术顺利。

(2)出院时产妇血常规正常,伤口愈合良好,无并发症。

(3)出院时产妇情绪稳定,饮食、睡眠基本正常。

# 第三节　羊水栓塞

羊水栓塞指在分娩过程中羊水突然进入母体血液循环,引起急性肺栓塞、过敏性休克、肾衰竭、DIC等严重分娩期并发症。羊水栓塞发病急,病情凶险,是造成孕产妇死亡的重要原因之一。

## 一、病因

一般认为羊水栓塞是因为羊水中的有形物质(胎儿毳毛、角化上皮、胎脂、胎粪)进入母体血液循环引起。导致羊水栓塞的基本条件是:羊膜腔内压力过高、胎膜破裂、宫体或宫颈处有开放的静脉或血窦。高龄初产和多产妇、子宫收缩过强、急产、前置胎盘、胎盘早剥、胎膜早破、子宫破裂、剖宫产等是羊水栓塞的诱发因素。

## 二、病理

羊水进入母体血液循环后,可引发一系列病理生理改变。

### (一)肺动脉高压

羊水中的有形物质直接形成栓子,阻塞肺小动脉,引起肺动脉高压,肺动脉高压可以引起急性右心衰竭。

### (二)过敏性休克

羊水中的有形物质作为致敏原可引起母体发生Ⅰ型变态反应,导致过敏性休克。

### (三)弥散性血管内凝血(DIC)

羊水中含有大量促凝物质,进入母血后可启动凝血过程,产生大量微血栓而引起 DIC,血液不凝而发生严重出血和失血性休克。

### (四)急性肾衰竭

因为休克和 DIC 导致肾脏急性缺血,继而发生肾功能障碍和衰竭。

## 三、临床表现

羊水栓塞典型的临床表现分为三个阶段。

### (一)休克期

产妇突然出现呛咳、烦躁不安、寒战,继而出现呼吸困难、发绀、昏迷、脉搏细数、血压急剧下降,短时间内进入休克状态。严重者发病急骤,于数分钟内死亡。

### (二)出血期

休克期幸存者,继之发生难以控制的大量阴道流血,全身广泛性出血,产妇可死于出血性休克。

### (三)肾衰竭期

患者出现少尿(或无尿)和尿毒症的表现。

## 四、治疗原则

一旦怀疑羊水栓塞,应立即抢救。治疗原则是抗过敏、纠正呼吸循环功能衰竭、改善低氧血症、抗休克、防治 DIC 和肾衰竭。

## 五、护理评估

### (一)健康史

评估有无诱发因素,如宫缩过强或强直性收缩、胎膜早破及人工破膜、胎盘早剥、前置胎盘、钳刮术、羊膜腔穿刺术、中期妊娠引产等。

### (二)身心状况

评估产妇分娩过程中有无呛咳、气促、呼吸困难、发绀、心率加快、血压下降、四肢厥冷等突发性循环衰竭表现;有无 DIC 表现;有无少尿、无尿等肾衰竭表现。全身皮肤黏膜有无出血点及瘀斑、切口渗血,肺部有无啰音。

### (三)心理－社会状况

羊水栓塞发病急,病情凶险,常常危及产妇生命,产妇及家属没有思想准备,表现出极大的恐惧、担忧和愤怒,难以接受。一旦抢救无效,家属会对医务人员产生抱怨和不满,甚至愤怒。

### (四)辅助检查

痰涂片镜检、腔静脉取血检查、DIC 有关的实验室检查、床旁心电图及 X 线摄片等可协助诊断。

## 六、护理诊断

### (一)气体交换受损

与肺动脉高压、肺水肿有关。

### (二)组织灌注量不足

与 DIC 及失血有关。

### (三)有胎儿窘迫的危险

与母体呼吸循环功能衰竭有关。

## 七、护理目标

(1)产妇生命体征平稳,能维持体液平衡及基本的生理功能。

(2)产妇胸闷、气急、呼吸困难等症状缓解。

(3)胎儿或新生儿安全。

## 八、护理措施

### (一)预防措施

定期进行产前检查,发现诱发因素及时处理;严格掌握使用缩宫素的指征、掌握正确使用的方法,并注意观察,避免宫缩过强;正确实施阴道助产;人工破膜应在宫缩间歇期进行,破口要小,并控制羊水流出的速度;钳刮术时,应先破膜,待羊水流出后再钳刮;羊膜腔穿刺引产时,穿刺不应超过 3 次。

### (二)羊水栓塞患者的处理

1.最初阶段

(1)吸氧:半卧位正压给氧,必要时行气管插管或气管切开给氧,以改善脑缺血,减轻肺水肿。

(2)抗过敏:遵医嘱立即静脉推注及滴注地塞米松或氢化可的松。

(3)解除肺动脉高压:遵医嘱使用盐酸罂粟碱、阿托品、氨茶碱、酚妥拉明等,并观察治疗反应。

(4)抗休克:尽快补充新鲜血和血浆,扩容可选用低分子右旋糖酐－40 静脉滴注。休克症状急剧而严重,或血容量已补足而血压仍不稳定者,可用多巴胺或间羟胺静脉滴注,滴速根据血压调节。有酸中毒时,用 5％碳酸氢钠液 250mL 静脉滴注,并及时纠正电解质紊乱。心力衰竭时常用毛花苷 C 或毒毛花苷 K 静脉缓注。

2.DIC 阶段

羊水栓塞早期的高凝阶段尽早使用肝素,尤其是在发病后 10 分钟内使用效果更佳。及时补充凝血因子。晚期抗纤溶的同时继续补充凝血因子,防止大出血。

3.少尿或无尿

阶段及时应用利尿剂,预防和治疗肾衰竭。

**（三）产科处理**

（1）严密监测产程进展、宫缩强度与胎儿情况。积极抢救产妇的生命，待产妇呼吸循环功能改善、凝血功能障碍得到纠正后再进行产科处理，如是第一产程应立即剖宫产，第二产程可阴道助产结束分娩，及时终止妊娠。如子宫出血不止，应及时报告医生并做好子宫切除的术前准备。

（2）刮宫术中或羊膜腔穿刺时发生者，立即停止手术，及时进行抢救。

（3）如滴注缩宫素时发生羊水栓塞，立即停止，密切监测患者的生命体征，同时做好出入量的记录。

**（四）心理支持**

对于神志清醒的患者，应给予鼓励，增强其信心。与家属及时沟通，介绍病情的严重性，取得家属理解及配合，适当的时候允许家属陪伴患者。如果产妇抢救无效死亡时会导致家属的否认和愤怒的情绪反应，尽量给予解释并陪伴在旁，帮助其度过哀伤阶段。

## 九、护理评价

（1）患者胸闷、呼吸困难症状改善。

（2）患者血压、尿量正常，阴道流血减少，全身皮肤、黏膜出血停止。

（3）胎儿或新生儿无生命危险，患者出院时无并发症。

# 第四节　胎膜早破

胎膜在临产前发生破裂称为胎膜早破。国内发生率为 2.7% ～7%。胎膜早破可引起早产、胎盘早剥、羊水过少、脐带脱垂、胎儿窘迫和新生儿呼吸窘迫综合征，孕产妇及胎儿感染率高，围产儿病死率高。

## 一、病因

**（一）生殖道感染**

病原微生物上行感染引起胎膜炎，使胎膜局部张力下降而导致破裂。

**（二）羊膜腔内压力增高**

双胎及多胎妊娠、巨大儿、羊水过多使宫腔内压力增加而发生破裂。

**（三）胎膜受力不均**

如头盆不称、胎位异常、宫颈内口松弛等，前羊膜囊受力不均，导致胎膜破裂。

**（四）营养因素**

维生素 C、锌及铜缺乏使胎膜抗张能力下降，易发生胎膜早破。

**（五）其他**

细胞因子 IL－6、IL－8、TNF－a 升高，羊膜穿刺不当、人工剥膜、妊娠晚期性生活频繁等均可能导致胎膜早破。

## 二、临床表现

### (一)症状

孕妇突然自觉有较多液体从阴道流出,有时可见混有胎粪及胎脂,无腹痛等其他产兆。

### (二)体征

肛查时将胎先露部向上推,见阴道流液量增加。阴道窥器检查可见阴道后穹隆有液体积聚,或见液体从宫颈口流出。伴发感染时孕妇及胎儿心率加快,子宫压痛。

## 三、治疗原则

妊娠<24周应终止妊娠;妊娠28~35周、胎肺发育不成熟、无感染及胎儿窘迫,排除绒毛膜羊膜炎者可期待治疗;若胎儿宫内窘迫,妊娠>36周者应终止妊娠;若胎肺已经成熟或有明显感染者应立即终止妊娠。

## 四、护理评估

### (一)健康史

确定妊娠周数、胎膜破裂时间。了解有无诱发胎膜早破的原因,有无发热、腹痛病史。

### (二)身体状况

观察孕妇阴道流液情况、观察有无子宫收缩、胎心有无增快或减慢。评估孕妇有无体温升高、脉搏加快等感染征象;检查阴道流液量、性状、气味、腹压增加时流出液是否增多。

### (三)心理—社会状况

胎膜早破可使孕妇及家属惊惶失措,担心影响胎儿及自身健康,出现紧张、焦虑、恐惧等心理反应。

### (四)辅助检查

1.阴道液 pH 测定

正常阴道液呈弱酸性,pH 为 4.5~5.5,羊水的 pH 为 7.0~7.5,若流出的液体 pH>6.5 则为阳性,提示胎膜早破。

2.阴道液涂片检查

阴道液置于载玻片上,干燥后镜检见羊齿植物叶状结晶,用 0.5％硫酸尼罗蓝染色,显微镜下见橘黄色胎儿上皮细胞,用苏丹Ⅲ染色见黄色脂肪小粒,均可确定为羊水。

3.羊膜镜检查

可直视胎儿先露部,看不到前羊膜囊,即可诊断为胎膜早破。

4.B超检查

羊水量减少可协助诊断。

5.检查有无羊膜腔感染

①羊水涂片革兰染色检查细菌;②羊水细菌培养;③羊水白细胞 IL－6≥7.9ng/mL,提示羊膜腔感染;④血 C－反应蛋白>8mg/L,提示羊膜腔感染;⑤降钙素原轻度升高表示感染存在。

## 五、护理诊断/问题

### (一)有胎儿受伤的危险

与可能诱发脐带脱垂、早产、胎儿及新生儿感染等有关。

**（二）有感染的危险**

与胎膜破裂后病原微生物上行感染有关。

**（三）焦虑**

与担心母儿安全有关。

## 六、护理目标

（1）胎儿及新生儿无并发症发生。

（2）孕妇不发生感染。

（3）孕妇情绪稳定并配合治疗，对治疗和护理感到满意。

## 七、护理措施

**（一）心理护理**

向孕妇及家属讲解胎膜早破发生的原因、注意事项及治疗护理要点，给予安慰，以减轻其紧张、恐惧心理，取得孕妇及家属的理解和支持并积极配合治疗。

**（二）一般护理**

嘱孕妇绝对卧床；避免不必要的肛诊和阴道检查；保持外阴清洁。

**（三）病情观察**

（1）观察阴道流液的量、颜色、气味等。

（2）严密监测胎心音、注意有无脐带脱垂，嘱孕妇计数胎动，以便及时发现异常情况。

（3）密切观察产妇生命体征和血常规，破膜超过12小时，应给予抗生素预防感染。

（4）观察有无宫缩，期待治疗者有宫缩需遵医嘱给予宫缩抑制剂（常用沙丁胺醇、利托君及硫酸镁等）抑制宫缩、给予皮质激素促胎肺成熟、经腹羊膜腔输液纠正羊水过少；若已足月妊娠，胎膜早破24h后无宫缩者，可遵医嘱给予缩宫素诱发宫缩，促进临产。

（5）选择剖宫产终止妊娠者，做好手术前准备。

**（四）健康指导**

加强围生期卫生宣教与指导，积极预防与治疗下生殖道感染及牙周炎；胎位不正者应及时纠正；妊娠晚期禁止性生活；避免腹压突然增加；防止劳累、腹部外伤等；补充足量的维生素、锌及铜等营养素；宫颈内口松弛者，于妊娠14~18周行宫颈环扎术并卧床休息。告知孕妇一旦破膜应立即卧位休息，并抬高臀部，禁止直立行走，并尽快送往医院。

## 八、护理评价

（1）母儿生命安全，未发生并发症。

（2）孕妇积极参与护理过程，对处理感到满意。

# 第五节　脐带先露与脐带脱垂

胎膜未破时脐带位于胎先露前方或一侧，称为脐带先露或隐性脐带脱垂。胎膜破裂脐带脱出于宫颈口外，进入阴道内，甚至露于外阴部，称为脐带脱垂。脐带先露与脐带脱垂是对胎儿生命威胁极大的并发症。

## 一、病因

头盆不称、胎头入盆困难、肩先露、臀先露、枕后位、胎儿过小、羊水过多、脐带过长、脐带附着异常及低置胎盘等均可能造成脐带先露或脐带脱垂。

## 二、临床表现

破膜未破,于胎动或宫缩后胎心率突然变慢,改变体位、上推胎先露及抬高臀部后迅速恢复者,应怀疑脐带先露,阴道检查如触及羊水囊内有搏动的条索状物可确诊为脐带先露,或用B超检查脐带有无异常。破膜后胎心率发生变化,应立即做阴道检查,如在阴道内或宫口内看到或触到脐带即可确诊脐带脱垂。

## 三、护理措施

吸氧,抬高臀部或采用膝胸卧位;胎心改变不能恢复正常者应尽快行剖宫产术;做好新生儿窒息抢救准备。胎儿情况不好,又没有条件紧急剖宫产者,可用还纳器进行还纳。

# 第九章　妊娠滋养细胞疾病的护理

## 第一节　葡萄胎

葡萄胎又称水泡状胎块(HM),是一种滋养细胞的良性病变,是妊娠后胎盘绒毛滋养细胞异常增生,间质水肿,各绒毛的乳头变成大小不一的水泡,水泡间由细蒂相连成串,形似葡萄而得名。葡萄胎分为两类:①完全性葡萄胎(CHM):占大多数,肉眼可见宫腔内充满水泡样组织,没有胎儿及其附属物;②部分性葡萄胎(PHM):仅部分胎盘绒毛发生水泡状变性,常合并有胚胎或发育畸形的胎儿或已死亡的胎儿。

### 一、病因及发病机制

葡萄胎的病因目前尚未完全清楚。流行病学调查显示:葡萄胎可发生在任何年龄的生育期妇女,其中小于 20 岁或大于 35 岁妊娠妇女的发病率明显增高,可能与该年龄段容易发生异常受精有关。曾患葡萄胎的妇女再次发病的可能性非常大,是第一次发病率的 40 倍。饮食中缺乏维生素 A、胡萝卜素和动物脂肪者发病率也显著升高。亚洲和拉丁美洲国家的发病率较高,而北美和欧洲国家的发病率较低。此外,病毒感染、孕卵异常、细胞遗传异常等可能与发病有关。

由于滋养细胞过度增生,产生大量的绒毛膜促性腺激素(hCG),它刺激卵泡内膜细胞发生黄素化反应而形成囊肿,称为卵巢黄素囊肿,多为双侧性,于葡萄胎排出数周或数月后自行消退。

### 二、病理

#### (一)完全性葡萄胎

大体检查水泡状物,形如串串葡萄,大小自直径数毫米至数厘米,其间有纤细的纤维素相连,混有血块蜕膜碎片。水泡状物占满整个宫腔,无胎儿及其附属物或胎儿痕迹。显微镜下可见滋养细胞呈不同程度的增生,绒毛间质水肿变性,间质内胎源性血管消失。

#### (二)部分性葡萄胎

仅部分绒毛呈水泡状,合并胚胎或胎儿组织,胎儿多已死亡,并常伴发育迟缓或多发性畸形,极少合并足月儿。镜下见部分绒毛水肿变性,轮廓不规则,滋养细胞增生程度较轻,间质内可见胎源性血管。

### 三、临床表现

#### (一)完全性葡萄胎

1.停经后阴道流血

为最常见的症状。多数患者在停经 8~12 周以后出现不规则反复阴道流血,量多少不定,时断时续,刚开始量较少,为暗红色血或咖啡色黏液,以后量逐渐增多,葡萄胎组织从蜕膜剥离而排出,使母体大血管破裂,故排出前和排出时常伴有大量流血,可导致休克甚至死亡。反复大量流血若不及时治疗,可继发贫血及感染。葡萄胎组织可自行排出,所以在阴道流血中可发现水泡状物。

2.子宫异常增大、变软

因滋养细胞增生及水泡状变化,或由于宫腔内积血,约半数以上患者的子宫体积大于停经月份,质地极软。少数患者的子宫大小与停经月份相符,极少数子宫小于停经月份,其原因可能与水泡退行性变、停止发展有关。

3.妊娠呕吐

多发生于子宫异常增大和 hCG 水平异常升高者,出现时间较正常妊娠早,持续时间长,且症状严重。若不及时纠正,可导致水、电解质紊乱。

4.妊娠期高血压疾病征象

出现时间较正常妊娠早,可在妊娠 20 周前出现高血压、水肿、蛋白尿,持续时间长,且症状严重,容易发展为子痫前期。

5.甲状腺功能亢进征象

极少数患者出现甲状腺功能亢进,表现为心动过速、皮肤潮热和震颤。

6.腹痛

多为阵发性下腹痛,由葡萄胎增长迅速和子宫急速扩张所致,一般发生在阴道流血之前。若卵巢黄素囊肿急性扭转或破裂也可引起急性腹痛。

7.卵巢黄素囊肿

常为双侧性,大小不等,囊壁薄,表面光滑,活动度好,一般无症状,偶可发生扭转。

### (三)部分性葡萄胎

患者大多没有完全性葡萄胎患者的典型症状,程度也较轻,有时与不全流产或稽留流产相似,容易误诊,需刮宫后经组织学检查,甚至遗传学检查才能确诊。

## 四、辅助检查

### (一)人绒毛膜促性腺激素测定

患者血清及尿中的 hCG 水平高于正常值,血 $\beta$hCG 在 100kU/L 以上,常超过 1000kU/L,且持续不降。

### (二)B 超检查

是诊断滋养细胞疾病的重要辅助检查方法。

1.完全性葡萄胎

典型超声影像学表现为子宫明显大于相应妊娠月份,宫腔无妊娠囊或胎心搏动,充满不均质密集状或短条状回声,呈"落雪状"(或飞絮状)图像,若水泡较大,形成大小不等的回声区,则呈"蜂窝状"图像。子宫壁薄,回声连续,无局灶性透声区,可测到两侧或一侧卵巢囊肿,壁薄、多房及内见部分纤细分隔。

2.部分性葡萄胎

宫腔内可见水泡状胎块的超声图像改变,胎儿或羊膜腔,胎儿常合并畸形。

### (三)流式细胞仪测定

完全性葡萄胎的染色体核型为二倍体,部分性葡萄胎为三倍体。

### (四)其他检查

如 X 线摄片、血常规检查、血型检查、出凝血时间检查、肝肾功能检查等。

## 五、治疗要点

### (一)清宫

确诊后,及时清除宫腔内容物。清宫前应仔细做全身检查,注意有无休克、甲状腺功能亢进、贫血等。术时使用缩宫素静脉滴注,加强宫缩可减少失血及子宫穿孔,通常选用吸刮宫术,因宫腔大、宫壁薄而软,易发生子宫穿孔,术中应选用大号吸管,负压不可过大;出血不多者,一般不主张选用缩宫素,尤其在宫口未扩张前避免使用,以免滋养细胞进入子宫血窦引起肺栓塞和转移。子宫小于 12 孕周者,可以一次刮净;大于 12 孕周或术中一次刮净有困难者,可于术后 1 周行第二次刮宫;每次刮出物必须送组织学检查,取材应选择靠近宫壁种植部位、新鲜无坏死的组织。

### (二)预防性化疗

不常规推荐,对有高危因素的患者给予预防性化疗,不仅可减少远处转移,而且能够减少子宫局部侵犯。预防性化疗尽可能选择在清宫术前或清宫时。一般选用氟尿嘧啶或放线菌素 D 单药化疗,用药量为治疗量的低值,但必须达到治疗量。

### (三)子宫切除术

单纯性子宫切除只能去除葡萄胎侵入子宫肌层局部的危险,不能预防子宫外转移的发生,所以不作为常规处理。适用于年龄超过 40 岁,无再生育要求,有高危因素者。行全子宫切除术,应保留双侧卵巢;术后需定期随访。

### (四)卵巢黄素囊肿的处理

因囊肿在清宫后 2～4 个月会自行消退,一般无须处理。若发生急性扭转,可在 B 超或腹腔镜下做穿刺吸液,囊肿多能复位。若因扭转时间长发生坏死,则应手术切除患侧卵巢。

## 六、护理评估

### (一)健康史

询问患者的年龄、月经史、生育史,有无滋养细胞疾病史、营养状况及社会经济地位等相关致病因素。了解此次妊娠早孕反应发生的时间及程度,有无停经后阴道流血。如有阴道流血,应着重询问流血的量、质、时间,是否伴有水泡状物排出。

### (二)身心状况

患者往往主诉有停经后反复不规则阴道流血症状,无自觉胎动、触不到胎体。注意评估阴道流血的量、时间,是否排出水泡状物,是否伴有高血压、水肿、蛋白尿等妊娠期高血压疾病征象。若急性大出血可出现休克征象。患者可因子宫快速增大出现腹部不适或阵发性隐痛,卵巢黄素囊肿发生急性扭转时则有急腹痛。妇科检查子宫大于停经月份,较软,触不到胎体。一旦确诊,患者及家属可能会因对妊娠滋养细胞疾病知识的缺乏而感到不安;担心患者清宫手术是否安全,以及此次妊娠的结局对今后生育的影响,都增加患者的焦虑和恐惧情绪。

## （三）辅助检查

hCG测定是最常用的检查方法，水平高于正常；B超检查是诊断葡萄胎的重要辅助检查方法，可见子宫明显大于孕周，宫腔内充满长形雪花状光片，未见正常的胎体影像和胎心搏动；多普勒超声检查听不到胎心音。

# 七、护理诊断/合作性问题

## （一）焦虑/恐惧

与妊娠的愿望得不到满足及担心疾病预后有关。

## （二）有感染的危险

与长期阴道流血及清宫手术有关。

## （三）知识缺乏

缺乏葡萄胎的治疗及术后随访知识。

## （四）潜在并发症

阴道大出血。

# 八、护理目标

（1）患者情绪稳定，焦虑感减轻或消失，对疾病有正确的认识。

（2）患者住院期间无感染发生。

（3）患者能陈述随访的重要性和具体方法。

（4）患者未发生并发症，或及时发现并纠正。

# 九、护理措施

## （一）一般护理

保持病房内空气清新，环境安静、舒适，告知患者卧床休息。鼓励其进食高蛋白、高热量、高维生素、易消化饮食，对不能进食或进食不足者，应遵医嘱静脉补液。保持外阴清洁，注意观察大小便情况。

## （二）心理护理

引导患者表达对不良妊娠结局的悲伤及对葡萄胎的认识，详细评估其对疾病的心理承受能力、接受清宫术的心理准备及目前存在的主要心理问题。多与患者沟通，了解其思想动态，耐心倾听其诉说，向患者及其家属讲解有关葡萄胎的相关高危因素、治疗方法及预后等知识，解除患者的恐惧心理，使其积极配合治疗。

## （三）病情监测

严密观察和评估腹痛及阴道流血情况，对每次阴道的排出物要详细观察有无水泡状物，并嘱患者保留会阴垫，用于评估出血量及排出物的性质。流血量多者应注意观察血压、脉搏、呼吸等生命体征。

## （四）治疗护理

### 1.清宫术患者的护理

清宫术前应配血备用，并建立静脉通路，备好缩宫素、抢救物品及药品，以防术中出现大出血休克或刮宫引起的子宫穿孔。术中应充分扩张宫颈管，选用大号吸管吸引，开始吸宫后加缩宫素10U于液体中，静脉滴注。宫颈管未扩张者不能使用缩宫素，以防将水泡挤入血管，造成肺栓塞。待水泡状组织大部分吸出、子宫明显缩小后,改用刮匙轻柔地刮宫。子宫大于妊娠12周者,不宜1次吸刮干净,一般于1周后再次清宫,每次刮出物应选取靠近子宫壁的组织并送病理检查。

2.子宫切除术患者的护理

对年龄较大、无条件随访,需切除子宫者,应做好术前准备和术后护理。

3.预防感染

保持病房内空气清新,定期消毒病房。每日用温开水冲洗外阴1～2次,保持外阴清洁,勤换并消毒会阴垫。严密监测体温、血白细胞计数及分类等,发现感染征象及时报告医师。遵医嘱给予抗生素。

## 十、护理评价

(1)患者焦虑症状明显减轻,对疾病有了正确的认识,能积极配合治疗。

(2)患者未发生感染。

(3)患者能陈述随访的重要性和具体方法,并正确参与随访全过程。

(4)患者未出现阴道大出血。

## 十一、健康教育

### (一)随访指导

向患者及其家属解释随访的意义、时间、内容及注意事项。

1.随访意义

葡萄胎排空后,在相当长的时间内有恶变的可能,恶变率为10%～25%,故应告知患者坚持定期随访,以便及早发现恶变,及早治疗,提高治愈率。

2.随访时间

葡萄胎清宫后应每周检测1次hCG,直至连续3次阴性;以后每月检测1次,共6个月;然后再每2个月检测1次,共6个月,自第1次阴性后共计1年。

3.随访内容

每次随访除必须做hCG测定外,应注意询问月经是否规则,有无异常阴道流血,有无咳嗽、咯血及其他转移灶症状;并做妇科检查了解阴道有无紫蓝色结节,子宫的大小、有无结节状突出,卵巢黄素囊肿是否缩小或消失;必要时做B超、胸部X线片或CT检查。

4.注意事项

随访期间应严格避孕。避孕方法首选安全套,也可选用口服避孕药,一般不宜选用宫内节育器,以免发生穿孔或混淆子宫出血的原因。

### (二)健康宣教

告知患者进食高蛋白、高热量、高维生素、易消化食物,适当活动,保证充足的睡眠,以增强机体的抵抗力。清宫术后禁止性生活和盆浴1个月,并保持外阴清洁,以预防感染。

# 第二节　妊娠滋养细胞肿瘤

妊娠滋养细胞肿瘤60％继发于葡萄胎,30％继发于流产,10％继发于足月妊娠或异位妊娠。继发于葡萄胎排空后的6个月内的妊娠滋养细胞肿瘤的组织学诊断多为侵蚀性葡萄胎,1年以上者多为绒毛膜癌,6个月至1年二者均有可能发生,时间间隔越长,发生绒毛膜癌的可能性越大。继发于流产、足月妊娠、异位妊娠后者组织学诊断应为绒毛膜癌。侵蚀性葡萄胎恶性程度一般,多数仅造成局部侵犯,仅有4％的患者并发远处转移,预后较好;绒毛膜癌恶性程度极高,在化疗药物问世前,病死率高达90％以上。如今随着诊断检测技术的不断提高及化学治疗的手段的发展,其预后大为改观,成为少数可经化学治疗治愈的恶性肿瘤之一。

## 一、病理

侵蚀性葡萄胎大体检查可见子宫肌壁内有大小不等、深浅不一的水泡状组织。葡萄胎组织侵入子宫肌层或接近浆膜层时,在子宫表面可见单个或多个紫蓝色结节。侵入程度较深时可穿透浆膜层或阔韧带。显微镜下可见子宫肌层或转移病灶中的滋养细胞增生和分化不良,还可见变性或完整的绒毛结构、组织有出血和坏死。

绒毛膜癌大多数原发于子宫,极少数原发于输卵管、宫颈、阔韧带等部位,在子宫肌层内形成单个或多个宫壁肿瘤,可向宫腔或浆膜层突出,甚至穿破宫壁而至阔韧带或腹腔。瘤灶表面呈暗红色,质地软而脆,常伴有出血、坏死。显微镜下可见增生和分化不良的滋养细胞排列成片状侵入子宫肌层,周围有大片出血、坏死,绒毛结构消失。

## 二、临床表现

侵蚀性葡萄胎和绒毛膜癌具有以下共同的临床表现。

### (一)原发灶表现

#### 1.阴道流血

是最主要的症状。葡萄胎排空后或流产、足月产后出现不规则的阴道流血,量多少不定;也可表现为月经恢复正常数月后再停经,之后又出现阴道流血。长期阴道流血者可继发贫血和感染。

#### 2.子宫复旧不良或不均匀增大

葡萄胎排空后4～6周子宫未恢复至正常大小,质软;也可表现为子宫不均匀性增大。

#### 3.卵巢黄素囊肿

葡萄胎排空后或流产、足月产后,卵巢黄素囊肿可持续存在。

#### 4.腹痛

一般无腹痛。若肿瘤组织穿破子宫浆膜层,可引起急性腹痛和腹腔内出血症状。卵巢黄素囊肿发生急性扭转或破裂时也可出现急性腹痛。

#### 5.假孕症状

滋养细胞高度增生,产生大量hCG、雌激素、孕激素的作用。表现为乳房增大,乳头及乳晕着色,甚至有乳汁分泌,外阴、阴道、宫颈着色,生殖道质地变软等。

**（二）转移灶表现**

主要经血行播散,最常见的转移部位是肺,其次是阴道、盆腔、肝、脑等。各转移部位的共同特点是局部出血。

1.肺转移

主要表现为咳嗽、血痰、反复咯血、胸痛及呼吸困难,常呈急性发作,也可呈慢性发作,长达数月之久。若肺转移灶较小,也可不出现症状。

2.阴道、子宫颈转移

转移灶常位于阴道前壁,局部表现为紫蓝色结节,破溃后引起不规则阴道流血,甚至大出血而使患者陷入休克状态。

3.肝转移

预后不良。表现为上腹部或肝区疼痛。若病灶穿破肝包膜,可引起腹腔内出血,导致死亡。

4.脑转移

预后凶险,是主要的死亡原因。按病情进展分为三期:首先为瘤栓期,表现为一过性脑缺血症状,如突然跌倒、暂时性失语、失明等;继而发展为脑瘤期,表现为头痛、喷射性呕吐、偏瘫、抽搐直至昏迷;最后进入脑疝期,表现为颅内压明显升高,脑疝形成,压迫呼吸中枢而死亡。

## 三、辅助检查

**（一）HCG 测定**

患者往往于葡萄胎排空后 8 周以上,或足月产、流产、异位妊娠后 4 周以上,血、尿 HCG 测定持续高水平或一度下降后再上升,排除妊娠物残留及再次妊娠,同时结合临床表现,应考虑为妊娠滋养细胞肿瘤。

**（二）B 超检查**

子宫正常大小或有不同程度的增大,肌层内可见高回声团块,边界清晰,无包膜。彩色多普勒超声主要显示丰富的血流信号和低阻力型血流频谱。

**（三）胸部 X 线摄片**

是诊断肺转移的重要检查方法。最初表现为肺纹理增粗,逐步发展为片状或小结节状阴影,典型表现为棉球状或团块状阴影。

**（四）CT 和 MRI 检查**

可发现较小的肺部病灶,肝、脑等部位的转移病灶。

**（五）组织病理学检查**

是两种妊娠滋养细胞肿瘤最根本的鉴别方法。在子宫肌层或转移灶中见到绒毛结构的是侵蚀性葡萄胎,见到团片状高度异型的滋养细胞而未见绒毛结构的是绒毛膜癌。

## 四、治疗要点

两种妊娠滋养细胞肿瘤的治疗均以化疗为主,手术治疗和放疗为辅。根据病史、体征及辅助检查结果做出临床分期,结合骨髓功能、肝肾功能及全身状况,制订合适的治疗方案。化疗常用药物有氟尿嘧啶(FU)、放线菌素 D(ACTD)、长春新碱(VCR)、氨甲蝶呤(MTX)等。根据病情可选用单一药物化疗或联合化疗。病灶在子宫,化疗无效者可行子宫切除术。年轻、有生育要求者,尽可能不切除子宫,如必须切除子宫者可考虑保留卵巢。一般在手术前先行化疗,待病情基本控制后,再行手术,对于有肝、脑转移的患者,除上述治疗外,可加用放疗。

## 五、护理评估

### (一)健康史

询问月经史、生育史及避孕情况,有无正常或异常妊娠史,尤其是滋养细胞疾病史。曾患葡萄胎者,应了解第一次清宫的时间、水泡大小、吸出组织的量及病理学检查结果,并了解清宫次数,以及清宫后阴道流血的量、质、时间,子宫复旧情况。收集随访的资料,包括血尿 hCG 和肺部 X 线检查结果等。询问有无肺部、阴道、肝、脑等转移的相应症状。

### (二)身心状况

应评估患者有无不规则阴道流血。当滋养细胞穿破子宫浆膜层时则会出现腹腔内出血及腹痛等症状;肺转移时患者有咳嗽、血痰或反复咯血、胸痛等症状;脑转移时有突然跌倒、失语、失明、头痛、呕吐、偏瘫及昏迷等症状;阴道宫颈转移时,若转移结节破溃可有大量出血。妇科检查发现子宫增大,质软,发生阴道宫颈转移时,局部可见紫蓝色的结节。由于不规则阴道流血和转移灶症状的出现,加之对疾病预后的担忧和对化疗的不了解,患者及其家属往往感到悲哀、无助、紧张、恐惧,甚至对治疗失去信心。切除子宫的患者则担心女性特征的改变或因不能生育而绝望,迫切希望得到家属的关心和理解。

### (三)辅助检查

绒毛膜促性腺激素(hCG)测定是最常用的检查方法,血、尿 hCG 值均持续高水平或一度下降后再上升。B 超检查是重要的辅助检查方法,可见子宫正常大或不同程度增大,肌层内可见高回声团块。胸部 X 线摄片是诊断肺转移的重要检查方法,典型表现为棉球状或团块状阴影。CT 和 MRI 检查可发现较小的肺部病灶及肝、脑等部位的转移病灶。组织病理学检查是两种妊娠滋养细胞肿瘤最根本的鉴别方法,在子宫肌层或转移灶中见到绒毛结构的是侵蚀性葡萄胎,未见绒毛结构的是绒毛膜癌。

## 六、护理诊断/合作性问题

### (一)焦虑/恐惧

与担心疾病预后和接受化疗有关。

### (二)活动无耐力

与腹痛、转移灶症状及化疗不良反应有关。

### (三)有感染的危险

与反复阴道流血及化疗后白细胞水平下降有关。

### (四)潜在并发症

肺转移、阴道转移、肝转移、脑转移。

## 七、护理目标

(1)患者焦虑或恐惧症状减轻,能正确面对疾病。

(2)患者能按要求参与适当的体力活动。

(3)患者在住院期间未发生感染。

(4)患者未发生并发症或及时发现并纠正。

## 八、护理措施

### (一)一般护理

提供整洁、安静、舒适的休息环境,定期消毒病房。指导患者卧床休息,减少体力消耗。鼓励患者进高蛋白、高维生素、易消化的饮食。注意保持外阴清洁。

### (二)心理护理

评估患者及其家属对疾病的心理反应,鼓励其宣泄内心的痛苦。耐心讲解疾病有关知识、治疗方法与治疗效果,告知患者滋养细胞肿瘤是目前化疗效果最好的肿瘤,以减轻其心理压力,减少焦虑和恐惧。给家属提供陪伴患者的机会,鼓励家属关心、爱护患者,帮助患者树立战胜疾病的信心。

### (三)病情监测

严密观察腹痛及阴道流血情况,记录出血量,出血多时应密切观察患者的生命体征,并配合医师做好抢救工作,及时做好术前准备。认真观察转移灶症状,一旦发现异常,应立即通知医师并积极配合处理。

### (四)治疗护理

1.做好配合治疗

接受化疗者按化疗护理;手术治疗者按妇科手术前、后护理常规实施护理。

2.有转移灶患者的护理:

(1)阴道转移:①尽量卧床休息,禁止不必要的阴道检查,注意观察阴道紫蓝色结节有无破溃出血;②配血备用,备好各种抢救器械和物品;③若发生转移结节破溃大出血,应立即通知医师,并积极配合抢救,用长纱条紧密填塞阴道压迫止血,同时遵医嘱输血、输液、使用抗生素,并严密观察生命体征。填塞的纱条必须于 24~48 小时内取出。保持外阴清洁,预防感染。

(2)肺转移:①卧床休息,减少患者氧消耗,有呼吸困难者取半卧位并吸氧;②遵医嘱给予镇静剂及化疗药物;③大量咯血时,应立即让患者取头低患侧卧位,并保持呼吸道通畅,轻拍背部,排出积血,避免发生窒息,同时立即通知医师,协助抢救。

(3)脑转移:①尽量卧床休息,起床时应有人陪伴,以防瘤栓期的一过性脑缺血症状造成意外损伤;②严密观察颅内压增高的症状,记录出入水量,严格控制补液总量及速度,以防颅内压升高;③遵医嘱给予止血剂、脱水剂、吸氧、化疗等,并采取措施预防抽搐及昏迷状态导致的唇舌咬伤、坠地损伤和吸入性肺炎;④做好 hCG 测定、腰椎穿刺、CT 等项目的检查配合。

## 九、护理评价

(1)患者焦虑或恐惧症状明显减轻。

(2)患者活动耐力增加,能参与适当的体力活动。

(3)患者无感染发生。

(4)患者未出现肺、阴道、肝、脑转移。

## 十、健康教育

### (一)随访指导

治疗结束后应严密随访,第 1 次在出院后 3 个月,然后每 6 个月 1 次至 3 年,此后每年 1 次直至 5 年,以后每 2 年 1 次。随访内容同葡萄胎。

## (二)健康宣教

指导患者摄入高蛋白、高维生素、清淡、易消化的饮食,注意劳逸结合,以增强机体抵抗力;保持外阴清洁,以防感染;随访期间应严格避孕,应于化疗停止后1年以上才可妊娠。

# 第三节　妇科化疗

化学药物治疗(简称化疗)是采用化学药物在分子水平上纠正和阻断各种致癌因素所导致的细胞异常增生、杀死肿瘤细胞、抑制肿瘤细胞生长繁殖和促进肿瘤细胞分化的一种治疗方法。化学药物治疗恶性肿瘤已取得了肯定的疗效。目前,妊娠滋养细胞肿瘤是所有肿瘤中对化疗最为敏感的一种。治疗妊娠滋养细胞肿瘤的化疗药物很多,目前国内常用的有氨甲蝶呤(MTX)、环磷酰胺(CTX)、氟尿嘧啶(FU)、放线菌素 D(ACTD)、长春新碱(VCR)等。

## 一、药物作用机制

(1)影响脱氧核糖核酸(DNA)的合成。

(2)直接干扰核糖核酸(RNA)的复制。

(3)干扰转录,抑制信使核糖核酸(mRNA)的合成。

(4)阻止纺锤丝的形成。

(5)阻止蛋白质的合成。

## 二、常用化疗药物的种类

### (一)烷化剂

高度活泼的化合物,属于细胞周期非特异性药物。临床上常用氮芥类(如环磷酰胺、氮芥等),以静脉给药为主,有骨髓抑制作用。

### (二)抗代谢药物

干扰核酸代谢导致肿瘤细胞死亡,属于细胞周期特异性药物。常用的有氨甲蝶呤、氟尿嘧啶。氨甲蝶呤为干扰叶酸类药物,口服、肌内注射、静脉给药;氟尿嘧啶需静脉给药。

### (三)抗肿瘤抗生素

由微生物产生的具有抗肿瘤细胞的活性化学药物,属于细胞周期非特异性药物。常用的有放线菌素 D。

### (四)抗肿瘤植物药

有长春碱及长春新碱,一般经静脉给药,属于细胞周期特异性药物。

## 三、化疗药物的不良反应

### (一)骨髓造血抑制

是化疗药物常见的不良反应。表现为外周血常规中白细胞和血小板减少,对红细胞影响较小。在停药后2周多能自然恢复。

### (二)胃肠道反应

最常见为恶心、呕吐,多在用药后2～3日开始,5～6日达高峰,停药后逐渐缓解;一般不影响治疗,如呕吐严重者可造成低钠血症、低钾血症、低钙血症。有的患者出现腹泻或便秘;还有消化性溃疡,以口腔溃疡多见,多在用药后 7～8 日出现,一般停药后能自然消失。

### (三)神经毒性作用

主要为周围神经和中枢神经的损害,代表药物为长春新碱。表现为指端麻木、感觉异常、便秘、麻痹性肠梗阻等,停药后可自行缓解。

### (四)肝损害

表现为碱性磷酸酶、丙氨酸氨基转移酶和胆红素值升高,偶尔可见黄疸。多在停药后一段时间内恢复正常,若未恢复则不能继续化疗。

### (五)泌尿系统的损害

环磷酰胺对膀胱有损害,顺铂、氨甲蝶呤对肾有一定的损害。

### (六)皮疹和脱发

氨甲蝶呤可引起皮疹,重者可致剥脱性皮炎;放线菌素 D 最易引起脱发,一个疗程后即可全脱,停药后均可生长出新发。

## 四、护理评估

### (一)健康史

采集患者月经史、生育史、既往史,包括既往用药史,尤其是化疗史及药物过敏史,记录既往接受化疗中出现的药物不良反应及应对情况;询问患者有无造血系统、肝、消化系统及肾疾病史。了解患者目前的病情情况。

### (二)身心状况

监测生命体征,了解患者一般情况,观察皮肤、黏膜、淋巴结有无异常。对患者的饮食习惯、嗜好、睡眠形态,有无梳洗清洁的能力进行详细的护理体格检查,以便给护理活动提供依据。在早晨空腹、排空大小便后测量体重,酌情减去衣服的重量,体重是计算药物量的重要依据。化疗药物的疗效及不良反应给患者所带来的痛苦,以及治疗所带来的经济负担使患者及其家属心理压力增大,致使患者出现焦虑、抑郁、悲伤,甚至想放弃治疗,此时患者渴望得到别人的关心、鼓励和认可。

### (三)辅助检查

包括血常规、尿常规、肝肾功能、B 超、心电图、胸部 X 线透视、肿瘤标志物、βhCG、CA125 等。

## 五、护理诊断/合作性问题

### (一)营养不良

与不能进行正确的健康饮食及化疗所致的消化道反应有关。

### (二)潜在并发症

与化疗所致的免疫力低下有关,如感染、假膜性肠炎等。

### (三)焦虑、恐惧

与担心预后有关。

### (四)自我形象紊乱

与化疗所致的脱发等有关。

## 六、护理目标

(1)能够满足患者机体每日所需的营养需要。

(2)提高患者机体免疫力,降低并发症的发生。

(3)患者情绪好转,悲伤减轻。

(4)患者能以良好的心态面对化疗所致的自我形态紊乱。

## 七、护理措施

### (一)一般护理

鼓励患者多进食,提供高蛋白、高维生素、易消化的饮食,保证所需营养的摄入;指导患者进食前后漱口,经常更衣,保持皮肤清洁、干燥;保证充足的睡眠,保持室内空气新鲜,减少探视,避免交叉感染。

### (二)心理护理

与患者建立良好的护患关系。关心患者,倾听其诉说焦虑、恐惧、疼痛等。向患者介绍同病种的、治疗效果满意的患者,并与其交流,增强其战胜疾病的信心。提供一切可利用的支持系统,鼓励患者克服化疗的不良反应,帮助其渡过心理危险期。

### (三)病情监测

观察体温,判断有无感染;观察有无皮下淤血、牙龈出血、鼻出血或阴道活动性出血等倾向;观察有无皮疹等皮肤反应;观察有无上腹疼痛、恶心、腹泻等肝损害的症状和体征;如有腹痛、腹泻,应严密观察次数及性状,并正确收集大便标本;观察有无尿频、尿急、血尿等膀胱炎刺激症状;观察有无肢体麻木、肌肉软弱等神经系统不良反应。如发现上述情况异常,应立即报告医师。

### (四)用药护理

#### 1.准确测量并记录体重

根据体重正确计算和调整剂量。一般在每个疗程的用药前及用药中各测量体重1次。方法是清晨、空腹、排空大小便后测量,并酌情减去衣服重量。若体重不准确造成用药剂量过大,可发生中毒反应,剂量过小则影响疗效。

#### 2.正确使用药物

严格执行"三查七对",遵医嘱正确溶解和稀释药物,做到现配现用,一般常温下不超过1小时。注意药物半衰期,对避光药物(放线菌素D、顺铂等)应用避光输液管和避光套,严格遵医嘱控制给药速度。

#### 3.保护血管

遵循长期补液、保护血管的原则。从远端开始,有计划地穿刺,并使穿刺次数减少到最少。化疗药物结束前用生理盐水冲洗输液管,以降低穿刺部位拔针后的残留浓度,起到保护血管的作用。

#### 4.预防药物外渗

用药前先注入少量生理盐水,证实穿刺成功后再注入化疗药物。如发现药物外渗,应立即停止滴入,并重新穿刺;同时用生理盐水或普鲁卡因局部皮下注射加以稀释,并用冰袋冷敷,以后用金黄散外敷,以防止局部组织坏死,减轻肿胀疼痛。

**(五)药物不良反应的护理**

**1.造血功能抑制的护理**

按医嘱定期测定血常规、血小板等。若白细胞计数低于 $3.0\times10^9/L$,应与医师联系,考虑停药,并给予升白细胞药物;对于白细胞计数低于正常的患者要采取预防感染的措施,严格无菌操作。若白细胞计数低于 $1.0\times10^9/L$,应采取保护性隔离措施,减少探视、净化空气,按医嘱应用抗生素、输新鲜血或白细胞。当血小板降至 $50\times10^9/L$ 时,应立即停药。

**2.消化道反应的护理**

创造良好的进餐环境,合理安排用药时间以减少化疗所致的恶心、呕吐。提供清淡、易消化、可口的饮食,少量多餐。遵医嘱给予镇静止吐药。呕吐严重无法进食者,应给予静脉补液,以防水、电解质紊乱及酸碱平衡失调。

**3.内脏损伤的护理**

常见的是肝肾损伤,定期检查其功能,当出现肝肾功能损伤的症状和体征时,应及时报告医师,以采取相应措施。

**4.脱发的护理**

说明脱发的原因及停药后会再生的情况,指导患者不要用力梳理头发,为其提供卫生帽或戴假发,并帮其修饰,维护自尊。

## 八、护理评价

(1)能够满足患者机体每日的营养需要。

(2)患者能以平和的心态接受自己形象的改变。

(3)患者能正确地认识疾病,树立自信心,能积极配合治疗。

(4)患者在治疗过程中未出现因护理不当引发的并发症。

## 九、健康教育

向患者讲解化疗的常识,教会其化疗时的自我护理技能,包括进食前后用生理盐水漱口,用软毛牙刷刷牙;不宜吃损伤口腔黏膜的油炸类和坚果类食品,避免吃油腻的、甜的食品;鼓励少食多餐,根据患者的口味提供营养丰富、易消化的食物,保证营养及液体的摄入。

化疗可造成机体免疫力降下,特别容易感染,故指导患者经常擦身更衣,加强保暖,避免去公共场所。

# 第十章　产后并发症的护理

## 第一节　产褥感染

产褥感染是指分娩期及产褥期生殖道受病原体侵袭,引起局部或全身感染。产褥病率是指分娩 24 小时以后的 10 日内,每日用口表测量体温 4 次,间隔时间 4 小时,有 2 次达到或超过 38℃。产褥病率多由产褥感染引起,也可由生殖道以外的感染如泌尿系感染、上呼吸道感染、血栓性静脉炎及乳腺感染等所致。

### 一、病因

### (一)诱因

女性生殖道和全身防御能力在妊娠期和分娩期降低。若产妇伴有营养不良、贫血、产程延长、产道损伤、产后出血、手术分娩或器械助产等,使其抵抗力下降,为细菌入侵创造条件。

### (二)感染途径

有两种:

1.内源性感染

正常孕产妇生殖道或其他部位寄生的病原体,当机体抵抗力下降,出现感染诱因时可致病;

2.外源性感染

由外界的病原体侵入生殖道所致,常由被污染的衣物、用具、各种手术诊疗器械等接触患者后造成感染。

### (三)病原体

产褥感染可由单一的病原引起,也可由多种病原体引起混合性感染,以混合性感染多见。病原体有需氧菌、厌氧菌、真菌、衣原体、支原体等,以厌氧菌为主。常见的病原体有链球菌、大肠杆菌、葡萄球菌、厌氧性链球菌、厌氧类杆菌、假丝酵母菌等。许多非致病菌在特定的环境下也可以致病。

### 二、病理及临床表现

发热、疼痛、异常恶露为产褥感染的三大主要症状。由于感染部位、程度、扩散范围不同,其临床表现不同。

### (一)急性外阴、阴道、宫颈炎

多由于分娩时会阴部损伤或手术产引起感染,表现为局部灼热、疼痛、下坠感,伤口红肿、发硬、缝线陷入组织内、切口处有脓性分泌物。阴道、宫颈感染表现为黏膜充血、溃疡、分泌物增多并呈脓性,宫颈裂伤向深部组织蔓延可引起盆腔结缔组织炎。

### （二）急性子宫内膜炎、子宫肌炎

为产褥感染最常见的表现。当病原体经胎盘剥离面侵入至子宫的蜕膜层称子宫内膜炎，侵入至子宫肌层称子宫肌炎，二者常伴发。表现为阴道内有大量分泌物，恶露增多且有臭味，子宫复旧不良，子宫尤其是宫底部压痛明显。可伴寒战、头痛、高热、脉速、白细胞增多等全身感染症状。

### （三）急性盆腔结缔组织炎、急性输卵管炎

病原体经淋巴或血液扩散到子宫周围组织而引起盆腔结缔组织炎，累及输卵管时可引起输卵管炎。患者出现寒战、头痛、高热，脉速、子宫复旧差，出现单侧或双侧下腹部疼痛和压痛，积脓时可扪及边界不清的包块。

### （四）急性盆腔腹膜炎及弥散性腹膜炎

炎症进一步扩散至腹膜，可引起盆腔腹膜炎甚至弥散性腹膜炎。患者出现严重全身症状及腹膜炎症状和体征，如高热、恶心、呕吐、腹胀，腹部压痛、反跳痛，因产妇腹壁松弛，腹肌紧张多不明显。如脓肿波及肛管及膀胱可有腹泻、里急后重和排尿困难。

### （五）血栓性静脉炎

来自胎盘剥离处的感染性栓子，经血行播散引起盆腔血栓性静脉炎，下行而引起下肢血栓性静脉炎。盆腔血栓性静脉炎常于产后 1～2 周后出现弛张热，下腹疼痛或压痛。下肢血栓性静脉炎多发生于股静脉、腘静脉及大隐静脉，当髂总静脉或股静脉栓塞时影响下肢静脉回流，出现下肢水肿、皮肤发白，俗称股白肿。

### （六）脓毒血症及败血症

感染血栓脱落进入血液循环可引起脓毒血症，出现肺、脑、肾脓肿或肺栓塞。当细菌进入血液循环并大量繁殖形成败血症时，表现为寒战、高热、血压下降等感染性休克症状，可危及生命。

## 三、治疗原则

（1）支持治疗，纠正贫血及电解质紊乱，增加蛋白质摄入。

（2）清除宫腔残留物，脓肿局限化并引流。

（3）抗生素的应用，首选广谱高效抗生素。

## 四、护理评估

### （一）健康史

评估产褥感染的诱发因素，了解产妇是否有贫血、营养不良或生殖道、泌尿道感染的病史；本次妊娠是否有妊娠并发症；本次分娩是否有胎膜早破、产程延长、手术助产、软产道损伤、产后出血及产妇的个人卫生习惯不良等。

### （二）身体状况

倾听患者主诉如外阴烧灼感、下坠感、局部疼痛、头痛、腹泻、里急后重等，测体温，轻度子宫内膜炎、子宫肌炎可有低热，重者表现为高热或弛张热。

### （三）心理－社会状况

产妇往往因自身病痛及不能母乳喂养小孩感到沮丧、焦虑，甚至烦躁不安。丈夫及家庭其他成员对产妇的态度也会给产妇情绪带来较大的影响。

**(四)辅助检查**

1.实验室检查

(1)血常规检查:外周血白细胞计数增高,血沉加快。

(2)确定病原体:分泌物或血培养,分泌物涂片,病原体抗原及特异抗体检测。

2.影像学检查

B超、CT及MRI检查,能对产褥感染形成的炎性包块、脓肿及静脉血栓做出定位及定性诊断。

3.后穹隆穿刺

有脓肿在直肠子宫陷凹形成,如急性盆腔腹膜炎时可在后穹隆穿刺取脓液并做细菌培养和药敏试验。

## 五、护理诊断

**(一)疼痛**

与伤口感染、子宫内膜炎、子宫肌炎等有关。

**(二)体温过高**

与炎性反应有关。

**(三)焦虑**

与担心疾病预后及母子分离有关。

## 六、护理目标

(1)产妇疼痛减轻。

(2)产妇感染得到控制,体温正常。

(3)产妇焦虑缓解,积极配合治疗与护理。

(4)产妇能说出防治产褥感染的知识。

## 七、护理措施

**(一)心理护理**

做好心理护理,解除产妇及家属的疑问,提供母婴接触的机会,减轻产妇的焦虑。

**(二)一般护理**

(1)产妇采取半卧位或抬高床头,促进恶露引流,有利于炎症局限,防止感染扩散。

(2)保证产妇获得充足休息和睡眠;给予高蛋白、高热量、高维生素饮食;保证足够的液体摄入。纠正贫血和水、电解质紊乱。

(3)保持病室的安静、清洁,每日通风2~3次,注意保暖。保持床单及用物清洁。保证产妇获得充足的休息与睡眠。

**(三)病情观察**

观察产妇的全身情况,有无寒战、发热,是否伴有恶心、呕吐,有无腹痛、腹胀,有无下肢持续性疼痛、肿胀等症状。观察与记录生命体征,恶露的颜色、性状与气味,子宫复旧,腹部体征及会阴伤口情况。

**(四)对症护理**

(1)遵医嘱给予广谱抗生素,注意抗生素使用间隔时间,以维持有效血药浓度。

（2）做好会阴或腹部感染切口等切开引流术、脓肿引流术、清宫术、后穹隆穿刺术或子宫切除术等术前准备及护理配合工作。

（3）对血栓性静脉炎患者，可遵医嘱加用肝素，并口服双香豆素，也可用活血化瘀中药及溶栓类药物。

（4）对高热患者给予温水擦浴等物理降温措施，疼痛患者适当给予镇痛药，呕吐时注意防止窒息，并加强口腔护理。

（5）严重病例有感染性休克或肾衰竭者应积极配合医生进行抢救。

**（五）健康指导**

（1）指导产妇注意会阴部的清洁卫生，勤换会阴垫。

（2）指导正确的母乳喂养，正确护理乳房。

（3）教会产妇识别产褥感染复发征象，如恶露异味、腹痛、发热等。

## 八、护理评价

（1）产妇体温是否恢复正常，疼痛是否缓解，舒适感是否增强。

（2）感染症状是否消失，有无其他并发症发生。

（3）产妇能有效控制焦虑情绪，感到舒适。

（4）产妇能简述产褥期的护理知识。

# 第二节　晚期产后出血

晚期产后出血是指分娩 24 小时后，在产褥期内发生的子宫大量出血。多见于产后 1～2 周。

## 一、病因

胎盘、胎膜的残留是最常见的病因，多发生于产后 10 日左右，黏附在子宫腔内的小块胎盘组织坏死脱落时，暴露基底部血管，引起大量出血。此外，蜕膜残留、子宫胎盘附着面感染或复旧不全、剖宫产子宫切口裂开、子宫黏膜下肌瘤、绒癌等均可引起晚期产后出血。

## 二、治疗原则

在抗感染及促子宫收缩的基础上，针对原因行刮宫或剖腹探查手术。

## 三、护理评估

**（一）健康史**

了解产妇分娩过程，阴道流血情况。阴道分娩者分娩时胎盘、胎膜是否完整娩出，剖宫产术式及术后恢复情况，子宫复旧情况，恶露有无异常，既往有无子宫肌瘤史等。

**（二）身体状况**

胎盘胎膜残留、蜕膜残留引起的阴道流血多于产后 10 天发生。胎盘附着，部位复旧不良常发生于产后 2 周左右，可能反复多次出现阴道流血，也可突然大量阴道流血，同时伴有腹痛和发热，流血量多时有休克症状。妇科检查：子宫增大、软、宫口松弛，宫腔活动性出血，有时可见残留的胎盘组织。注意检查软产道有无紫蓝色结节。

### (三)心理－社会状况

反复阴道流血、发热使患者及亲属产生焦虑情绪,发生阴道大量流血可引起患者恐慌的心理反应。

### (四)辅助检查

血、尿常规检查了解感染与贫血情况,宫腔分泌物培养或涂片检查感染的病原菌,B超检查子宫大小、宫内有无残留及剖宫产切口愈合情况。

## 四、护理诊断

### (一)组织灌注量改变

与产后出血有关。

### (二)感染的危险

与宫内残留、失血过多、机体抵抗力下降、宫内操作有关。

### (三)焦虑

担心自身安危及对婴儿照顾产生的影响有关。

## 五、护理目标

(1)产后出血被控制,组织灌注量得到纠正。

(2)不出现感染征象,体温正常。

(3)焦虑、恐惧情绪得到缓解,能积极配合治疗与护理。

## 六、护理措施

### (一)心理护理

消除产妇及家属的疑问,提供母婴接触的机会,减轻产妇的焦虑。

### (二)一般护理

(1)保证产妇获得充足休息和睡眠;给予高蛋白、高热量、高维生素饮食;保证足够的液体摄入。纠正贫血和水、电解质紊乱。

(2)保持病室的安静、清洁、空气流通,保持床单及衣物清洁。

### (三)病情观察

剖宫产时注意切口位置的选择及缝合,避免子宫下段横切口角部撕裂;产后应仔细检查胎盘胎膜,若发现残留,及时取出。观察生命体征,注意阴道流血的颜色及量,注意子宫复旧及会阴或腹部伤口情况。

### (四)对症护理

(1)少量或中等量阴道流血应遵医嘱规范使用抗生素及宫缩剂。

(2)疑有胎盘、胎膜、蜕膜残留或胎盘附着部位复旧不全者,协助医生行刮宫术。刮宫前备血、建立静脉通道,刮出物送病检。术后继续使用抗生素及宫缩剂。

(3)疑有剖宫产切口裂开,少量流血时,遵医嘱使用广谱抗生素及支持治疗,严密观察病情;若流血较多,需协助医生行剖腹探查术。

### (五)健康指导

养成良好的卫生习惯,便后清洁会阴,勤换会阴护垫;产褥期禁性生活;产后定期进行复查,若发现异常应及时就诊。

## 七、护理评价

(1)产妇阴道出血是否得到控制。

(2)是否发生失血性休克。

(3)能否采取措施预防感染发生,是否发生感染症状,有无其他并发症发生。

(4)产妇心理舒适感是否增强,能否积极配合治疗和护理工作。

# 第十一章　胎儿及新生儿护理

## 第一节　胎儿发育异常

### 一、胎儿生长受限

#### (一)概述

胎儿生长受限(FGR)是指胎儿受各种不利因素影响,未能达到其潜在所应有的生长速率。主要表现为足月胎儿出生体重<2500g;或胎儿体重低于同孕龄平均体重的两个标准差;或低于同孕龄正常体重的第10百分位数。曾经称为胎儿宫内发育迟缓,因迟缓有描述智力功能落后之嫌,故弃用。发病率为3%～10%,围生期病死率为正常儿的4～6倍,不仅影响胎儿的发育,远期也影响儿童期及青春期的体格与智能发育,是围生期的重要并发症。

#### (二)临床表现及分类

胎儿生长发育分三阶段:妊娠17周前,主要是细胞增生,所有器官的细胞数目均增加;妊娠17～32周,细胞继续增生且细胞体积开始增大;妊娠32周之后,细胞增生肥大,糖原和脂肪沉积。有害因素作用的时期不同,对胎儿生长的影响也不同。胎儿生长受限根据其发生时间、胎儿体重以及病因分为3类。

1.内因性均称型FGR

少见,属于原发性胎儿生长受限,在胎儿生长发育的第一阶段,抑制生长因素即发挥作用。病因有基因或染色体异常、病毒感染、接触放射性物质及其他有毒物质。因胎儿在体重、头围和身长三方面均受限,头围与腹围均小,故称均称型。其特点如下:

(1)胎儿体重、身长、头径均匀相称,但均小于该孕周正常值;

(2)外表无营养不良表现,各器官分化及成熟度与孕龄相符,但各器官的细胞数量均少,脑重量轻;

(3)胎盘体积较小,组织多无异常;

(4)胎儿无缺氧表现;

(5)胎儿出生缺陷发生率高,围生儿病死率高,预后不良;

(6)产后新生儿多有脑神经发育障碍,可伴有小儿智力障碍。

2.外因性不匀称型FGR

常见,属于继发性胎儿生长受限,胚胎早期发育正常,至孕晚期才受到有害因素的影响,如合并妊娠高血压疾病、糖尿病等导致慢性胎盘功能不全,使胎儿因营养缺乏而发育迟缓。其特点如下:

(1)新生儿发育不匀称,身长、头径与孕周相符但体重偏低,外表呈营养不良或过熟儿状态;

（2）胎儿常有宫内慢性缺氧和代谢不良表现，各器官数量正常但细胞体积缩小；

（3）胎盘体积正常，但功能下降，常有梗死、钙化等病理改变，可加重胎儿宫内缺氧，使胎儿在分娩期对缺氧的耐受力下降，导致新生儿脑神经受损；

（4）出生后新生儿躯体发育正常，容易发生低血糖。

### 3.外因性均称型 FGR

为上述两型的混合型，其病因有母儿双方的因素，多为缺乏重要生长因素，如叶酸、氨基酸、微量元素或有害药物的影响所致。其特点如下：

（1）体重、身长、头径相称，但均小于该孕龄正常值，外表有营养不良表现；

（2）各器官数目减少致体积均缩小，肝脾受累严重，脑细胞数目也明显减少；

（3）胎盘小，重量轻，外观正常；

（4）胎儿较少有宫内缺氧，但存在代谢不良；

（5）新生儿多有明显的生长与智力发育异常。

### （三）并发症

胎儿生长受限常见并发症有：易发生胎粪吸入综合征、新生儿低氧血症，此类新生儿耗氧量在生后 2～3 小时即增加，而正常新生儿要在 24 小时后才增加；胎儿宫内窘迫发生率比正常儿高 3～4 倍；易发生血红细胞增多症，故此类胎儿出生后，不宜多挤入脐带血，以免发生新生儿黄疸；易发生新生儿低血糖、酸中毒和低血钙。

### （四）病因

病因复杂，约 40％患者病因尚不明确，影响胎儿生长的主要危险因素有以下几个方面：

### 1.孕妇因素

最常见，占 50％～60％

（1）遗传因素：胎儿出生体重的差异，40％来自双亲的遗传因素，且以母亲的遗传因素影响较大。与孕前的体重、妊娠时的年龄以及胎产次等有关。

（2）营养因素：孕妇因偏食、妊娠剧吐等原因，摄入蛋白质、维生素及微量元素不足，影响胎儿生长发育。胎儿出生体重与母体血糖水平也呈正相关。

（3）妊娠并发症：如妊娠期高血压疾病、多胎妊娠、前置胎盘、胎盘早剥、过期妊娠、妊娠肝内胆汁淤积症、心脏病、慢性高血压、肾炎、贫血等，均可使子宫胎盘血流量减少，灌注下降。

（4）其他：孕妇吸烟、酗酒、吸毒、滥用药物等不良嗜好以及经济状况差、子宫发育畸形、宫内感染、母体接触放射线或有毒物质等，FGR 的发生机会也会增多。

### 2.胎儿因素

研究证实，生长激素、胰岛素样生长因子、瘦素等调节胎儿生长的物质在脐血中降低，可能会影响胎儿内分泌和代谢，导致胎儿生长受限。胎儿基因或染色体异常、先天发育异常或胎儿畸形等，也常伴有胎儿生长受限。

### 3.胎盘因素

胎盘梗死、发育不良、胎盘绒毛广泛性损伤、胎盘血管异常等，影响胎盘血流量及物质交换功能，导致 FGR。

**4.脐带因素**

脐带附着部位异常、过长过细、扭转或打结等,可阻碍胎儿胎盘间血循环,导致 FGR。

**(五)护理评估**

**1.健康史**

了解孕妇孕前的体重、妊娠时的年龄以及胎产次;了解有无偏食、妊娠剧吐;了解妊娠期有无并发症;了解孕妇有无不良嗜好、是否接触放射线或有毒物质以及经济状况;了解孕妇子宫发育情况。了解胎儿内分泌和代谢有无异常;了解胎儿基因或染色体异常、先天发育有无异常;了解胎盘发育及功能有无异常、脐带发育及血流有无异常。

**2.身体状况**

孕期准确评估 FGR 并不容易,往往要在分娩后才能确诊。密切关注胎儿发育情况是提高 FGR 评判准确率的关键。没有高危因素的孕妇应在孕早期明确孕周,通过孕妇体重和子宫长度的变化,初步筛查出 FGR。

临床监测指标多选用孕妇的子宫长度、腹围、体重,推测胎儿宫内生长情况。由于个体差异较大,具体应用时要动态观察。

(1)子宫长度、腹围值连续 3 周测量均在第 10 百分位数以下者,为筛选 FGR 的指标,预测准确率达 85% 以上。

(2)计算胎儿发育指数:胎儿发育指数=子宫长度(cm)-3×(月份+1),指数在-3 和+3 之间为正常,小于-3 提示有 FGR 可能。

(3)孕晚期若体重增长停滞或增长缓慢时可能为 FGR。

**3.心理—社会状况**

产妇因担心胎儿体重低、发育不良、智力低下而感自责、悲观、忧郁。

**4.辅助检查**

有高危因素的孕妇应从孕早期开始定期行超声检查,根据各项衡量胎儿生长发育的指标及其动态情况,及早诊断 FGR。

(1)B 超测量:①测量胎儿双顶径(BPD):正常孕妇孕早期每周平均增长 3.6~4.0mm,孕中期增长 2.4~2.8mm,孕晚期增长 2.0mm。若能每周连续测胎儿双顶径,观察其动态变化,发现每周增长<2.0mm,或每 3 周增长<4.0mm,或每 4 周增长<6.0mm,于妊娠晚期双顶径每周增长<1.7mm,均应考虑有 FGR 的可能。②测头围与腹围比值(HC/AC):胎儿头围在孕 28 周后生长减慢,而胎儿体重仍按原速度增长,故只测头围不能准确反映胎儿生长发育的动态变化,应同时测量胎儿腹围和头围,比值小于正常同孕周平均值的第 10 百分位数,即应考虑可能为 FGR,有助于估算不匀称型 FGR。③测量羊水量及胎盘成熟度:多数 FGR 出现羊水过少、胎盘老化的 B 超声图像。

(2)彩色多普勒超声检查:脐动脉舒张期末波缺失或倒置,对诊断 FGR 意义大。妊娠晚期脐动脉 S/D 比值≤3 为正常值,如 S/D 比值升高,应考虑有 FGR 可能。

(3)电子胎心监护:有利于判断胎儿宫内的情况,更有助于决定分娩时机和分娩方式。

(4)化验检查:测孕妇血或尿中 $E_3$ 和 E/C 比值,HPL 值等有助于判断胎盘功能并决定分娩时机。

5.处理原则

寻找病因,早期治疗,监测胎儿安危,正确产科处理。

6.主要措施

(1)预防:a.建立并健全三级围产保健网,定期产前检查,及时发现高危因素,尽早处理。b.加强孕期卫生宣教,注意营养,减少疾病,避免接触有害毒物,禁烟酒,孕期需在医生指导下用药,注意FGR的诱发因素,积极防治妊娠并发症。c.在孕16周时行B超检测胎儿各种径线,作为胎儿生长发育的基线,以便及时发现外因性不匀称型FGR,及时干预,以减少后遗症的发生。

(2)治疗:①寻找病因:对临床怀疑FGR的孕妇,应尽量找出可能的致病原因,如及早发现妊娠期高血压疾病,行TORCH感染检查、抗磷脂抗体测定,超声检查排除胎儿先天畸形,必要时脐血穿刺行染色体核型分析。②孕期治疗:治疗越早,效果越好,孕32周前开始疗效佳,孕36周后疗效差。

一般治疗:卧床休息,左侧卧位,吸氧,均衡膳食。

补充营养物质:①10%葡萄糖注射液500mL加维生素C或能量合剂,每日一次,连用10日;②口服复合氨基酸片1片,每日1~2次;③脂肪乳注射剂250~500mL静脉滴注,3日一次,连用1~2周;④叶酸5~10mg,每日3次,连用15~30日;⑤适量补充维生素E、B族维生素、钙剂、铁剂、锌剂等。

药物治疗:β-肾上腺素激动剂能舒张血管、松弛子宫,改善子宫胎盘血流,促进胎儿生长发育;硫酸镁能恢复胎盘正常的血液灌注;丹参能促进细胞代谢,改善微循环,有利于维持胎盘功能。低分子肝素、阿司匹林用于抗磷脂抗体综合征引起的FGR有效,但有发生胎盘早剥和产后出血的风险,孕期使用不宜超过6周。

胎儿安危状况监测:通过NST、胎儿生物物理评分、脐动脉彩色多普勒超声检查以及测定某些胎盘激素和酶等,以判断胎儿宫内状况。

(3)产科处理:继续妊娠指征:胎儿宫内状况良好,胎盘功能正常,妊娠未足月、孕妇无并发症,可以在密切监护下妊娠至足月,但不应超过预产期。

终止妊娠指征:①治疗后FGR无改善,胎儿停止生长3周以上;②胎盘提前老化伴有羊水过少等胎盘功能低下表现;③NST、胎儿生物物理评分及脐动脉S/D比值等检查提示胎儿缺氧,应尽快终止妊娠;④妊娠并发症等病情加重,继续妊娠将会危害母婴健康或生命者,应尽快终止妊娠。一般在孕34周左右考虑终止妊娠,如孕周未达34周,应促胎肺成熟后再终止妊娠。

(4)分娩方式选择:FGR胎儿对缺氧耐受力差,胎儿胎盘储备不足,较难耐受分娩过程中子宫收缩时的缺氧状态,应适当放宽剖宫产指征。①阴道分娩指征:胎儿宫内状况良好,胎盘功能正常,胎儿成熟,宫颈成熟度评分7分以上,羊水量及胎位正常,无其他禁忌者,可经阴道分娩;胎儿难以存活,无剖宫产指征时应予以引产。②剖宫产指征:胎儿病情危重,产道条件欠佳,阴道分娩对胎儿不利者,均应行剖宫产结束分娩。

**(六)常见护理诊断/问题**

1.焦虑

与胎儿宫内生长发育受到影响有关。

2.有胎儿受伤的危险

与多种并发症有关。

3.预感性悲哀

与胎儿可能死亡有关。

**(七)护理目标**

(1)胎儿宫内生长发育的不利因素得到改善。

(2)解除有胎儿宫内受伤的危险。

(3)对胎儿严密监护,降低胎儿病死率。

**(八)护理措施**

1.监护病情

孕期监护胎儿宫内发育指标,分娩期严密监护胎儿安危情况,新生儿期监护新生儿生命体征,注意保暖,防止低血糖、低血钙。

2.配合治疗

(1)妊娠期:配合医生治疗各种并发症,注意疗效及药物不良反应。

(2)分娩期:在医生拟定分娩方案后,做好胎儿宫内窘迫、新生儿窒息等并发症的抢救准备,并协助医生进行救治。

(3)新生儿期:①及时清理新生儿呼吸道,预防新生儿窒息和胎粪吸入综合征。②避免将脐血挤入胎儿循环,以免加重红细胞增多症和高胆红素血症。③纠正酸中毒,防止出血和感染。

3.一般护理

卧床休息,左侧卧位,间断吸氧,避免接触有害物质。指导孕妇加强营养,均衡膳食,必要时遵医嘱予静脉输营养。

4.心理护理

向孕妇解释定期进行胎儿宫内情况检查及治疗的必要性,取得其配合。

5.健康指导

(1)重视产前检查,早期发现高危因素,尽早处理。

(2)注意营养,避免不良嗜好及接触有毒有害物质,减少疾病,在医生指导下用药。

**(九)护理评价**

(1)改善影响胎儿宫内生长发育的不利因素。

(2)胎儿宫内受伤的危险解除。

(3)未发生胎儿宫内死亡。

# 二、巨大胎儿

**(一)概述**

胎儿体重达到或超过4000g者称巨大胎儿。近年因营养过剩而致巨大胎儿的孕妇有逐渐增加的趋势,20 世纪 90 年代巨大胎儿的发生率比 20 世纪 70 年代增加 1 倍。国内巨大胎儿约占出生总数的 7％,男胎多于女胎。若产道、产力、胎位和产妇的精神因素均正常,仅胎儿巨大,常可因头盆不称发生难产,尤其发生肩难产更易造成围产儿损伤,故巨大胎儿手术产率及病死率均较正常胎儿明显增高,产科工作中应重视巨大胎儿的临床特点,尽量做到早期诊断,制订合理的分娩方案,降低母婴并发症。

### (二)临床表现

孕妇自觉腹部增大迅速,腹部膨隆明显,妊娠晚期出现呼吸困难,腹部沉重、两肋胀痛;腹部检查胎体大,宫底明显升高,子宫高度＞35cm,先露部高浮,若为头先露,跨耻征多为阳性,听诊胎心位置稍高,当子宫高度加腹围≥140cm 时,应高度可疑巨大儿,发生率为 57.3％,可做为筛选方法之一。

### (三)对母儿影响

1.母体的影响

头盆不称发生率增加。巨大胎儿经阴道分娩主要危险是肩难产,其发生率与胎儿体重成正比。肩难产处理不当可发生严重的阴道损伤和会阴裂伤甚至子宫破裂。子宫过度扩张、子宫收缩乏力、产程延长,易导致产后出血。产程延长,手术助产机会增加,胎先露长时间压迫产道可发生尿瘘、粪瘘等。因分娩时盆底组织过度伸展或撕裂,可致子宫脱垂或阴道前后壁膨出等。

2.胎儿的影响

胎儿巨大,手术助产机会增加,可引起颅内出血、胎儿臂丛神经损伤、锁骨骨折、新生儿窒息,甚至死亡。

### (三)病因

1.遗传因素

身材高大的父母,巨大儿发生率高,不同民族、种族的巨大胎儿发生率不尽相同。

2.营养因素

孕妇营养过剩、肥胖、体重过重等,是产生巨大胎儿的重要因素。

3.母亲疾病

母亲患有糖尿病、肥胖是形成巨大胎儿的危险因素。糖尿病孕妇巨大胎儿发生率为 26％,而无糖尿病孕妇仅为 5％～8％。孕妇体重＞70kg 者,分娩巨大胎儿发生率亦明显增高。

4.产次

巨大胎儿多见于经产妇,据报道,胎儿体重随分娩次数增多而增加。

5.羊水过多

羊水过多孕妇生产巨大胎儿的发生率高。

6.过期妊娠

少数过期妊娠胎盘功能正常者,胎儿体重随孕期延长而增加,过期妊娠巨大胎儿发生率增加。

### (四)护理评估

**1.健康史**

了解有无糖尿病史、难产史及巨大胎儿分娩史;是否营养过剩或过期妊娠。

**2.身体状况**

评估孕妇是否自觉呼吸困难、腹部沉重、两肋胀痛;评估孕妇宫高、腹围是否大于妊周,先露是否浮等。注意应与双胎妊娠、羊水过多、胎儿畸形、妊娠合并腹部肿物相鉴别。

**3.心理—社会状况**

产妇因担心难产及手术而焦虑不安。

**4.辅助检查**

B 超检查显示胎体大,胎头双顶径长>10cm,此时需进一步测量胎儿肩径及胸径,若肩径及胸径大于头径者,发生肩难产的几率增高。

**5.处理原则**

重视孕期筛查,慎选分娩方式,警惕肩难产。

**6.主要措施**

(1)预防:①产前检查时应重视对高危人群的筛选和孕期科学营养宣教。②妊娠合并糖尿病的孕妇加强孕期监测,积极控制病情,避免巨大胎儿的发生。

(2)治疗:①妊娠期:高危人群应检查有无糖尿病,如为糖尿病应积极治疗,并于妊娠 36 周后根据胎儿成熟度、胎盘功能及糖尿病控制情况,择期终止妊娠。②分娩期:非糖尿病孕妇估计胎儿体重≥4500g,糖尿病孕妇估计胎儿体重≥4000g,正常女性骨盆,为防止母儿产时损伤应行剖宫产结束分娩。第一产程及第二产程延长,估计胎儿体重>4000g,胎头停滞在中骨盆,也应剖宫产。

如无明显头盆不称,可在严密监护下试产,但由于巨大胎儿的胎头大、硬,不易变形,故不宜试产过久,应同时做好抢救新生儿的准备。如胎头双顶径已达到坐骨棘水平以下 3cm,宫口已开全者,应做较大的会阴后—侧切开,以产钳助产,娩出胎头时宜慢,警惕发生肩难产,如发生肩难产可采取以下方法处理。

屈曲大腿助产法:让产妇尽量弯曲大腿,双手紧抱腿部或膝部使其紧贴腹壁,这样使腰骶段脊柱弯曲度缩小,骨盆倾斜度也缩小,耻骨联合可升高数厘米,嵌顿于耻骨联合后方的前肩自然松动娩出。

前肩娩出法:胎头娩出后,接生者以示指、中指在耻骨联合下方进入阴道达胎儿前肩后方,在下次宫缩时,将胎肩推向骨盆斜径,使其入盆,将胎头持续向下牵引,助手在腹部耻骨联合上方加压协助胎肩娩出。

后肩娩出法:接生者右手进入产道内,握住胎儿右上肢和手臂沿胎儿胸面部滑出,将胎儿后肩及后上肢经后骨盆娩出,然后将前肩旋转到骨盆斜径上,牵拉胎头使前肩娩出。如果胎儿已死,可行毁胎术。

(3)预防产后出血:胎肩娩出后,应立即给缩宫素,以防产后出血;分娩后,应仔细检查宫颈及阴道,了解有无软产道损伤,及时修补并防治感染。

(4)新生儿处理:预防新生儿低血糖,应在生后 30 分钟监测血糖。于出生后 1～2 小时开始喂糖水,及早开奶。新生儿易发生低钙血症,应补充钙剂,多用10%葡萄糖酸钙1mL/kg加入葡萄糖液中静脉滴注。

**(五)常见护理诊断/问题**

(1)潜在并发症子宫破裂、新生儿产伤、产后出血。

(2)焦虑与担心母儿安危有关。

**(六)护理目标**

(1)未发生并发症。

(2)产妇焦虑减轻或解除。

**(七)护理措施**

1.监护病情

(1)产前加强检查,估计巨大儿,存在头盆不称可能者应提前住院待产。

(2)经阴道试产者,严密观察子宫收缩,注意产程进展及胎心变化,预防子宫破裂及胎儿宫内窘迫。

(3)产后注意观察子宫收缩及阴道出血,防治产后出血。

2.配合治疗

做好阴道助产的准备,协助阴道助产,防止新生儿产伤。做好胎儿宫内窘迫及新生儿窒息抢救准备,并协助抢救。产程进展受阻,决定剖宫产者,及时做好手术准备。

3.一般护理

充足的睡眠,避免劳累。平衡营养,糖尿病患者应注意控制饮食。

4.心理护理

向产妇解释巨大儿对分娩的影响及采取的措施,缓解焦虑紧张,取得理解及配合。

5.健康指导

指导产前检查,重视孕期科学营养,合并糖尿病的孕妇加强孕期监测,避免巨大胎儿的发生。

**(八)护理评价**

(1)产妇未发生严重软产道损伤和感染,新生儿(巨大儿)平安。

(2)产妇能正视分娩障碍、胎儿异常,心情平稳。

# 第二节　胎儿窘迫

**一、概述**

胎儿窘迫是指胎儿在子宫内因急性或慢性缺氧危及胎儿健康和生命的综合症状。胎儿宫内窘迫是围产儿死亡及新生儿神经系统后遗症的常见原因。胎儿窘迫有急性和慢性两种情况发生,急性胎儿窘迫多发生在临产后,慢性胎儿窘迫多发生在妊娠期。

## 二、临床表现

### (一)急性胎儿窘迫

#### 1.胎心率异常

这是胎儿窘迫的重要征象。缺氧早期,胎心率变快,胎心率>160bpm;缺氧严重时胎心率变慢,胎心率<120bpm;如胎心率<100bpm,提示胎儿危险,可随时死亡。

#### 2.胎动异常

胎儿缺氧早期胎动活跃,随缺氧加重,胎动减少,甚至停止。

#### 3.羊水胎粪污染

羊水污染分3度:Ⅰ度浅绿色,常见胎儿慢性缺氧;Ⅱ度深绿色或黄绿色,提示胎儿急性缺氧;Ⅲ度棕黄色,稠厚,提示胎儿严重缺氧。羊水胎粪污染对头先露胎儿缺氧有诊断意义,当胎头固定,应在无菌条件下,于宫缩间歇期上推胎头,观察后羊水的性状。臀先露时羊水中出现胎粪不一定是胎儿窘迫的征象,因臀先露分娩时,胎儿腹部受产道挤压可将胎粪挤入羊水。

### (二)慢性胎儿窘迫

表现为胎动减少或消失。胎动计数>30次/12小时为正常;若<20次/12小时为偏少;胎动<10次/12小时,为胎儿缺氧的重要表现,临床常见胎动消失24小时后胎心消失。

## 三、发病机制

胎儿缺氧,血氧含量降低,二氧化碳蓄积,出现呼吸性酸中毒,首先兴奋交感神经,儿茶酚胺及皮质醇分泌增多,胎心率加快;若缺氧继续存在,刺激迷走神经,心功能失代偿,心率由快变慢。迷走神经兴奋,肠蠕动亢进,肛门括约肌松弛,胎粪排出,污染羊水。

由于缺氧刺激胎儿呼吸中枢,使胎儿在宫内呼吸运动加深,吸入混有胎粪的羊水,可造成新生儿窒息、吸入性肺炎等。严重缺氧,可造成脑损伤、坏死,出生后发生缺氧缺血性脑病,导致瘫痪等终身残疾。

## 四、病因

### (一)母体血氧含量不足

如母体患严重贫血、失血性休克、心脏病、心力衰竭等。

### (二)子宫胎盘血运受阻

如子宫收缩过强、子宫过度膨胀(如双胎妊娠、羊水过多)。

### (三)胎盘功能低下

如过期妊娠、妊娠高血压综合征、前置胎盘、胎盘早剥等。

### (四)脐带循环障碍

如脐带脱垂、受压、打结、过短、绕颈等。

### (五)胎儿因素

胎儿有先天性心血管疾病,产程延长使胎头受压过久引起颅内出血,母儿血型不合引起的胎儿溶血,胎儿畸形等。

## 五、护理评估

### (一)健康史

了解孕妇的年龄、生育史及是否患有心脏病、严重贫血。了解本次妊娠经过,注意有无妊娠期高血压疾病、前置胎盘、双胎、羊水过多、胎儿畸形、胎盘功能低下等。了解产妇分娩经过，是否存在产程延长、缩宫素使用不当等情况。

**（二）身体状况**

评估胎心率、胎动；评估羊水量、色、性状。

**（三）心理—社会状况**

孕产妇因为胎儿生命遭遇危险而产生焦虑，对于胎儿不幸死亡的孕产妇，感情上受到强烈的创伤，通常会经历否认、愤怒、抑郁、接受的过程。评估孕产妇是否有焦虑及其程度，评估感情需要。了解胎儿死亡的孕产妇感情上的创伤过程。

**（四）辅助检查**

1.血气分析

胎儿头皮血血气分析，若 pH＜7.2（正常值 7.25～7.35），$PO_2$＜10mmHg（正常值 15～30mmHg），$PCO_2$＞60mmHg（正常值 35～55mmHg），表明胎儿酸中毒。

2.胎盘功能检查

24 小时尿雌三醇（E3）值＜10mg 或连续监测减少 30%～40%，尿雌激素/肌酐比值（E/C）＜10，提示胎儿窘迫。

3.胎儿电子监护

无应激试验（NST）无反应型；缩宫素激惹试验（OCT）或 CST 出现频发晚期减速及重度变异减速，均提示胎儿有宫内窘迫的可能。

4.胎儿生物物理评分

根据 B 超监测的胎动、胎儿呼吸运动、胎儿肌张力、羊水量及胎儿电子监护 NST 结果进行综合评分，每项 2 分；评分≤3 分提示胎儿宫内窘迫，4～7 分提示胎儿可疑缺氧。

5.羊膜镜检查

羊水污染，见羊水呈浅绿色、深绿色及棕黄色。

**（五）处理原则及主要措施**

1.急性胎儿窘迫

以提高母体血氧含量及改善胎儿缺氧状态为原则。严重的胎儿缺氧或经处理无效者应迅速结束分娩。

2.慢性胎儿窘迫

在病因治疗的同时，结合孕周、胎儿成熟度、胎盘功能及胎儿窘迫的严重程度决定是否继续妊娠。

## 六、常见护理诊断/问题

**（一）气体交换受损（胎儿）**

与宫内缺氧有关。

**（二）焦虑**

与担心胎儿安危有关。

**（三）预感性悲哀**

与胎儿可能死亡有关。

### 七、护理目标

(1)胎儿缺氧情况改善,胎心率正常。

(2)孕产妇情绪平稳,积极配合治疗和护理。

(3)孕产妇及其家属能接受胎儿死亡的现实。

### 八、护理措施

#### (一)监护病情

**1.急性胎儿窘迫**

观察胎动变化及羊水性状,每 10～15 分钟听 1 次胎心并记录。必要时进行胎儿电子监护。

**2.慢性胎儿窘迫**

加强孕期监护,教会孕妇胎动计数和判断方法,嘱孕妇每日早、中、晚各计数 1 小时胎动,3 小时胎动之和乘以 4 得到 12 小时的胎动计数。凡胎动<10 次/12 小时,或逐日下降 50% 而不能恢复者均为胎儿缺氧征象,应及时到医院就诊。临床上常见胎动消失 24 小时后胎心消失,应予警惕。

#### (二)配合治疗

**1.急性胎儿窘迫**

采取果断措施,改善胎儿缺氧状态。

(1)纠正缺氧:左侧卧位,面罩或鼻导管吸氧,10L/分,30 分/次,间隔 5 分钟。

(2)病因治疗:若为不协调性子宫收缩过强,停用缩宫素,用抑制子宫收缩药物特布他林或派替啶、硫酸镁。若为羊水过少,脐带受压,可行羊膜腔内输液。

(3)纠正脱水及电解质紊乱。

(4)终止妊娠:①宫口未开全:应立即剖宫产。指征:胎心率<110bpm 或>180bpm,伴羊水污染Ⅱ度;羊水污染Ⅲ度,伴羊水过少;缩宫素激惹试验(OCT)或 CST 出现频繁晚期减速及重度变异减速;胎儿头皮血 pH<7.2。②宫口开全:骨盆各径线正常,胎头双顶径已达坐骨棘水平以下,应尽快阴道助产分娩。

**2.慢性胎儿窘迫**

根据病因、孕周、胎儿成熟度、缺氧程度决定。

(1)纠正缺氧:左侧卧位,定时吸氧,2～3 次/天,每次 30 分钟。

(2)期待疗法:孕周小,胎儿娩出后存活率低,尽量保守治疗延长孕周,同时促胎肺成熟,争取胎儿成熟后终止妊娠。积极治疗妊娠并发症。

(3)终止妊娠:妊娠近足月,胎动减少,OCT 出现频繁晚期减速及重度变异减速;胎儿生物物理评分≤3 分,均应剖宫产终止妊娠。

#### (三)一般护理

注意休息,多向左侧卧位,营养丰富。对于慢性胎儿窘迫的孕妇,在孕期应指导孕妇加强营养,进高蛋白、高热量、高维生素、富含铁的食物,以促进胎儿生长发育。

#### (四)心理护理

向孕产妇及其家属提供相关信息,包括造成目前状况的病因、病情、治疗方案及孕产妇需做的配合,对他们的疑虑给予适当的解释,减轻其焦虑,使其能够积极配合处理。若胎儿夭折,应帮助产妇及其家属度过悲伤期。

### (五)健康指导

(1)向孕妇及其家属介绍围生期保健知识,指导患妊娠期高血压疾病、心脏病、糖尿病的高危孕妇增加产前检查次数,酌情提前住院待产。

(2)指导孕妇学会自我监护,指导孕妇自孕 32 周开始自我胎动计数,每日早、中、晚各计数 1 小时胎动,3 小时胎动之和乘以 4 得到 12 小时的胎动计数,正常情况下 12 小时的胎动>30 次,凡胎动<10 次/12 小时,或逐日下降 50% 而不能恢复者为异常情况,一旦发现异常及时到医院检查,及早发现胎儿窘迫,及时处理,避免胎儿受到伤害。

## 九、护理评价

(1)胎儿宫内缺氧情况是否改善,胎心率是否恢复正常。

(2)孕妇焦虑情绪是否减轻。

(3)孕产妇及其家属是否能够接受胎儿死亡的现实。

# 第三节　正常新生儿

## 一、概述

胎龄满 37 周至不满 42 周,体重≥2500 克、身长≥45cm,无畸形和疾病的活产新生儿称正常足月新生儿。从胎儿出生后到满 28 日内,是新生儿逐渐适应子宫外生活的过渡阶段,称为新生儿期。由于新生儿为适应分娩后生活环境的骤然改变,各系统特别是呼吸及循环系统均发生了显著的变化,但其适应能力又不完善,发病率及病死率均较其他各年龄组为高,因此必须重视其护理工作。

## 二、护理评估

### (一)健康史

了解母亲有无高危妊娠、胎儿发育情况、分娩情况、出生体重、Apgar 评分及出生后即刻检查结果。核对新生儿标志建立是否完整、正确。

### (二)身体状况

评估新生儿的外观特征及生理特点等。

## 三、常见护理诊断/问题

### (一)有体温改变的危险

与环境及体温调节中枢发育不完善有关。

### (二)清理呼吸道无效

与溢乳及吸入呕吐物有关。

### (三)有脐带出血及感染的危险

与脐带接扎不紧、无菌操作不严有关。

**(四)有皮肤完整性受损的危险**

与新生儿皮肤薄嫩,易受损伤、感染有关。

**(五)母乳喂养无效**

与母亲缺乏基本喂养知识有关。

## 四、护理目标

(1)新生儿体温维持在正常范围,宫外环境适应良好。

(2)新生儿呼吸道通畅,未发生窒息。

(3)新生儿脐带无出血及感染。

(4)新生儿皮肤保持完整,无感染及红臀。

(5)家长获得喂养新生儿及护理相关知识,新生儿体重如期增加。

## 五、护理措施

### (一)维持体温稳定

**1.提供良好的环境**

保持环境的适中温度(又称中心温度,在这种温度下新生儿能维持正常体温,而能量消耗最少)。室温保持在 20~24℃、相对湿度 55%~65% 为宜。母婴室阳光充足、空气新鲜,床单元(一张母亲床加一张婴儿床及其活动范围)所占面积不应少于 6m²。

**2.保暖**

新生儿出生后立即擦干身体,用温暖的毛毯包裹或置于母亲的怀抱,减少体热散失。维持体温在 36~37℃,每日测体温 2 次。如高于 37.5℃ 或低于 36℃,应每 4 小时测量一次。冬季注意保暖,夏季防止中暑。若环境温度过高,应松解衣服、更换过厚的盖被、补充足够的水分,防止新生儿因散热增加导致脱水、血液浓缩而发热(脱水热)。如环境温度过低,可采取放置温箱、远红外辐射床等有效的保暖措施。使用热水袋时要防止烫伤,接触新生儿的手、仪器、物品等均应预热,避免过分暴露新生儿。同时,放置温箱应根据新生儿出生体重、日龄选择所需的温度。

### (二)保持呼吸道通畅

新生儿娩出后、开始呼吸前,迅速清除口、鼻腔的黏液及羊水,防止吸入性肺炎或窒息的发生。新生儿分娩时如吞下较多的羊水,出生后 1~2 天内常出现呕吐。故新生儿应左、右交替侧卧,有利于分泌物、呕吐物的排出。哺乳后将新生儿竖起并轻拍背部,取侧卧位、头偏向一侧,以防溢乳误吸而发生窒息。同时,避免衣被阻挡口鼻、压迫胸部及分泌物阻塞呼吸道。

### (三)提供安全措施

(1)新生儿出生后在病历上盖上其右脚印及其母亲右拇指手印。

(2)新生儿手(脚)上,系上手(脚)圈,正确写上母亲姓名、新生儿性别、出生时间、住院号、床号。

(3)新生儿床上禁放锐角玩具、过烫的热水袋等危险物品。

(4)新生儿床应铺有床垫,配有床围。

### (四)预防感染

(1)每一房间应备有洗手设备或消毒溶液,医护人员或探访者在接触新生儿前洗净或消毒双手,避免交叉感染。

（2）工作人员必须身体健康,有感染性疾病或带菌（病毒）者应暂时调离接触新生儿的岗位。

（3）新生儿患有传染性疾病,如脓疱疮、脐部感染、流行性腹泻时,必须立即采取相应的消毒隔离措施,以免疾病蔓延。

**（五）脐部护理**

（1）出生后24小时内密切观察脐部有无渗血或出血,如有渗血,可压迫止血,如出血较多,需重新结扎。

（2）保持脐带残端局部清洁干燥。尿布使用时注意勿让其超越脐部,以免尿粪污染脐部。每日沐浴后用75%酒精消毒脐带残端及脐轮周围,用无菌纱布覆盖包扎。脐部有分泌物,可用酒精消毒后涂1%甲紫使其干燥。如有脓性分泌物,先用3%过氧化氢溶液清洗后涂碘附。

（3）脐带一般在出生后3～7天脱落。

（4）脐带脱落处有肉芽形成,可用2%～5%硝酸银点灼后,用生理盐水棉球擦拭,注意勿灼伤正常组织。

（5）脐部红肿、分泌物有臭味,提示脐部感染,除局部清洁消毒处理外,应同时按医嘱全身使用抗生素。

**（六）皮肤护理**

1.保持皮肤的清洁完整性

分娩后6小时内或第一次沐浴时用消毒植物油拭去皱褶处过多的胎脂。剪去过长的指甲,以防发生甲沟炎及抓伤。体温稳定后,每日沐浴一次。

2.新生儿衣物和尿布宜用清洁、吸水性强的软棉布制作

衣着多少视季节气候而定,并保持清洁、干燥、平整、宽松。尿布、衣物在第一次使用前,均应进行热开水泡洗或太阳暴晒等处理,以后每次以温水单独手洗,一般不用洗涤剂。

**（七）臀部护理**

为防止发生红臀（尿布疹）,应及时更换尿布,大便后用温开水洗净臀部,拭净后涂5%鞣酸软膏,包兜不可过紧或过松,不宜垫橡皮或塑料布。如发现红臀,除勤换尿布,保持臀部清洁、干燥外,局部可用25瓦灯泡或红外线照射（距臀部30cm左右）,每次10～20分钟,每日2次。注意防止皮肤烫伤。如臀部皮肤破溃、糜烂、表皮脱落,可用消毒植物油或鱼肝油涂敷患处,并口服维生素C等。

**（八）眼、耳、口、鼻的护理**

眼部如有分泌物,可用生理盐水或3%硼酸棉球由内眦向外轻轻拭净,再滴0.25%氯霉素眼药水或涂金霉素眼药膏,每日2次。新生儿口腔黏膜柔软,不宜擦洗,以免损伤、感染。如发生鹅口疮,可于哺乳后半小时,用过氧化氢棉签拭洗后涂制霉菌素混悬液（10万U/mL）,或口服制霉菌素5万U,每8小时1次。如耳鼻有污物,可用温开水棉签轻轻揩净。

**（九）心理护理**

1.居室常播放轻柔的音乐

新生儿床周配置亮丽的床围,床的上方变换悬挂色彩鲜艳的玩具。

### 2.母婴同室,促进情感建立

指导、鼓励父母及家庭成员与新生儿进行情感交流,经常用充满爱心与情感的语言对新生儿讲话,与新生儿面对面、眼对眼的接触、交流,鼓励产妇多抚摸和拥抱新生儿,通过抚摸皮肤、目光交流、言语沟通来培养母子亲情。鼓励母亲在生理状况许可的情况下主动、积极地参与护理新生儿的活动,让产妇尽早更多地接触孩子。

### (十)健康指导

由于新生儿缺乏自我护理能力,父母又可能缺乏护理新生儿的知识和经验,产妇产后还需要生理上的康复等,所以护士既要承担新生儿的日常护理工作,又要承担指导父母的责任,以备出院后父母能进行家庭的自我护理。

### 1.母乳喂养

提倡母乳喂养及产后早期喂奶。母乳在免疫学、营养学、生殖生理学和心理学等方面有着特殊的功能。护理人员应对产妇进行母乳喂养知识和技能的特别强调及指导。做好早接触、早吸吮、早开奶工作。

### 2.睡眠

新生儿每天睡眠一般 20 小时左右,宜左右侧卧,经常更换卧位,防止局部皮肤受压。

### 3.沐浴

沐浴可清洁皮肤、预防感染、促进血液循环及新陈代谢,促使新生儿舒适、安静。同时可评估身体状况,以及时发现异常。每天早晨沐浴 1 次,沐浴方法包括淋浴、盆浴、床上擦浴等。

(1)沐浴准备:①环境:关好门窗,调节室温 24～28℃,水温 38～40℃,或手腕测试至较暖即可。②用物:体温计、水温计、磅秤、大小毛巾、浴巾、尿布、婴儿衣物、婴儿浴液、婴儿爽身粉、75％酒精、5％鞣酸软膏、消毒植物油、棉签、无菌敷料、预防接种用物、沐浴台(上铺垫子、塑料布并罩清洁被单)、沐浴装置,淋浴池内壁光滑,池底放一头高脚低的木质或铝质垫架,上置海绵垫,外包塑料布。盆浴时准备一只浴盆,以长椭圆形为宜,内挂一头高脚低倒"T"形的布吊带。③操作者:修剪指甲,穿清洁工作服,检查衣服口袋内有无坚硬、尖锐物,戴口罩、帽子,系上围裙,洗净双手。④新生儿:沐浴前半小时不要哺乳。护士进入母婴休养室向母亲了解新生儿情况,将新生儿抱至沐浴室。第一次沐浴时,用蘸消毒植物油的棉签擦去新生儿颈下、腋下、四肢皱褶、腹股沟、女婴阴唇间隙等处堆积的胎脂。

(2)操作步骤:①解开衣物,核对标记。将新生儿置于沐浴台上,解开包被、衣服、尿布,检查手圈,核对姓名、床号。②沐浴方法:淋浴:在医院以淋浴为主,方便、安全、省时、省力。a.准备淋浴垫:淋浴垫上垫干净无菌巾,用手腕内侧再次测水温并温热沐浴床垫。b.洗净脸部:将儿头枕在操作者左手腕上,并抓住其左上臂,右手握两小腿和脚,轻轻地将新生儿抱至淋浴池浴垫上。左手托住头部,先用小毛巾洗净脸部,顺序为眼(从内眼角向外眼角擦拭)、鼻、面部、下颌。c.洗头和全身:用浴水湿润头发及全身,将浴液抹于新生儿身上,按先上后下,先对侧后近侧的原则,先洗净头颈部,擦干后再擦洗胸、腋下、上肢、腹股沟、外生殖器和下肢,注意洗净皮肤皱褶处。再用右手支托新生儿左腋下,身体前倾,倚靠在操作者右手臂上,擦洗后背及臀部,用温水冲净。

盆浴:家庭中以盆浴为主。①洗脸:将大浴巾包裹的新生儿置沐浴台上,温湿小方毛巾横竖两叠成四叶,分别擦洗净新生儿的眼、鼻、面部、下颌。②洗头:操作者用左前臂托住新生儿背部,左手托住头部,左腋下夹住躯干和下肢,移至盆边,用右手抹浴液洗头、颈、耳后,然后用清水冲洗干净,用大毛巾擦干。③洗全身:撤去大浴巾、新生儿衣服、尿布,将儿头枕在左手腕上,并抓住其左上臂,右手握两小腿和脚,轻轻地将婴儿举起放在浴盆内,左手仍抓住左上臂不放,用浴水湿润全身,将浴液抹于新生儿身上,将全身洗净。原则及顺序同淋浴。

床上擦浴:多应用于需静卧的新生儿。自上而下进行擦浴,动作轻柔。注意保暖,水温可以较高,以不烫伤新生儿为宜。

③浴后护理:洗毕,将新生儿抱至沐浴台上,用大毛巾擦干全身,称体重;脐部消毒更换敷料;颈部、腋下和腹股沟等处扑婴儿爽身粉,臀部擦 5% 鞣酸软膏;穿衣,兜好尿布,检查手圈字迹是否清晰,脱落者补上,裹好包被,用干棉签清洁耳鼻,将婴儿抱送给母亲;详细记录护理单,清洁整理用物。全体婴儿沐浴完成后,用消毒液浸泡浴池、浴垫或浴盆。

(3)沐浴注意事项:①注意观察:操作过程中注意观察新生儿全身及四肢活动情况,观察皮肤有无红肿、糜烂等感染灶,如有异常情况及时报告医生。②操作熟练、正确:洗头时用手掩盖耳孔,防水流入耳内;防止浴水误入新生儿眼、鼻;淋浴洗腹部时尽量避免沾湿脐部;扑爽身粉时用手遮盖眼睛和呼吸道,避免扑粉进入眼内和吸入呼吸道。③动作轻柔敏捷,防止受凉和损伤:注意安全,沐浴过程中操作者不能离开新生儿并始终用手接触和保护新生儿。

4.抚触

(1)目的:可促进新生儿的体格、智力的发育;促进新生儿与抚触者之间的交流,使新生儿感受到爱护和关爱,获得安全感、满足感;增强抵抗力,改善消化,增强睡眠。

(2)抚触时间:出生 24 小时后开始对新生儿进行抚触,每天 2 次,每次 15~20 分钟。上午沐浴后及下午 3 时进行。要求在新生儿进食 1 小时后,安静、清醒时进行。

(3)抚触前准备:①用物准备:抚触台、润肤油、毛巾、新生儿衣服、尿布等。②环境准备:室温 26~30℃,室内播放轻柔优美的音乐,调节气氛,使母婴保持愉快的心情。③抚触者准备:修剪指甲,洗净并温暖双手,倒适量润肤油于掌心润滑双手。抚触者充满爱意,用情、用心抚触新生儿,手法温柔流畅,边抚触边与新生儿进行感情上和语言上的交流。

(4)抚触手法:下述前四步抚触时,新生儿仰卧于床上。①抚触头面部:用两拇指从印堂向两侧滑动至太阳穴,然后从下颌中央向外上滑动,让上下唇呈笑状,两手掌面从前额发际向后滑动,并停止于两耳后乳突处,轻轻按压。②抚触胸部:两手分别从胸部的外下侧向对侧滑动至肩。③抚触腹部:两手依次从新生儿的右下腹经上腹抚至左下腹。④抚触四肢:双手抓上臂交替从近端向远端滑行至腕部,然后在重复滑行过程中节段性用力,挤压肢体肌肉,再从近至远进行抚触手掌、手背,再抚触每个手指,同法抚触下肢。⑤抚触背部:新生儿呈俯卧位,双手食、中、无名指腹以脊柱为起点,向外侧滑行,从上到下,然后从下到上抚触脊柱两侧。⑥抚触臀部:新生儿呈俯卧位,双手食、中、无名指腹从两臀的内侧向外侧做环形滑动。⑦练习爬行:动作结束后,可将手轻轻抵住新生儿的小脚,使其顺势向前爬行。新生儿做 1~2 个爬行动作即可。

(5)抚触注意事项:抚触时用力要适当,最初轻柔为主,然后渐渐增加用力,在抚触过程中要密切观察新生儿的反应,出现哭闹、肌张力增高、皮肤颜色发生变化,马上停止抚触。抚触时应避开乳头和脐部。

5.新生儿游泳训练

研究结果表明,游泳训练可以有利于新生儿的生长和发育,促进身体的灵活性和协调性发展,提高新生儿大脑对外界环境的反应能力和应急能力。有条件的地方,在新生儿出生 24 小时后即可进行游泳训练。游泳训练的全过程应在家长和护理人员的陪伴下,并用特制的小型游泳圈稳妥地固定在新生儿的颈部,用防水胶布密封脐带残端,将新生儿放置在温暖的水池里(水温 37℃)进行自主的全身运动。一次游泳时间一般在 15 分钟左右,操作时应避免淹水和脐部感染。

6.指导母亲观察、识别新生儿的几种特殊生理现象,但不要随意自行处理

(1)生理性黄疸:大多数新生儿出生后 2～3 天出现黄疸,4～5 天达高峰,14 天内消退,且一般情况良好。若黄疸出现过早、程度较重或持久不退,应考虑病理性黄疸,需进一步查找原因。

(2)生理性体重下降:一般新生儿出生后 2～4 天体重可下降 3%～9%,但不超过 10%,4～5 天体重开始回升,7～10 天恢复到初生时的体重。

(3)"马牙、螳螂嘴":"马牙"是口腔上腭中线和齿龈部位见到的因上皮细胞堆积的黄白色小颗粒,数周后自然消退。"螳螂嘴"是在新生儿的颊部隆起的脂肪垫,但有利于新生儿吸乳。"马牙"和"螳螂嘴"不可挑刮,以免引起感染。

(4)粟粒疹:新生儿出生后,可在鼻尖、鼻梁、前额等处出现因皮脂腺堆积所致黄白色粟粒大小的斑点。

(5)乳腺肿大、假月经:男、女新生儿均可在出生后 3～5 天出现乳腺增大,但多在 2～3 周自然消退。部分女婴在生后 5～7 天可出现阴道少许血性分泌物,持续 1～3 天自行停止。乳腺肿大和假月经均系来自母体的雌激素影响中断所致,一般无须处理。

(6)脱水热:少数新生儿在出生后 3～4 天有一过性发热,体温骤升,但一般情况良好,夏季多见。若补充水分后,体温可在短时间内恢复正常。

7.提醒家长按时接受新生儿随访

在 1 个月内应得到儿保人员的访视 2～3 次,以了解健康、喂养和疾病等情况。

8.预防接种

(1)注射乙型肝炎疫苗(HBVAC)和乙肝高效价免疫球蛋白(HBIG):①目的:疫苗可使婴儿获得主动免疫,避免感染乙肝病毒;乙肝高效价免疫球蛋白则使新生儿出生后即刻获得被动免疫,并暂不受病毒感染。②用法:新生儿出生后 24 小时内注射乙肝疫苗 10μg,生后 1 个月、6 个月分别再注射 10μg。注射部位在上臂三角肌内,亦可与乙肝高效价免疫球蛋白联合使用,先注射乙肝高效价免疫球蛋白 1 针(0.5mL),2 周后开始注射乙肝疫苗,第二、三针疫苗注射间隔时间同上。乙肝表面抗原阳性母亲的新生儿,需用 30μg 的乙肝疫苗注射,使用间隔时间同上,如与乙肝免疫球蛋白联合使用,效果则更佳。

(2)接种卡介苗:①目的:出生 24 小时后接种卡介苗,预防结核病。②接种方法:有划痕法和皮内注射法两种。a.划痕法:在新生儿左臂三角肌外缘上端,消毒皮肤后,滴上菌苗 1～2 滴,用左手绷紧皮肤,右手持三角针与皮肤呈 45°,透过菌苗在皮肤上划如"＋＋"字,每条长

1cm,间距 0.5cm,深度以皮肤出现红痕而无出血为宜。划后将菌苗轻轻拨匀涂开,放松皮肤,等菌苗干后穿衣。b.皮内注射法:消毒左臂三角肌外缘下端皮肤,然后做皮内注射,剂量为0.05mg,注射不宜过深,以免引起重度不良反应。③注意事项:卡介苗应保存在冷藏处(2～8℃),出箱后应立即接种,否则会影响阳性率;注射器(1mL)应无菌、干燥,每人一筒一针,用后消毒处理;不能在阳光下接种;接种前需摇匀菌苗,注射剂量要准确;卡介苗为低度毒性活结核杆菌,多余的菌苗应焚毁,不可乱丢;凡有发热、腹泻、皮疹的新生儿和早产儿暂缓接种。

## 六、护理评价

(1)新生儿平稳完成从宫内到宫外的过渡,宫外环境适应良好,体温维持在正常范围。

(2)新生儿呼吸道通畅,呼吸平稳,频率在正常范围内。

(3)新生儿脐部清洁干燥,未出现其他感染征象。

(4)新生儿皮肤保持完整,未发生红肿及感染。

(5)家长熟练掌握喂养及护理新生儿的相关知识和技能,新生儿体重如期增加。

# 第四节　手术产新生儿

## 一、概述

手术产新生儿是指经产钳术、胎头吸引术、臀位牵引术、剖宫产术等助产术分娩的新生儿。手术产新生儿入住特殊新生儿室或母婴同室,但床头设有明显的标示卡。

## 二、护理评估

### (一)健康史

了解母亲是否属于高危妊娠,孕期、分娩期有无胎儿窘迫,分娩方式及施行何种助产手术。

### (二)身体评估

手术产新生儿重点评估是否存在颅内出血、血肿、脏器损伤及感染等危险。余同正常新生儿。

## 三、常见护理诊断/问题

### (一)潜在并发症

颅内出血。

### (二)有窒息的危险

与手术产有关。

### (三)组织完整性受损

头皮损伤、头颅血肿,与手术产有关。

### (四)有感染的危险

与手术产、头皮损伤、头颅血肿有关。

## 四、护理目标

(1)颅内出血能得到及时发现和防治。

(2)呼吸平稳,面色红润。

(3)头皮损伤、头颅血肿得以痊愈。

(4)感染被及时发现和防治。

## 五、护理措施

在正常新生儿护理的基础上,注意以下方面。

### (一)加强观察及护理

(1)保持呼吸道通畅,注意有无呕吐、发绀。随时吸出呼吸道内的分泌物、呕吐物,必要时给氧气吸入。

(2)严密观察面色、哭声、呼吸、体温、四肢活动及精神状况。

(3)头皮损伤、头颅血肿的护理。头皮出现水疱或破损,局部可涂擦1%甲紫,保持干燥。头颅血肿早期可冷敷,不可揉按,禁忌穿刺,以防感染。

### (二)治疗配合

按医嘱给予维生素 K 和维生素 C 肌内注射,每日 1 次,共 3 日,防治出血。给抗生素预防感染。

### (三)一般护理

(1)新生儿取侧卧位,保持绝对安静。更换尿布动作应轻柔,3 天内不予淋浴,可行床上擦浴。

(2)减少探视,避免感染。

(3)推迟开奶时间,乳汁不足者,可添加母乳库奶。必要时按医嘱静脉补液。

### (四)健康教育

向产妇及其家属解释手术产新生儿可能发生颅内出血、感染等并发症,说服产妇及其家属配合护理工作,争取获得满意的防治效果。

## 六、护理评价

(1)通过正确的护理,颅内出血能得到及时的预防和发现。头皮损伤、头颅血肿得以痊愈。

(2)呼吸平稳,面色红润,无缺氧表现。

(3)平稳适应宫外环境,体温维持在正常范围。

(4)手术产新生儿未发生感染。

# 第五节　新生儿窒息

## 一、概述

新生儿窒息是指新生儿出生后 1 分钟,只有心跳而无呼吸或未建立规律呼吸的缺氧状态。根据窒息程度,可分为轻度窒息和重度窒息,必须积极抢救,精心护理,降低新生儿病死率及智障发生率。

## 二、病因

### （一）胎儿窘迫

各种原因造成的胎儿缺氧在出生前未得到纠正,胎儿娩出后即可表现为新生儿窒息。

### （二）呼吸中枢受到抑制或损害

（1）胎儿颅内出血及脑部长时间缺氧导致呼吸中枢受到损害。

（2）药物影响,在分娩过程中母体使用麻醉剂、镇静剂,抑制了呼吸中枢。

### （三）呼吸道阻塞

胎儿在通过产道时吸入胎粪、黏液、羊水,阻塞呼吸道,影响气体交换。

### （四）先天发育异常

早产、呼吸道畸形、肺发育不良,导致新生儿不能进行正常的气体交换。

## 三、护理评估

### （一）健康史

了解有无导致新生儿窒息的诱因。如产妇孕期是否患有妊娠期高血压疾病、前置胎盘及胎盘早剥、妊娠合并心脏病、胎膜早破等;产妇分娩中是否大量使用镇静剂、产程是否延长等;了解胎儿有无心脏、呼吸道先天畸形,有无脐带脱垂、宫内窘迫未纠正等,有无新生儿早产、颅内出血等。

### （二）身体状况

根据 Apgar 评分指标,分别对出生后 1 分钟、5 分钟、10 分钟的新生儿进行评估。出生后 5 分钟及以后的 Apgar 评分,对判断复苏效果、估计预后很有意义。评分越低,酸中毒和低氧血症越严重,如 5 分钟的评分数 $<3$ 分,则新生儿病死率及日后发生脑部后遗症的机会明显增加。

### （三）心理—社会状况

产妇担心新生儿死亡或留下后遗症,表现出焦虑、恐惧、悲伤等心理,常忽略分娩及伤口疼痛,急切询问新生儿情况。

### （四）辅助检查

实验室检查,新生儿血气分析 pH 下降,$PCO_2$ 升高,$PO_2$ 降低。

### （五）处理原则及主要措施

按 A、B、C、D、E 复苏原则,必须强调:新生儿窒息复苏,不能等待新生儿出生 1 分钟评分来判断新生儿的窒息状况,应及时复苏,以免延误抢救时机。新生儿窒息复苏可分为 4 个步骤:①快速评估、初步复苏;②正压通气和血氧饱和度检测;③正压人工呼吸加胸外按压;④给予药物。4 个步骤主要体现 4 个 30 秒,每一步骤的措施实施 30 秒后需评估新生儿(呼吸、心率、肤色),再决定下一步骤的措施。遵循评估—决策—实施—再评估—再决策—再实施的循环程序,直到复苏完成;呼吸、心率、肤色是评估复苏效果的三大重要指标。

## 四、常见护理诊断/问题

### （一）气体交换受损（新生儿）

与胎儿宫内窘迫未纠正、呼吸道阻塞、呼吸中枢抑制或损害有关。

**(二)有受伤的危险(新生儿)**

与抢救操作、缺氧损害心脑脏器有关。

**(三)有感染的危险(新生儿)**

与受凉、全身抵抗力下降、抢救操作有关。

**(四)体温过低(新生儿)**

与环境温度低和新生儿缺氧有关。

**(五)预感性悲哀(母亲)**

与新生儿的生命受到威胁有关。

## 五、护理目标

(1)新生儿呼吸道通畅,建立自主、规则呼吸,复苏成功。

(2)新生儿缺氧并发症降至最低。

(3)新生儿未发生感染。

(4)新生儿体温恢复正常。

(5)母亲情绪稳定。

## 六、护理措施

### (一)一般护理

**1.抢救前准备**

(1)物品准备:随时可用随手可及的全套复苏设备。①保暖用物:预热辐射保温台、预热毛巾。②清理呼吸道用物:吸痰管、低负压吸引器、胎粪吸引管。③吸氧用物:氧气及导管、面罩、呼吸皮囊。④气管插管用物:喉镜(电池、镜片)、气管导管、肩垫、固定胶布。⑤评估用物:听诊器、秒表。

(2)复苏常用药物准备:肾上腺素、等渗晶体液、碳酸氢钠、纳洛酮等药物。

(3)两名经过复苏专门训练、配合默契的医务人员(通常是助产士和医生)。

**2.保暖**

新生儿断脐后仰卧在远红外辐射台上,温度调至30～32℃,并立即擦干体表的羊水,减少体表散热,降低新陈代谢和氧耗,使之维持低水平,有利于复苏和提高成活率。

**3.哺乳**

窒息的新生儿应延迟哺乳,以静脉补液维持营养。

### (二)抢救配合(复苏步骤)

**1.步骤一:初步复苏**

(1)最初评估:新生儿娩出后立即评估,包括:是否足月?羊水是否清亮?是否有呼吸或哭声?肌张力是否好?只要有1项是"否",即启动复苏程序。

(2)复苏:①保暖:新生儿娩出断脐后即放于辐射台保温区内保暖,拿走原盖在身上的湿毛巾。也要因地制宜采取保温措施如用预热的毯子裹住新生儿以减少热量散失等。注意避免高温引发呼吸抑制。②体位:置新生儿头轻度伸仰位(鼻吸气位),新生儿仰卧,头略后仰,颈部适度仰伸;在其肩下垫布卷使肩抬高2～2.5cm。③清理呼吸道:a.常规处理:在新生儿肩娩出前助产士用手挤捏新生儿的面、颈部排出口鼻腔羊水及黏液;娩出后摆正体位,用吸球或吸管(孕

28～32 周选 6 号吸痰管,孕 32～36 周选 8 号吸痰管,＞37 孕周选 10 号吸痰管),先口咽后鼻腔清理羊水及分泌物。注意:过度用力吸引可能导致喉痉挛和迷走神经性的心动过缓并使自主呼吸出现延迟。b.羊水胎粪污染时处理:当羊水有胎粪污染时,无论胎粪是稠或稀,头部一旦娩出,可用大孔吸管(12 号或 14 号)或吸球吸胎粪,先吸引口咽后鼻腔。新生儿娩出即评估新生儿有无活力:新生儿有活力时(有活力:强有力的呼吸、肌张力好、心率＞100 次/分),继续初步复苏;如无活力,即采用气管插管胎粪吸引管吸引方法清理呼吸道。④擦干:清理完呼吸道,迅速擦干身上的羊水(数秒钟内完成,毛巾最好预热),擦用后的毛巾应取走。⑤触觉刺激呼吸:适当的刺激方法为用手拍打或手指弹新生儿的足底或摩擦新生儿背部 2 次以诱发自主呼吸。⑥重新摆正体位。⑦评估:前述步骤要求 30 秒完成。评估心率、呼吸、肤色,耗时 6 秒,必要时监测血氧饱和度。

2.步骤二:呼吸支持

新生儿复苏有效:心率＞100 次/分、自主呼吸建立、皮肤黏膜转红,予支持护理;如未达预期效果进行下列处理。

(1)保暖:当呼吸正常,心率＞100 次/分,皮肤周围性青紫,给予保暖。

(2)常压给氧:当呼吸正常,心率＞100 次/分,皮肤中心性青紫,常压给氧。

(3)气囊面罩正压人工呼吸:如触觉刺激后无规律呼吸建立,或 60 次/分＜心率＜100 次/分,或持续中心性青紫,给予气囊面罩正压人工呼吸。①器械:自动充气气囊、复苏面罩(足月儿及早产儿型号不同)。预先检查气囊是否连接良好、有无漏气。②正压人工呼吸方法:面罩的安置应使其覆盖口、鼻,并使下巴下缘置于面罩边缘之内。捏气囊速率为 40～60 次/分,吸呼比率 1:2。确定正压人工呼吸方法的有效性:胸廓随着进气而扩张,双肺闻及呼吸音。异常情况分析:如正压人工呼吸达不到有效通气,需检查面罩和面部之间的密闭性;是否有气道阻塞(可调整头位,清除分泌物,使新生儿的口张开);气囊是否漏气。通常正压人工呼吸 5 次评判其有效性,并矫正。

(4)评估:正压通气 30 秒后,评估心率、呼吸、肤色,耗时 6 秒,监测血氧饱和度。

3.步骤三:呼吸、循环支持

复苏有效:心率≥100 次/分,有自主呼吸,可逐步减少并停止正压人工呼吸。如未达预期效果,进行下列处理。

(1)如自主呼吸不充分,或 60 次/分＜心率＜100 次/分,继续用气囊面罩或气管导管实施正压人工呼吸。新生儿复苏成功的关键是建立充分的正压人工呼吸。注意持续气囊面罩人工呼吸(＞2 分钟)可产生胃充盈,应常规插入胃管持续胃肠减压,以防止胃扩张及胃内容物吸入。

(2)如心率＜60 次/分,继续正压人工呼吸并开始胸外按压。胸外按压是有节奏地按压胸骨,把压力传到心脏,心内压升高,血液被挤入动脉系统。当作用在胸骨上的压力撤除时,血液从静脉回流入心脏。①胸外按压的体位和部位:取仰卧位,颈部轻度仰伸,并正压呼吸。按压者靠近患儿,但不影响人工呼吸。按压部位在胸骨的下 1/3,即两乳头假想连线中点下缘。按压胸骨的力度不可太大。②操作步骤:a.方法:有双指法和拇指法两种。b.压力:按压深度为胸骨前后径 1/3。c.速度:胸外按压和人工呼吸配合,按压 3 次,人工呼吸 1 次,耗时 2 秒,每分钟 120 个动作。d.注意：手不能离开胸骨压迫区，以防错位或压迫过深损害脏器；按压速度及深度要衡定，按压同时要检查效果。e.可能发生的损伤：肋骨骨折、气胸、肝破裂。

(3)评估：正压通气加胸外按压 45～60 秒，其中评估心率、呼吸、肤色，耗时 6 秒。一般正压通气加胸外按压 25 个循环，评估 6 秒。

4.步骤四：药物治疗

如 60 次/分＜心率＜100 次/分，继续正压通气；如心率＜60 次/分，继续正压通气加胸外按压，并给予药物治疗。

(1)肾上腺素：为强心药，能加快心率，加强心肌收缩力。使用特点：静脉或气管套管内快速给药，静脉给药 0.1～0.3mL/kg(1∶10000)；气管内给药 0.5～1mL/kg(1∶10000)。观察：如心率仍＜60 次/分，3～5 分钟可重复使用肾上腺素。

(2)扩容剂：血容量不足者给扩容剂，可用全血、生理盐水溶液、乳酸林格液。使用特点：静脉给药，10mL/kg，缓慢推入(＞10 分钟)。观察：如仍有低血容量表现，可重复使用；如改善不明显，考虑有代谢性酸中毒。

(3)碳酸氢钠：确诊为代谢性酸中毒时给碳酸氢钠。用药特点：2mmol/kg，静脉给药，至少大于 5 分钟缓慢推注。观察：若心率仍＜60 次/分，继续人工呼吸加胸外按摩，考虑再使用肾上腺素、扩容剂；若持续低血压，考虑使用多巴胺。

(4)纳洛酮：适用于严重呼吸抑制，其产妇分娩前 4 小时使用过麻醉剂者。用药特点：0.1mg/kg，静脉、肌肉、皮下或气管套管给药。观察：严密观察呼吸、心跳，若再出现呼吸抑制，可再给药。

(三)监护病情

密切观察并记录患儿病情变化，如面色、呼吸、心率、体温、出入量等。复苏后新生儿进入新生儿监护室，复苏后的新生儿有多器官损害的危险，应继续监护，包括：①体温管理；②监护新生儿呼吸道是否通畅，注意观察面色、呼吸、心率；③早期发现并发症。监测：心率、血压、氧饱和度、血球压积、血糖、血气分析及血电解质等。复苏后立即对新生儿进行血气分析有助于估计窒息的程度；及时对新生儿的脑、心、肺、肾及胃肠等器官进行功能监测，早期发现异常并适当干预，以减少新生儿的死亡和伤残。

(四)心理护理

向产妇及其家属介绍本病的相关知识，告知家长，该病可能引起缺氧缺血性脑病，发生神经系统严重的后遗症，如患儿出现智力低下、听力下降、瘫痪等，以取得家长理解、配合。

(五)健康指导

对恢复出院的患儿应指导定期检查。对有后遗症的患儿，应指导家长学会康复护理的方法。

## 七、护理评价

(1)新生儿是否建立自主、规则呼吸及 5 分钟 Apgar 评分明显提高。

(2)新生儿缺氧并发症是否降至最低。

(3)新生儿是否有感染征象。

(4)新生儿体温是否恢复正常。

(5)母亲是否能接受事实，情绪稳定。

# 第十二章　产科手术的护理

## 第一节　经阴道后穹隆刺穿术

经阴道后穹隆穿刺术是妇产科临床常用的辅助诊断方法。直肠子宫陷凹是腹腔的最低部位,腹腔内的积液、积脓、积血易积聚于此。阴道后穹隆顶端与直肠子宫陷凹贴接,选择经阴道后穹隆穿刺术进行抽吸物的肉眼观察、化验、病理检查,可以帮助明确诊断,也可用于某些疾病的治疗及辅助生育等方面。

### 一、适应证

(1)疑有腹腔内出血,如宫外孕、卵巢黄体破裂等。

(2)疑盆腔内积液、积脓,穿刺抽液检查以了解积液性质。

(3)对个别盆腔脓肿或其他炎性积液者,经后穹隆穿刺放液冲洗或注入药物。

(4)如盆腔肿块位于直肠子宫陷凹,可经阴道后穹隆穿刺直接抽吸肿块内容物做涂片细胞学检查,以协助诊断。若怀疑恶性肿瘤需明确诊断时,可细针穿刺活检,送组织学检查。

(5)可在 B 超引导下经阴道后穹隆穿刺取卵,用于各种助孕技术。

### 二、禁忌证

(1)盆腔严重粘连,直肠子宫陷凹被较大肿块完全占据。

(2)疑有肠管与子宫后壁粘连,穿刺易损伤肠管或子宫。

(3)异位妊娠准备采取非手术治疗时应避免穿刺,以免引起感染。

### 三、用物准备

卵圆钳 1 把,窥阴器 1 个,宫颈钳 1 把,弯盘 1 个,5～10mL 注射器 1 只,22 号穿刺针头 1 个,清毒孔巾 1 块,干纱布、棉球及碘伏棉球若干,标本瓶 1 个。

### 四、手术步骤

(1)患者排空膀胱后自取膀胱截石位。

(2)外阴、阴道常规消毒,铺巾。阴道检查了解子宫、附件情况,注意阴道后穹隆是否膨隆。

(3)用窥阴器暴露宫颈及阴道后穹隆并消毒。宫颈钳钳夹宫颈后唇,向前上方牵拉,充分暴露后穹隆,再次消毒。

(4)用 10mL 注射器接上 22 号穿刺针头,检查针头无堵塞,于后穹隆中央或稍偏病侧(最膨隆处)即阴道后壁与宫颈后唇交界处稍下方平行宫颈快速进针 2～3cm,当穿过阴道壁失去阻力感时抽吸注射器,如无液体抽出,边抽吸边慢慢退针,必要时适当改变方向。

(5)见注射器内有液体抽出时,停止退针,继续抽吸至满足化验需要为止。

(6)拔出针头后观察有无渗血,若有渗血可用无菌纱布填塞压迫片刻血止后,取出窥阴器。

### 五、注意事项

(1)穿刺点在阴道后穹隆正中,进针方向宜与子宫颈平行,不可偏离方向避免误刺入直肠或子宫。

(2)穿刺深度要适当,一般为 2～3cm,过深可刺入盆腔器官或穿入血管。若积液量较少时,过深的针头可超过液平面而致抽不出液体,而延误诊断。

(3)阴道后穹隆穿刺未抽出血液,不能完全排除宫外孕和腹腔内出血。内出血少、血肿位置高或与周围组织粘连时均可造成假阴性。

(4)抽出物如为血液,应放置 5 分钟,若凝固则为血管内血液;或滴在纱布上出现一圈红晕,为血管内血液,系误刺静脉。放置 6 分钟后仍不凝固,可确诊为腹腔内出血。

(5)抽出液体应根据初步诊断,分别进行涂片、常规检查及细胞学检查。

### 六、护理要点

#### (一)治疗配合

术前准备用物,术后根据抽出液的性质送检,如为脓液,应送细菌培养及药物敏感试验。术后安置患者休息 1 小时。

#### (二)病情观察

观察患者有无面色苍白、出冷汗、血压下降及剧烈腹痛等异常症状,并做好记录。

#### (三)心理护理

向患者介绍后穹隆穿刺的目的、方法、意义,鼓励患者合作,减轻其心理压力。

#### (四)健康指导

嘱患者术后注意保持外阴、阴道清洁,预防感染。

# 第二节　会阴切开缝合术

会阴切开缝合术是产科最常用手术之一。阴道分娩时,为避免严重会阴裂伤及减轻分娩时的阻力,以利于胎儿娩出,缩短第二产程,预防晚期盆底松弛,多行会阴切开术。常用方式有会阴后—侧切开术和会阴正中切开术两种会阴正中切开术出血少,易缝合,愈合好,但如切口下延,可造成会阴Ⅲ度裂伤。会阴后—侧切开术可充分扩大阴道口,不易出现会阴及盆底严重裂伤,临床上较常采用,但切口组织较多,缝合技术要求较高。

### 一、适应证

(1)估计分娩时会阴裂伤不可避免,如会阴坚韧、会阴水肿或瘢痕、胎头娩出前阴道出血、耻骨弓狭窄等。

(2)初产妇阴道助产术,如胎头吸引术、产钳术或臀位助产术。

(3)第二产程延长或须缩短第二产程者,如胎儿宫内窘迫、重度子痫前期、妊娠合并心脏病等。

(4)巨大儿、早产儿预防颅内出血。

## 二、禁忌证

（1）估计不能经阴道分娩，如梗阻性难产；不宜经阴道分娩，如生殖器疱疹等。

（2）会阴条件好或足月胎儿较小者等。

## 三、用物准备

10mL 注射器 1 只，长穿刺针头 1 个，会阴侧切剪刀 1 把，弯止血钳 3～4 把，持针器 1 把，有齿镊 1 把，无齿镊 1 把，2/0、4/0 可吸收肠线各 1 根，1 号丝线 1 根，带尾纱布 1 块，2％利多卡因注射液 10mL，纱布数块等。

## 四、手术步骤

### （一）体位

产妇取膀胱截石位，常规消毒外阴并铺巾。

### （二）麻醉

用 2％利多卡因注射液行皮下浸润麻醉及（或）阴部神经阻滞麻醉。

### （三）切开会阴

1.会阴后—侧切开

一般采用会阴左后—侧切开术。胎头一着冠，术者用左手食、中两指趁宫缩间歇伸入阴道，置胎先露和阴道左侧后壁之间，撑起阴道壁，以保护胎儿并指示切口位置，右手持剪刀放在会阴后联合中线左侧成 45°，会阴高度膨隆时可为 60°～70°，剪刀刃应与皮肤垂直，于宫缩时做一次全层切开，切口一般长 4～5cm。

2.会阴正中切开

沿会阴后联合的中央向肛门方向垂直剪开 2～3cm，注意不要伤及肛门括约肌。

### （四）止血

出血处立即用纱布压迫止血，小动脉出血时应予结扎。

### （五）缝合会阴

待胎盘完整娩出后，检查软产道其他部位有无撕裂，将带尾纱条塞入阴道内，以免宫腔血液影响手术视野。

1.缝合阴道黏膜

用左手中、示指撑开阴道壁，自切口顶端上方 0.5～1cm 开始，用 2/0 可吸收性肠线间断或连续缝合至阴道口，对齐处女膜。

2.缝合肌层和皮下组织

用 2/0 可吸收性肠线间断缝合肌层和皮下组织。

3.缝合皮肤

用 1 号丝线间断缝合法缝合皮肤或用 4/0 可吸收性肠线皮内缝合法缝合皮肤（皮内缝合法可不拆线）。缝合完毕取出阴道内带尾纱条。

### （六）肛查

常规做肛门检查，检查有无肠线穿透直肠黏膜。

## 五、注意事项

（1）估计在胎儿娩出前 5～10 分钟做会阴切开，时间不宜过早。

(2)剪刀刃应与皮肤垂直,一次全层剪开,黏膜、肌层与皮肤切口长度应一致。

(3)缝合层次清楚,切口对合整齐。注意勿留无效腔;注意不能穿透直肠黏膜。如有缝线穿过直肠黏膜,应立即拆除,重新缝合,防止形成阴道直肠瘘。

(4)缝线不可过密、不可过紧,以免影响局部组织血液循环,不利愈合。

## 六、护理要点

### (一)心理护理

向产妇解释会阴切开的目的,消除产妇的紧张及恐惧心理,以取得产妇的理解与配合。

### (二)病情观察

(1)定时查看子宫收缩及阴道流血情况,观察2小时无异常送回病房休息。

(2)嘱产妇多向健侧卧位,保持会阴清洁,指导产妇正确擦洗会阴。术后5天内用0.5%聚维酮碘或0.1%苯扎溴铵溶液棉球擦洗外阴2次/日。

(3)每日检查患者伤口,注意有无感染征象。外阴伤口肿痛者可遵医嘱进行局部红外线照射及用50%硫酸镁湿热敷。如伤口出现红、肿、热、硬结或针眼渗出脓性分泌物,立即配合医生进行处理。正常伤口3~5天拆线,并记录拆线的情况。

# 第三节 胎头吸引术

胎头吸引术是利用负压作用,将胎头吸引器放置并吸附在胎头顶部,通过牵引吸引器,协助胎儿娩出的手术。其优点为:操作简单易于掌握,相对于产钳对产妇的软产道损伤较小,对母儿危害小,可用以代替低位产钳。其缺点为:若负压不足,吸引器滑脱可造成胎儿伤害;如负压过大,牵引时间长,易损伤头皮,甚至发生颅内出血、颅脑损伤。常用的胎头吸引器有金属直筒状、牛角形或扁圆形的胎头吸引器及硅胶喇叭形

## 一、适应证

(1)需缩短第二产程者,如妊娠合并心脏病、妊娠期高血压疾病等不宜在分娩时屏气用力者,以及有胎儿宫内窘迫或宫缩乏力者。

(2)子宫收缩乏力致第二产程延长者。

(3)有剖宫产史或子宫有瘢痕,不宜过分屏气加压者。

(4)持续性枕横位或枕后位徒手转位不成功,须旋转胎头并牵引助产者。

## 二、禁忌证

(1)有严重头盆不称、面先露、产道阻塞、尿瘘修补术后等,不能或不宜经阴道分娩者。

(2)宫口未开全或胎膜未破者。

(3)胎头位置高,胎头双顶径未达坐骨棘水平以下。

## 三、用物准备

胎头吸引器1个,100mL注射器1只,止血钳2把,治疗巾2块,无菌纱布数块,导尿包,消毒液状石蜡,会阴切开缝合术的物品,新生儿急救用物,氧气等。

## 四、手术步骤

### (一)检查

检查吸引器有无损坏、漏气,并将橡皮管接在吸引器空心管柄上。

### (二)体位

产妇取膀胱截石位,外阴常规消毒,铺消毒巾,导尿排空膀胱。

### (三)阴道检查

明确是否符合手术条件。

### (四)会阴切开

初产妇或会阴较紧张者,行单侧或双侧阴部阻滞麻醉后做会阴后—侧切开术。

### (五)放置胎头吸引器

先将吸引器开口端周围涂好润滑油,术者用左手指撑开阴道后壁,右手持吸引器沿阴道后壁放入,然后用手指环形拨开阴道口四周,使整个胎头吸引器滑入阴道内,并使边缘与胎头贴紧。以手指沿吸引器检查一周,了解吸引器是否紧贴头皮,有无阴道壁及宫颈组织夹于胎头吸引器及胎头之间,检查无误后调整吸引器牵引柄,使之与胎头矢状缝方向一致,作为旋转胎头的标记。

### (六)抽吸负压

术者将胎头吸引器顶住胎头,助手将注射器接上胎头吸引器的橡皮管,分次缓慢地抽出吸引器内空气150～180mL,使吸引器内变成负压,相当于27～40kPa(200～300mmHg),硅胶喇叭形吸引器抽空气60～80mL即可。用血管钳夹住橡皮管,取下注射器,等候2～3分钟,使吸引器与胎头之间形成负压。

### (七)牵引吸引器

根据胎位,在向外牵拉过程中,旋转胎头至正枕前位,待宫缩时,让产妇向下屏气,术者手持牵引柄按正常分娩机制进行旋转牵引,使胎头俯屈、仰伸、娩出,同时注意保护好会阴。

### (八)取下吸引器

胎头娩出阴道口时,即可松开止血钳,解除吸引器负压,取下吸引器,相继娩出胎体。

## 五、注意事项

(1)严格掌握适应证,如高危儿、胎儿窘迫、宫缩乏力者慎用。

(2)吸引器安置正确,应避开囟门。抽吸达所需负压后宜稍等待,以便形成产瘤后再牵引。

(3)牵引时用力要均匀,按正常胎头分娩机制辅助牵引。切忌左右摇晃,不可用力过大。

(4)牵引时如有漏气或脱落,应查找其原因。如系牵引方向错误、负压不够,可重新放置。一般不超过2次,牵引时间以不超过10分钟,否则应改用产钳助产。

(5)术后应检查产道,如有损伤立即缝合。

## 六、护理要点

### (一)心理护理

向产妇介绍胎头吸引器助产的目的,取得产妇的积极配合。

### (二)告知家属

向家属讲明产妇情况,告知可能出现的并发症。

**(三)治疗配合**

做好术前用物、患者及抢救新生儿窒息的各项准备,协助医师完成操作过程。胎儿娩出后及时清理呼吸道。

**(四)病情观察**

观察新生儿有无产伤,如头皮损伤、头皮血肿及颅内出血等,有异常应及时配合医生处理。产后仔细检查软产道,如有裂伤应及时缝合。定时观察宫缩,避免发生产后出血。注意观察切口愈合情况,术后按医嘱常规给予抗生素。

**(五)健康指导**

嘱产妇产后注意外阴清洁,注意加强营养,多进高能量、易消化、富含维生素及微量元素的饮食。

# 第四节　产钳术

产钳术是利用产钳作为牵拉力,牵拉胎头协助胎儿娩出的手术。目前临床多行出口产钳及低位产钳术。常用的产钳为短弯型,分为左下叶和右上叶,每叶由钳匙、钳胫、钳锁、钳柄4部分组成

**一、适应证**

(1)同胎头吸引术。

(2)胎头吸引术因阻力较大而失败者。

(3)臀先露后出胎头困难者。

**二、禁忌证**

(1)同胎头吸引术。

(2)确定为死胎、胎儿畸形者,应行穿颅术。

**三、用物准备**

高压灭菌的产钳,消毒液状石蜡,会阴切开缝合术的用物,新生儿急救用物,导尿包等。

**四、操作步骤**

**(一)检查**

先把钳叶扣合,分清左、右钳叶及上、下两面,然后用润滑油涂抹钳叶外面。

**(二)体位**

产妇取膀胱截石位,外阴常规消毒,铺消毒巾,导尿排空膀胱。

**(三)阴道检查**

明确是否符合手术条件。

**(四)会阴切开**

行单侧或双侧阴部阻滞麻醉后做会阴后—侧切开术。

**（五）放置产钳**

术者以右手掌面四指伸入阴道左侧壁和胎头之间，左手持左叶钳柄，使钳叶下垂，钳盆弯朝前，将左钳叶沿右手掌与胎头之间缓缓插入，使钳叶置于胎头左侧，由助手持钳柄固定。继而放置右叶，术者右手持右叶钳柄，左手四指伸入阴道右侧壁与胎头之间，引导产钳右叶至胎头右侧，达左叶产钳对应位置。

**（六）合拢产钳**

产钳右叶在上，左叶在下，将两钳叶柄平行交叉，扣合锁扣，钳柄对合。如产钳两叶安放正确，则扣合不困难。如不能扣合表示钳位不正，必须加以调整。

**（七）检查钳叶位置**

产钳扣合后，伸手入阴道内，检查钳叶与胎头之间有无软组织或脐带夹入，两钳叶是否分别置于胎儿面颊部位，胎头矢状缝是否在两钳叶正中。

**（八）牵引**

在宫缩时术者握住钳柄先向外，后稍向下，沿产轴方向缓慢牵拉。当胎头着冠时，逐渐将钳柄上提，使胎头仰伸娩出，此时助手应注意保护会阴。

**（九）取下产钳**

当胎头双顶径越过骨盆出口时，即可取下产钳，松解钳锁，先取下上方的右叶，再取下位于下方的左叶，钳叶应顺胎头缓慢滑出，然后按分娩机转娩出胎体。

## 五、注意事项

（1）术前必须查清胎方位，才能正确放置产钳，如放置不正确有可能导致胎儿或母体软组织损伤。

（2）牵拉产钳时用力要均匀，速度不宜过快，也不能将产钳左右摇晃。

（3）当胎头仰伸时应及时牵引，撤出产钳，并注意保护会阴。

（4）胎盘娩出后，检查软产道有无裂伤，有裂伤给予缝合。

## 六、护理要点

产后易发生尿潴留，应尽早处理，必要时留置尿管，预防产后尿潴留。其余同胎头吸引术。

# 第五节　人工剥离胎盘术

人工剥离胎盘术是指胎儿娩出后，术者用手剥离并取出滞留于子宫内胎盘的手术。

## 一、适应证

（1）胎儿娩出后，胎盘部分剥离引起子宫出血超过 200mL。

（2）胎儿娩出后 30 分钟，经一般处理，胎盘仍未剥离排出者。

（3）某些难产手术，胎儿娩出后需立即娩出胎盘者。

## 二、用物准备

无菌手套 1 双，无菌纱布数块，大刮匙 1 把，哌替啶 100mg。

### 三、麻醉

一般不需要麻醉,对于宫口紧者可肌内注射阿托品 0.5mg 及哌替啶 100mg。

### 四、操作步骤

(1)产妇取膀胱截石位,排空膀胱。手术者须严格注意无菌操作,重新消毒外阴,更换手术衣及手套。

(2)术者一手五指合拢成圆锥状,沿脐带伸入宫腔达胎盘下缘或侧缘,手掌展开,四指并拢,手背紧贴宫壁,指掌面朝向胎盘进入胎盘与子宫壁之间,以手掌的尺侧缘做锯状向上钝性剥离;另一手在腹壁协助按压宫底。待确认整个胎盘剥离后,将胎盘握在手掌中取出。

(3)立即检查胎盘,如不完整,再次徒手探查子宫腔,或用大刮匙轻轻搔刮清除。

### 五、注意事项

(1)徒手剥离胎盘应一次完成,不可反复进出,以免增加感染机会。

(2)操作须轻柔,避免暴力强行剥离或用手抓挖子宫壁,防止子宫破裂。若找不到疏松的剥离面无法分离者,应考虑有胎盘植入的可能,切勿强行剥离,以免可能造成子宫腔内的损伤或子宫内翻。

(3)胎盘取出后立即注射缩宫素。

### 六、护理要点

#### (一)心理护理

产妇身旁需有专人留守观察,给予解释以取得产妇的配合。

#### (二)治疗配合

做好术前用物及输血准备,配合医生尽快完整娩出胎盘,按医嘱注射宫缩剂及抗生素。

#### (三)病情观察

术中严密观察产妇一般情况及生命体征。术后密切观察子宫收缩和阴道流血情况,对宫缩不良者及时按摩子宫并注射宫缩剂。注意观察有关发热、阴道分泌物异常等体征,必要时遵医嘱给予抗生素。

# 第六节　剖宫产术

剖宫产术是经腹壁切开子宫取出胎儿的手术。该手术应用恰当能使母婴安全。剖宫产术术式有:子宫下段剖宫产术、子宫体部剖宫产术、腹膜外剖宫产术、新式剖宫产术和剖宫产子宫切除术五种。其中子宫下段剖宫产术在临床上已被广泛采用。

### 一、适应证

(1)产道异常:骨盆狭窄、头盆不称,严重宫颈水肿不能扩张者,子宫或卵巢肿瘤阻塞产道者。

(2)产力异常:如子宫收缩乏力经处理无效者。

(3)胎位异常:如持续性枕后位、枕横位不能经阴道分娩者;颏后位、初产臀位、横位等。

（4）妊娠并发症：重度子痫前期治疗无效，引产失败者。

（5）胎儿宫内窘迫、胎盘功能严重减退、多胎妊娠、巨大胎儿等。

（6）引产或阴道助产失败，又需短时间结束分娩者。

（7）其他：如子宫先兆破裂、产前严重出血高龄初产、多年不孕者。

## 二、用物准备

25cm 不锈钢盆 1 个，卵圆钳 12 把，解剖镊 2 把，弯盘 1 个，大无齿镊 2 把，小无齿镊 2 把，18cm 止血钳 16～18 把，16cm 止血钳 10～12 个，艾力斯钳 8 把，巾钳 8 把，持针器 2～3 把，吸引器头 3 个，阑尾拉钩 2 个，S 状拉钩 1 个，压肠板 1 个，腹腔双头拉钩 1 个，刀片 3 个，手术刀柄 3 个，4m×6m 双层大包布 2 块，双层剖腹单 1 块，3m×3m 双层中包布 1 块，手术衣 5～6 件，治疗巾 10 块，纱布垫 6～8 块，纱布 16～20 块，手套 10 副，1、4、7、10 线团各 1 个，铬制肠线 2 管，新生儿急救器械和急救药品，子宫收缩剂。

## 三、麻醉

持续硬脊膜外麻醉为主，个别产妇用全麻。

## 四、术前护理

（1）做好心理护理，向患者进行解释并安慰患者，使其解除恐惧。

（2）做好皮肤准备，凡行择期剖宫产术前，嘱产妇沐浴、洗发、剪指（趾）甲。腹部和外阴部按一般妇科手术备皮范围准备。

（3）做好药物过敏试验，如青霉素等药物过敏试验。

（4）重新测量患者生命体征指标，复核各项辅助检查结果，如有异常及时报告医生。

（5）核实交叉配血情况，并做好输血准备。

（6）指导产妇练习术后在病床上翻身、饮水、用餐、双手保护切口咳嗽、吐痰技巧。

（7）术前 4 小时禁用呼吸抑制剂如吗啡，以防新生儿窒息。

（8）留置导尿管。

（9）在腹部消毒前须常规复查胎心率并记录。

（10）做好新生儿保暖和抢救准备，如新生儿急救器械、药品、氧气等。

## 五、术后护理

### （一）安置体位

患者回病室后，平卧休息，麻醉未清醒患者，将头转向一侧，以防呕吐物误入气管而发生吸入性肺炎。术后 24 小时改换半卧位，2～3 天可坐起，以利恶露排出。协助患者翻身，鼓励患者早下床活动，避免肠粘连。

### （二）严密监护

观察并定时测血压、脉搏、呼吸。检查输液管、尿管的通畅及腹部切口等情况，并记录。术后 24 小时拔除尿管。

### （三）减轻切口疼痛

指导患者在翻身、咳嗽时轻按腹部两侧以减轻疼痛。必要时按医嘱给予止痛药物，如哌替啶等。

**（四）预防产后出血**

术后 24 小时内要注意观察阴道流血及宫缩情况，流血多者即按医嘱给予缩宫药物。

**（五）饮食、饮水**

禁食 6 小时，6 小时后可进全流食，但肛门排气前忌牛奶、豆浆、糖水等易产气流食，待肛门排气后进半流食或普通食物。

**（六）预防感染**

遵医嘱使用抗生素，擦洗外阴每日 2 次，避免上行感染。每日观察腹部切口有无渗血、血肿、红肿、硬结等。观察恶露性状及气味、子宫复旧情况，发现异常及时报告医生处理。

**（七）母乳喂养**

做好乳房护理：热敷乳房，按需哺乳，指导产妇的哺乳姿势。

## 六、健康指导

**（一）清洁卫生**

指导产妇保持外阴清洁，每日擦洗 1～2 次。

**（二）饮食营养**

术后每日应给予高热量、高蛋白、高纤维素的食物。

**（三）康复体操**

嘱产妇出院后坚持做产后保健操，积极参加适宜的体育锻炼，有利于体力恢复。

**（四）产后复查**

产后 6 周内禁止性生活。告知产妇于产后 42 天到门诊复查，以了解各器官特别是生殖器官的恢复情况及母乳喂养情况。

**（五）避孕指导**

指导产妇计划生育，并落实避孕措施，术后应至少避孕 2 年方可妊娠，以免再次妊娠发生子宫破裂。

# 参考文献

[1]宋婷.现代妇产科护理技术与应用[M].北京:科学技术文献出版社,2020.

[2]杨秀霞.现代妇产科护理技术与应用[M].汕头:汕头大学出版社,2020.

[3]陈荣珠,朱荣荣.妇产科手术护理常规[M].合肥:中国科学技术大学出版社,2020.

[4]魏继文,郑海燕,王容.妇产科护理[M].武汉:华中科技大学出版社,2020.

[5]李绮薇,刘悦新.妇产科临床护理手册[M].广州:中山大学出版社,2022.

[6]位玲霞,等.妇产科疾病的临床诊疗与护理[M].北京:中国纺织出版社有限公司,2022.

[7]安力彬,陆虹.妇产科护理学[M].7版.北京:人民卫生出版社,2022.

[8]初钰华,刘慧松,徐振彦.妇产科护理[M].济南:山东人民出版社,2021.

[9]魏利,林圣纳,刘蓓.妇产科临床疾病诊疗与护理[M].广州:世界图书出版广州有限公司,2021.

[10]柳正丽,杨慧琴.实用妇产科护理手册[M].兰州:甘肃科学技术出版社,2021.

[11]刘娜,刘兰兰,朱秀娜,等.现代妇产科护理操作技术[M].北京:科学技术文献出版社,2021.

[12]薛梅,等.现代妇产科临床与护理[M].天津:天津科学技术出版社,2021.

[13]张韶兰,王海兰,王玲玲,等.妇产科疾病治疗与护理规范[M].济南:山东大学出版社,2021.

[14]周红爱,郑莉伟,李淑君,等.妇产科疾病诊疗与护理实践[M].北京:科学技术文献出版社,2021.

[15]林雪,李新倩,王晓,等.妇产科疾病诊疗护理规范[M].北京:科学技术文献出版社,2021.

[16]宋晓燕,李红,李丹,等.临床妇产科疾病护理要点[M].北京:科学技术文献出版社,2021.